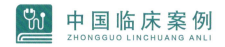

中国临床案例

ZHONGGUO LINCHUANG ANLI

肺移植内科案例精选

巨春蓉　吴　波　主　编

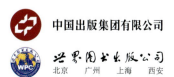

中国出版集团有限公司

世界图书出版公司

北京　广州　上海　西安

图书在版编目（CIP）数据

肺移植内科案例精选 / 巨春蓉，吴波主编 . -- 北京：
世界图书出版有限公司北京分公司，2025.3. -- ISBN
978-7-5232-1992-8

Ⅰ. R655.3

中国国家版本馆 CIP 数据核字第 2025DB8269 号

书　　名	肺移植内科案例精选
	FEIYIZHI NEIKE ANLI JINGXUAN
主　　编	巨春蓉　吴　波
总 策 划	吴　迪
责任编辑	刘梦娜
特约编辑	马美聪
出版发行	世界图书出版有限公司北京分公司
地　　址	北京市东城区朝内大街 137 号
邮　　编	100010
电　　话	010-64033507（总编室）　0431-80787855　13894825720（售后）
网　　址	http://www.wpcbj.com.cn
邮　　箱	wpcbjst@vip.163.com
销　　售	新华书店及各大平台
印　　刷	长春市印尚印务有限公司
开　　本	787 mm×1092 mm　1/16
印　　张	18.25
字　　数	315 千字
版　　次	2025 年 3 月第 1 版
印　　次	2025 年 3 月第 1 次印刷
国际书号	ISBN 978-7-5232-1992-8
定　　价	238.00 元

《肺移植内科案例精选》
编委会

主　编
巨春蓉　广州医科大学附属第一医院
吴　波　无锡市人民医院

副主编
解立新　中国人民解放军总医院第八医学中心
郭　璐　四川省医学科学院·四川省人民医院
冯　敏　郑州大学第一附属医院
张　稷　浙江大学医学院附属第一医院
王大鹏　无锡市人民医院

编　委
（按姓氏笔画排序）

万启飞　河南省人民医院
卫　栋　无锡市人民医院
王晓华　广州医科大学附属第一医院
王璐琳　广州医科大学附属第一医院
叶　冰　福建医科大学附属协和医院
刘　东　浙江大学医学院附属第一医院
刘九玉　浙江大学医学院附属第二医院
许红阳　无锡市人民医院
杜鑫淼　四川大学华西医院

杨雅兰　中国人民解放军总医院第八医学中心
吴维栋　福建医科大学附属协和医院
宋新宇　广州医科大学附属第一医院
张云翔　无锡市人民医院
张文平　河南省人民医院
张建恒　广州医科大学附属第一医院
陈文慧　中日友好医院
范　立　无锡市人民医院
练巧燕　广州医科大学附属第一医院
赵高峰　郑州大学第一附属医院
药　晨　中国人民解放军总医院第八医学中心
保鹏涛　中国人民解放军总医院第八医学中心
徐永昊　广州医科大学附属第一医院
徐培航　广州医科大学附属第一医院
席　寅　广州医科大学附属第一医院
黄　曼　浙江大学医学院附属第二医院
常　薇　郑州大学第一附属医院
常思远　郑州大学第一附属医院
彭夏莹　四川省医学科学院·四川省人民医院
籍佳琦　四川省医学科学院·四川省人民医院

秘　书

王晓华　广州医科大学附属第一医院

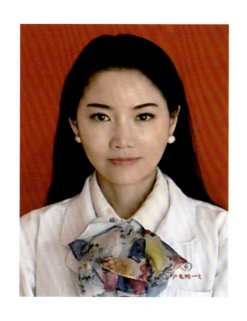

第一主编简介

巨春蓉，主任医师，博士研究生导师，博士后合作导师。现任广州医科大学附属第一医院移植中心副主任，呼吸疾病国家重点实验室、广州实验室双聘 PI。

兼任中华医学会广东省器官移植分会第四届副主任委员，中华医学会器官移植分会感染学组副组长，中华医学会器官移植分会肺移植学组委员，中华医学会器官移植分会围手术期学组委员，中国器官移植发展基金会器官移植受者健康管理委员会委员，器官移植受者管理委员会首批专家，国家卫健委肺移植内科质控副组长，中华医学会广东省呼吸分会青年委员会主任委员，广东省基层医学会免疫缺陷诊治专业委员会主任委员，广东省精准医学应用学会自身免疫疾病分会副主委，广东省胸部疾病学会心肺移植专业委员会常委，广东省呼吸与健康学会肺栓塞与肺动脉高压专业委员会副主任委员，国家自然基金评审专家。

《中华器官移植杂志》《器官移植杂志》《中华移植杂志（电子版）》等多个期刊编委。

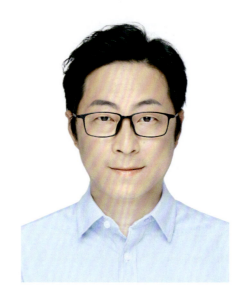

第二主编简介

吴波，主任医师，硕士研究生导师。现任江苏省肺移植中心副主任。

兼任中国肺移植质控委员会委员，中华医学会器官移植分会肺移植学组副组长，中华医学会器官移植分会感染学组副组长，中华医学会器官移植分会围术组成员，中国医师协会呼吸系感染工作委员会委员，中国器官移植康复专业委员会委员，中国人体健康科技促进会呼吸介入专业委员会委员，江苏省康复医学会呼吸康复专业委员会副主任委员。

《中华器官移植杂志》第十届编委。

广州医科大学附属第一医院首例肺移植我印象深刻,21年前,"非典"肆虐时期,一位高级工程师杨先生接受了肺移植手术,他是一位严重慢性阻塞性肺疾病合并呼吸困难的患者,肺移植手术很成功,他健康地活下来了,享有了和正常人同等的生活质量。术后第3年,他去了加拿大旅游,术后10多年生活质量非常好,在术后第12年,他因其他疾病(前列腺癌)离世,但即使在去世当时的肺功能还是理想的,呼吸功能正常。国内移植技术的开展经历了相当长的一段起步时间,在跌跌撞撞中成长起来,如今已经是一个至少与国际并跑的标杆领域。从医生的角度,我们绝不能单纯追求移植数量的增长,更应该以"让病人活得长、活得好"为目标,保证移植手术质量,让更多患者获益,所以肺移植受者的围手术期管理至关重要。

正是出于这项临床工作的需求,本书主编巨春蓉教授在我的建议下开始从事肺移植术后受者的管理(原本打算专注于造血干细胞移植术后肺部并发症的诊治工作),至今已近20年,她敢于担当、勇于尝试的精神使她在这个极具挑战性的领域救治了众多疑难疾病的患者,包括术后感染、急排、心力衰竭、休克、呼吸衰竭患者,对此我深表欣慰。她和团队将救治过程的宝贵临床经验进行总结,并牵头国内十余家肺移植中心,在数十位专家的共同参与下,汇总编纂成这部《中国临床案例·肺移植内科案例精选》。

本书收录的29个病例都是临床专家组多次讨论的病例,精挑细选了工作中遇到的典型病例,包括肺移植受者术前的筛选、围手术期管理及术后并发症管理等几个部分,每个病例包括完整的病历摘要、诊疗经过、病例讨论和专家点评4个方面。通过对这些典型或疑难病例诊疗经过的分析,让读者熟悉肺移植学科的临床诊治思路,帮助各级医生,特别是青年医师快速系统地掌握肺移植内科管理方面的知识及技能。本书实用性强,是一本很好的临床医学辅助读物。在我们国家,肺移植起步相对较晚,器官移植前后的管理还不是很成熟,通过此书,可以为临床医师提供有益的借鉴意义,共同促进中国器官移植特别是肺移植事业的发展。我感谢本书所有参与者做出的辛勤努力!

我热忱地推荐此书，相信本书能够为青年医师提供肺移植相关疾病诊治的宝贵临床经验，同时造福广大肺移植受者！

2024 年 5 月

序言作者简介

钟南山，中国工程院院士，广州医科大学呼吸内科教授，博士生导师，973 首席科学家，中华医学会前会长、顾问，"共和国勋章"获得者。爱丁堡大学荣誉教授，伯明翰大学科学博士（Doctor of Science），英国皇家内科学会高级会员（爱丁堡、伦敦），首届"港大百周年杰出学者"，首届"英国爱丁堡大学年度国际荣誉杰出校友"。现任广州国家实验室主任、国家呼吸系统疾病临床医学研究中心主任、国家呼吸医学中心荣誉主任。2020 年新型冠状病毒肺炎疫情期间，钟南山院士担任国家卫生健康委员会高级别专家组组长、新型冠状病毒感染的肺炎疫情联防联控工作机制科研攻关专家组组长。

世界临床肺移植历史始于 20 世纪 60—70 年代，我国出现相对较晚，最初尝试开始于 20 世纪 80 年代末，1995 年北京安贞医院陈玉平教授成功完成了中国首例肺移植手术，标志着中国肺移植技术进入了新的阶段，随着技术的进步和经验的积累，中国的肺移植手术数量逐渐增加，中国肺移植技术得到进一步发展和完善，在大型肺移植中心开始进行更复杂的肺移植手术，包括劈裂式肺移植、心肺联合移植等技术，得到世界同行广泛认可。截至目前，中国肺移植例数跃居世界第二，涌现出了多个国际一流的大中心和一批创新性技术，呈现快速发展的趋势。

随着中国遗体器官捐献的快速发展及肺移植技术的推广，越来越多的医院取得了肺移植资质，然而肺移植术后受者中位生存时间仍不理想。影响肺移植受者存活的主要原因是肺移植后的各种并发症，包括缺血再灌注导致的移植物功能障碍、免疫抑制状态下的各种感染、排斥反应等。因此，对肺移植受者需要术前、术中和术后管理的精细配合，任何环节的疏漏，都会影响移植效果，甚至导致受者的死亡。如何提高肺移植技术水平、有效防治各种并发症、改善移植后效果、保障肺移植受者健康存活，对于肺移植受者管理经验不足，尤其是新开展肺移植资质医院的医生来说，是一个巨大的挑战。

本书收录的 29 个病例都是临床工作中遇到的典型病例，包括肺移植受者术前的筛选、围手术期管理及术后并发症管理 3 个部分。每个病例包括病历摘要、诊疗经过、病例讨论和专家点评 4 个方面，通过对每个病例诊疗经过的记录，让读者熟悉肺移植学科的临床诊治思路，通过病例讨论和专家点评让读者了解这一类疾病的诊治要点、易出现的误区和最新进展，从而帮助各级医生，特别是青年医师快速系统地掌握肺移植学科常见疾病和典型疾病的诊治方法。本书实用性强，是一本很好的临床医学辅助读物，特别推荐给移植及相关学科的规培医生、研究生、进修医生、住院医生和主治医生阅读。

本书的两位主编巨春蓉教授、吴波教授及其他 5 位副主编和几十位编委都是国内肺移植受者管理的知名专家与佼佼者，他们无私的贡献，给广大读者分享了自己临床工作中的宝贵经验，在此，我代表中国器官移植同道向他们致以敬意！

热烈祝贺本书的出版，相信它必将对我国肺移植事业发扬光大和人才培养发挥重要作用。

2024 年 5 月 2 日

序言作者简介

薛武军，一级主任医师，二级教授，博士生导师，国家重点学科带头人，器官移植学科带头人。西安交通大学器官移植研究所所长，第一附属医院肾脏病医院院长。中华医学会器官移植学分会主任委员。

肺移植是治疗终末期肺病的一种方法，受者（recipient）严重功能障碍的肺，用供者(donor)一叶或数叶正常功能的肺取而代之。肺移植包含供肺获取、移植手术、术后医疗等多个过程，涉及肺内科、胸外科、免疫科、药理科等多个临床和基础医学学科。随着医学的快速发展和外科学专业分工的进一步细化，肺移植在近年来取得了一系列进步。本书编写的目的是促进广大从事肺移植专业的医师在临床工作中能更好地认识、了解肺移植这项手术，从而提高对终末期肺病的诊断率与治愈率。

《中国临床案例·肺移植内科案例精选》一书由广州医科大学附属第一医院、无锡市人民医院、中国人民解放军总医院第八医学中心、郑州大学第一附属医院、四川省医学科学院·四川省人民医院、浙江大学医学院附属第一医院、浙江大学医学院附属第二医院、河南省人民医院、福建医科大学附属协和医院、四川大学华西医院、中日友好医院的中青年专家、医师共同编写，展现了最近几年内收集的肺移植典型病例。

参与本书编写的专家在肺移植内科领域长期从事临床实践工作，有丰富的一线诊疗经验。通过典型病例展示，体现肺移植手术的关键技术，以及并发症的处理策略和规范化诊疗流程。他们在本书中对病例做了详尽的解析，思路严谨，脉络清晰，呈现给大家宝贵的临床经验和诊治智慧。同时，也邀请了相关专家对这些病例的诊治过程做出了精彩点评，指出该病例的诊治亮点和教训。希望本书能够对肺移植内科医生今后的临床实践有所裨益。

由于时间仓促，且书中作者均承担着繁重的临床工作，因此文中难免会有纰漏和瑕疵，希望广大同仁能够海涵并斧正。

编　者

2024 年 4 月

目 录

第一章

肺移植受者选择

病例1 Castleman 病合并闭塞性细支气管炎呼吸衰竭双肺移植术

一、病历摘要

（一）一般资料

患者男性，31 岁，职业为文员。

主诉：确诊 Castleman 病 2 年余，呼吸困难 1 年余。

现病史：患者 2 年前发现下腹部肿物，遂至当地医院就诊，行正电子发射断层显像－计算机断层扫描（positron emission tomography- computed tomography, PET-CT）发现盆腔内巨大占位，氟代脱氧葡萄糖（FDG）代谢轻度增高，考虑为良性肿瘤(间充质或生殖细胞来源？)可能性大。在当地医院行手术切除后送病理考虑：局限性巨大淋巴结病（Castleman 病），透明血管型。术后复查 PET-CT：未见 FDG 代谢异常增高灶，考虑病灶已经完全切除。后因天疱疮（副肿瘤性）多次在当地医院住院，予激素治疗后，症状缓解。1 年余前无明显诱因出现呼吸困难，可上 4 层楼，咳嗽，有痰、不易咳出，休息时有气促，不影响夜间睡眠，可平卧。肺功能检查结果提示：极重度混合型通气功能障碍［第一秒用力呼气容积（forced expiratory volume in one second, FEV_1）：0.51 L，11.82 pred% 用力肺活量（forced vital capacity, FVC）：2 L，38.95 pred% FEV_1/FVC：30.56%］，遂到广州某三甲医院诊治，行 PET-CT：盆腔肿物术后，未见复发征象，双肺见空气潴留征，双肺多处少量炎症。初步诊断：闭塞性细支气管炎综合征（BOS）、呼吸衰竭、天疱疮（副肿瘤性），未予以特殊治疗。后因呼吸困难进行性加重，曾多次住院，予哌拉西林他唑巴坦抗感染、甲泼尼龙（40 mg qd）抗炎、解痉平喘等治疗，气促症状仍进行性加重。2021 年 9 月 3 日因肺性脑病（神志模糊，血气提示动脉血二氧化碳分压 122 mmHg）转入 ICU 接受有创机械通气治疗，期间予抗感染、有创呼吸等对症治疗。同时，将患者既往在外院切除的组织病理玻片经我院专家会诊：组织改变符合淋巴结透明血管型 Castleman 病合并滤泡树突细胞肉瘤，考虑属于多中心型，请血液科会诊后于 2021

年 11 月 3 日开始予沙利度胺 – 环磷酰胺 – 泼尼松（TCP）方案治疗。2021 年 12 月 2 日起再次予 TCP 方案化疗。经上述治疗后，效果不明显，后改西罗莫司 2 mg qd 口服，肺部情况仍无明显改善，患者自起病以来体重下降 10 kg。

既往史：既往体健。

个人史、家族史：均无特殊。

（二）体格检查

患者转入我科后因血气分析二氧化碳严重潴留导致昏迷，给予插管。经口插管接呼吸机辅助通气（IPPV 模式：FiO_2 35%，VT 450 mL，PEEP 4 cmH_2O，f 18 次 / 分）。双侧瞳孔等大等圆，直径约 5 mm，对光反射灵敏。呼吸 24 次 / 分，血氧饱和度（pulse oxygen saturation，SpO_2）100%，心率 60 ～ 85 次 / 分，无创血压（noninvasive blood pressure，NBP）88 ～ 116/67 ～ 89 mmHg；双下肺可闻及少许细湿啰音，心率 60 ～ 85 次 / 分，律整齐，各瓣膜区未闻及病理性杂音，无心包摩擦音及心包叩击音，无周围血管征，双下肢无水肿。

（三）辅助检查

血常规：白细胞 12.24×10^9/L，中性粒细胞百分比 79.7%，红细胞 3.62×10^{12}/L，血红蛋白 109 g/L，血小板 370×10^9/L。

心梗鉴别六项、肝肾功能、凝血功能：正常 。

血气分析：pH 7.19，动脉血氧分压（PaO_2）52 mmHg（FiO_2 45%），动脉血二氧化碳分压（$PaCO_2$）108 mmHg，HCO_3^- 39.9 mmol/L。

痰培养：嗜麦芽窄食单胞菌。血巨细胞病毒、EB 病毒核酸检测阴性，EB 病毒抗体阴性。

巨细胞病毒抗体：阳性。

心脏超声：未见异常。

上下肢动、静脉彩超：未见异常。

颈动脉、颈静脉彩超：未见异常。

肝胆彩超：肝内未见占位病变，血流未见异常，胆囊缩小，胆囊多发结石，胆总管上段未见扩张。

床边胸片：两肺透亮度稍增高，肺纹理稍增粗。

术前胸部 CT：两肺广泛细支气管炎，空气潴留征（病例 1 图 1）。

再次 PET-CT 检查：未发现高代谢病灶，未发现 Castleman 病活动征象。

右心导管结果：基础状态（机械通气 FiO_2 50%），右房压（RAP）17/6/12 mmHg，肺动脉压（PAP）55/24/37 mmHg，肺动脉楔压（PAWP）13/7/10 mmHg。

血氧饱和度：右心房 73%、肺动脉 73%、指脉氧 99%。心排量 6.4 L/min（Fick's法）、心指数 4 L/（min•m²）（Fick's法）、肺血管阻力（PVR）4.2 Wood U（Fick's法）、全肺阻力（TPR）5.83 Wood U（Fick's法）、体循环阻力（systemic vascular resistance，SVR）16.9 Wood U（Fick's法）。检查结果提示：毛细血管前性肺动脉高压。

二、诊疗经过

1. 主要诊断

（1）闭塞性细支气管炎综合征 2 型呼吸衰竭。

（2）淋巴结透明血管型 Castleman 病合并滤泡树突细胞肉瘤 多中心型。

2. 诊断依据

（1）青年患者，慢性病程急性加重，既往腹部肿物病理活检提示 Castleman 病。经我院病理会诊，提示淋巴结透明血管型 Castleman 病合并滤泡树突细胞肉瘤。

（2）患者既往肺功能提示阻塞性通气功能障碍；心脏超声提示右心增大、肺动脉高压；右心导管提示毛细血管前性肺动脉高压；肺活检提示闭塞性细支气管炎伴肺动脉高压III级。

（3）本例患者基础病 Castleman 病的诊断明确，呼吸困难进行性加重。因 2 型呼吸衰竭、肺性脑病昏迷转入 ICU 接受经有创通气治疗。肺功能提示阻塞性通气功能障碍，胸部 CT 见空气潴留征，结合既往文献报道，考虑为闭塞性细支气管炎综合征。术后病理也支持闭塞性细支气管炎诊断。究其原因，术前检查未发现病毒感染特别是 EB 病毒感染的依据，考虑闭塞性细支气管炎原因为 castleman 病引起的自身免疫原因引起。

因为闭塞性细支气管炎综合征没有相关肺移植指南，其病理生理特点酷似慢性阻塞性肺疾病，根据肺移植相关指南，慢性阻塞性肺疾病肺移植指征为借鉴。

1）BODE 指数＞7 分。BODE 指数包括体重指数（BMI）、呼气气流阻塞程度、呼吸困难评分、6 分钟步行距离。该患者 BODE 指数已经＞10 分。

2）使用支气管舒张剂后，FEV_1 ＜正常预计值 15%。

3）每年急性加重超过 3 次。

4）急性加重伴有急性 2 型呼吸衰竭及中重度肺动脉高压。

此患者的情况均符合上述指征，有肺移植的绝对适应证。

3. 鉴别诊断

（1）机化性肺炎：以慢性咳嗽，偶见咯血、低热或胸痛为主，轻重不等，病程较长，可达数月甚至数年。影像学发现肺部散在、游走性阴影，呈磨玻璃影、实变影、网状阴影，孤立肺部结节影。肺功能多提示限制性通气功能障碍，机化性肺炎患者病情发展到一定程度，肺部组织纤维化严重，严重影响呼吸系统的功能，造成患者呼吸困难，出现呼吸衰竭的症状。

本例患者有 Castleman 病基础，因免疫异常，导致肺部病变，进而出现呼吸衰竭，但影像学提示肺气肿征、空气潴留征，未发现机化性肺炎典型影像学表现。肺功能提示阻塞性通气功能障碍，呼吸衰竭为 2 型呼吸衰竭，均不支持机化性肺炎诊断。

（2）间质性肺炎：是以弥漫性肺实质、肺泡炎和间质纤维化为病理基本改变，以活动性呼吸困难、影像学弥漫阴影，以及肺功能提示限制性通气障碍、弥散功能降低和低氧血症为临床表现的不同类疾病群构成的临床病理实体的总称。

本例患者肺部病变影像学提示肺气肿征、空气潴留征，未发现间质性肺炎典型影像学表现。肺功能提示阻塞性通气功能障碍，呼吸衰竭为 2 型呼吸衰竭，均不支持间质性肺炎诊断。

4. 治疗措施

（1）治疗策略：患者曾接受多中心型 Castleman 病（multicentric castleman disease，MCD）的化疗。虽然经过多程化疗后，$PaCO_2$ 有所下降，但是在 ICU 的诊治过程长达 4 个月，多次脱机失败，生命支持依赖有创机械辅助通气。考虑其肺部疾病属于终末期，且内科保守治疗无效，具有肺移植适应证。禁忌证方面，腹部肿物病理提示淋巴结透明血管型 Castleman 病，属于良性病变（按照新的指南划分标准），PET-CT 未发现活动性病灶，心、肾功能及肝功能尚可，排除了移植手术的相关禁忌证。多学科综合治疗（multi-disciplinary team，MDT）讨论结果：只有肺移植才是该患者唯一的救治手段。

（2）考虑到化疗药物容易增加围手术期重症感染风险、影响伤口愈合等不良反应，在进入移植等待名单后，不再使用化疗药物，停用西罗莫司，予以营养支持及生命支持治疗。停用化疗药物1个月余后，患者在全麻下接受序贯式双肺移植术。术中取出患者原自体双肺，肺组织送病理检查。病理见病例1图5，经过广州医科大学附属第一医院及北京协和医院病理专家讨论后，最终病理诊断结果：闭塞性细支气管炎合并脂质性肺炎。

（3）术后常规转入ICU，给予预防感染、抗排斥、生命支持等治疗，呼吸衰竭治愈。于1周左右拔除气管插管，一般情况好转，术后10天左右转出ICU，快速康复，症状平稳，于术后3周余出院。出院后规律服用抗排斥药物，定期我院门诊就诊。术后随访胸部CT如病例1图2所示，随访至今2年，肺部情况平稳，肺功能不断提升，与同龄健康人同等生活质量。目前方案：口服泼尼松、他克莫司胶囊（普乐可复）、麦考酚酯，接受血液科MDT会诊建议，联合服用西罗莫司，配合免疫抑制治疗，以预防Castleman病再次损害移植肺。

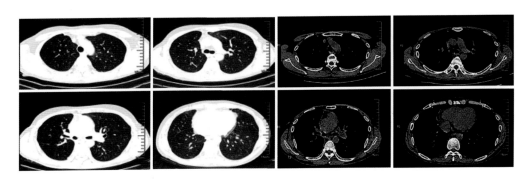

病例1图1　术前胸部CT

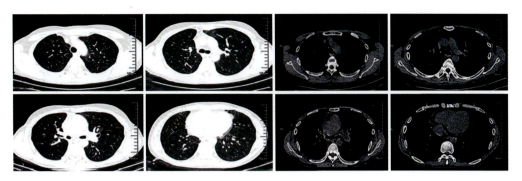

病例 1 图 2　术后复查胸部 CT

肺移植后患者血常规、肝肾功能、血气分析及各项生化指标均逐渐好转，至出院前各项指标基本波动在正常范围（病例 1 图 3）。

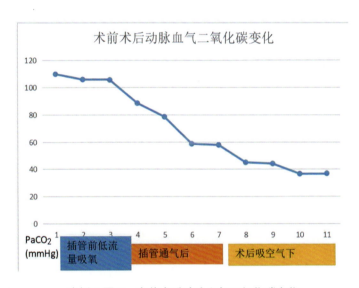

病例 1 图 3　术前术后动脉血气二氧化碳变化

移植后多次复查肺功能：各项指标进行性升高好转，具体见病例 1 图 4。最近一次肺功能结果显示：FEV_1 2.21 L，45.71 pred% FVC 2.23 L，51.73 pred% FEV_1/FVC：94.98。

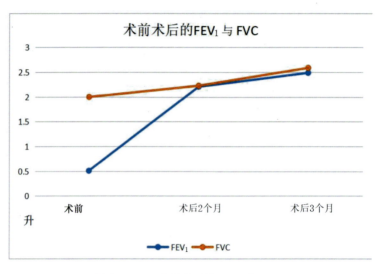

病例 1 图 4　术前术后的 FEV₁ 与 FVC

支气管黏膜上皮萎缩、脱落，支气管管腔狭窄，腔内见炎性渗出物，管壁增厚，其中大量中性粒细胞及嗜酸性粒细胞浸润，细支气管周围泡沫样组织细胞聚集，其中可见胆固醇结晶及吞噬大量红染物质的多核巨细胞（病例 1 图 5）。

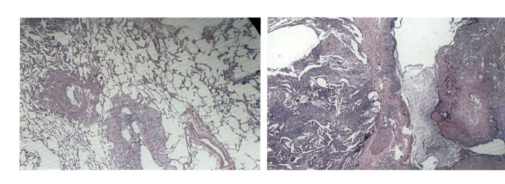

病例 1 图 5　病理检查

三、病例讨论

Castleman 病（Castleman's disease，CD）属于原因未明的反应性淋巴结疾病之一，临床上属于少见病。其病理特征为明显的淋巴滤泡、血管及浆细胞呈不同程度的增生，临床上以深部或浅表淋巴结显著肿大为特点，部分病例可伴全身症状和（或）多系统损害，临床发病率低。内科保守治疗包括利妥昔单抗、抗白介素 6、大剂量激素等药物治疗。由于免疫调节障碍，在既往有文献报道，在少数患者中会合并天疱疮和闭塞性细支气管炎，后者属于致命性并发症，内科保守治疗无效，患者常常死于呼吸衰竭。MCD 病为全身性疾病，会损伤身体多个系统的功能。本例患者在切除腹部肿物后，逐渐出现天疱疮、呼吸困难进行性加重，肺功能提示极重度阻塞性通气功能障碍。胸部 CT 提示空气潴留征，考虑闭塞性细支气管炎综合征可能性大。给予化疗，效果不明显，给予西罗莫司口服，病情继续进展，出现快速进展的 2 型呼吸衰竭。患者只能在有创通气辅助呼吸下维持生命。考虑内科保守治疗失败，只有肺移植才能救治该患者，但是多中心型 Castleman 病有可能会恶变，转化为淋巴瘤。因此，该原发病类型可能成为肺移植的禁忌证。经过 MDT 讨论，进行了进一步检查。针对腹部肿物组织，病理学专家会诊讨论结果提示：良性病变可能性大，多次 PET-CT 未发现高代谢病灶，提示为良性病变可能性大，排除了该禁忌证。结合临床、辅助检查经过及患者的诊疗过程，MDT 专家讨论意见为：肺移植可能是针对该患者的唯一的治疗手段。同时，对患者的心脏、肝脏、肾脏等重要生命脏器功能进行评估，能够耐受肺移植手术。随后，患者进入肺移植等待名单，同时予以积极术前预案，包括停用原有的免疫抑制剂及化疗药物，进行营养支持及生命支持治疗等。停用化疗药物与免疫抑制剂 1 个月余，予患者行双肺移植术后，肺功能明显改善，血气分析恢复正常，获得良好效果。随访 2 年，未见复发，肺功能在不断提升中。患者目前享有与同龄健康人同等的生活质量。

四、专家点评

本病例提示肺移植治疗多中心型 Castleman 病并发闭塞性细支气管炎近期效果好，可以挽救患者性命。本例患者术后 2 年，更远期效果仍需进一步观察。对多中心型 Castleman 病并发闭塞性细支气管炎行肺移植治疗，仅有近年来零星的文献报道，且观察时间短，仅仅观察到短期治疗效果良好。本例患者接受肺移植后近期效果与既往病例报道相似，挽救患者生命，延长存活期。

多中心型 Castleman 病属于少见病，并发闭塞性细支气管炎罕见。但是，MCD 一旦并发闭塞性细支气管炎，预后非常差，对内科治疗无效，患者往往死于 2 型呼吸衰竭。本病例显示，肺移植是这类患者唯一有效的治疗手段，肺移植治疗 MCD 并发的 BOS。术后效果良好，随访 2 年未复发，更远期效果尚需进一步观察。

（病例提供：张建恒　广州医科大学附属第一医院）

（点评专家：巨春蓉　广州医科大学附属第一医院

郭　璐　四川省医学科学院·四川省人民医院　吴　波　无锡市人民医院）

参考文献

[1]Morimura Y，Chen F，Kinjo T，et al.Successful single-lung transplantation for multicentric Castleman disease[J].Ann Thorac Surg，2014，98（3）：e63-65.

[2]Mehra MR，Canter CE，Hannan MM，et al.The 2016 International Society for Heart Lung Transplantation listing criteria for heart transplantation：A 10-year update[J].J Heart Lung Transplant，2016，35（1）：1-23.

[3]Dispenzieri A，Fajgenbaum DC.Overview of Castleman disease[J].Blood，2020，135（16）：1353-1364.

[4]Yue B，Huang J，Jing L，et al.Bilateral Lung Transplantation for Castleman Disease with End-stage Bronchiolitis Obliterans[J].Clin Transplant，2021：e14496.

病例 2　非原发性肺泡蛋白沉积症肺移植后复发

一、病历摘要

（一）一般资料

患者女性，39 岁。

主诉：反复咳嗽、呼吸困难 17 年，加重 20 天。

现病史：17 年前患者于轻度活动后出现咳嗽、呼吸困难，伴少量白色痰，无咯血、盗汗，无发热，无胸痛、心慌，无贫血等不适，于当地医院就诊，行经皮肺穿刺和支气管肺泡灌洗液诊断为"肺泡蛋白沉积症"，行双肺全肺灌洗术后症状明显好转。院外无特殊治疗，但症状反复，于当地医院多次行双肺灌洗，症状缓解时间缩短。1 年前症状再次反复并加重，于我院行左侧肺灌洗术，症状缓解出院。院外行家庭氧疗，静坐不吸氧的情况下有轻度呼吸困难，活动后加重。2 个月前呼吸困难再次加重，再次至我院就诊。

既往史：否认高血压、糖尿病等慢性病史，否认乙肝、结核等传染病病史，无食物、药物过敏史，无输血史。

个人史：原籍出生、长大，诉自小活动耐力较同龄人弱，预防接种随当地，无吸烟史。

婚育史：已婚，育一子，配偶及其子体健。

家族史：父亲患肾衰竭，母亲体健。父母系姑表兄妹，有一弟，体健。家族中无相关疾病记载，无传染病及遗传病等病史。

（二）体格检查

体温 37.0℃，心率 98 次 / 分，呼吸 28 次 / 分，血压 109/68 mmHg。神志清楚，查体合作，皮肤、黏膜未见黄染和瘀斑，浅表淋巴结未及肿大。气管居中，甲状腺未触及肿块。杵状指，呼吸稍促，胸廓对称，呼吸动度两侧一致，肋间隙无增宽或变窄。语音震颤两侧均等一致，无增强或减弱，无胸膜摩擦感及皮下捻发感。两肺叩诊清音。双肺呼吸音弱，双肺可闻及 Velcro 啰音，双下肺可闻及湿性啰音。语音传导无异常。心率 98 次 / 分，心律齐，心脏各瓣膜听诊区未及明显病理性杂音。腹软，无压痛及反跳痛，肝脾肋下未触及。神经查体无异常，双下肢无水肿。

（三）辅助检查

1. 入院前检查

胸部平扫（2020 年 5 月 20 日）：两肺弥漫性间质性肺炎。

胸部平扫（2020 年 6 月 19 日）：两肺弥漫性间质性肺炎，所见大致同前。

抗核抗体检测（间接免疫荧光法）（2021 年 3 月 19 日）：抗核抗体 阳性（+）；抗核抗体效价 1 ∶ 100，抗核抗体核型：胞质颗粒型；抗核抗体谱十一项、血管炎五项、类风湿因子、抗 CCP 抗体未见异常。

胸部平扫（2021 年 3 月 22 日）：①两肺弥漫病变，模糊影较前稍增多，符合肺泡蛋白沉积症肺泡灌洗后改变，请结合临床；②两侧肺门、纵隔多发增大淋巴结，大致同前，拟反应性增生。

2. 入院后检查

胸部平扫（2021 年 4 月 17 日）：①两肺弥漫病变，模糊影较前稍增多，符合肺泡蛋白沉积症，肺泡灌洗后改变，请结合临床；②两侧肺门、纵隔多发增大淋巴结，大致同前，拟反应性增生。

血气分析（2021 年 4 月 17 日）：（鼻导管吸氧，氧浓度 29%）pH 7.286，$PaCO_2$ 51.2 mmHg，PaO_2 77.9 mmHg，血氧饱和度 93.1%，实际碱剩余 -2.8 mmol/L，标准碱剩余 -2.1 mmol/L，标准碳酸氢根浓度 22.0 mmol/L，实际碳酸氢根浓度 23.6 mmol/L。

心脏彩超（2021 年 4 月 18 日）：右心大小正常范围；右室收缩功能未见异常；三尖瓣反流（轻度）；肺动脉高压程度：重度。

右心导管（2021 年 4 月 19 日）：肺动脉高压（吸氧状态下）。

GM-CSF 抗体（2021 年 4 月 22 日）：血清 GM-CSF 抗体（-）；BALF GM-CSF 抗体（-）。

病理报告（2021 年 4 月 30 日）：外院病理科玻片会诊意见如下，BALF 涂片可见大量伊红染颗粒状物质，特殊染色 PAS（+）。结论：涂片见脂蛋白样物质。切片：送检穿刺的肺组织可见肺泡腔扩张，内见伊红染的颗粒状物质，其中较多胆固醇结晶，间质增宽，灶性淋巴细胞浸润。结论：组织改变可符合肺泡蛋白沉积症。涂片可见大量伊红染颗粒状物质。

CYP2C19 基因检测（2021 年 4 月 30 日）：CYP2C19 快代谢型。

群体反应抗体（HLA 1 类、2 类特异性抗体检测）：阴性。

血常规、CX3 生化八项、肝功能、肾功能、B 型脑利钠肽原（proBNP）及降钙素原（PCT）未见明显异常。冠脉非创伤性血管成像（CTA）、肺动脉 CTA 和支气管动脉 CTA 未见异常，下肢动、静脉超声未见异常。

二、诊疗经过

1. 病例特点

（1）青年发病的女性患者，反复咳嗽、呼吸困难 17 年，近期加重。

（2）父母为近亲结婚，有高危遗传风险。

（3）杵状指，可闻及双肺 Velcro 啰音及双下肺湿啰音。

（4）CT 示双肺弥漫磨玻璃影及小叶间隔增宽，活检病理也提示肺泡内大量嗜酸性物质沉积，PAS 和 D-PAS 染色均为阳性，提示肺泡蛋白沉积症。

（5）GM-CSF 抗体阴性，病程长，结合其他指标未提示可继发肺泡蛋白沉积症（pulmonary alveolar proteinosis，PAP）的风湿免疫及血液系统疾病。

（6）重度肺动脉高压、重度低氧血症（血气分析，2021 年 4 月 17 日）：pH 7.286，$PaCO_2$ 51.2 mmHg，PaO_2 77.9 mmHg，血红蛋白浓度 109 g/L，血氧饱和度 93.1%，HCO_3^- 23.6 mmol/L，实际碱剩余 -2.8 mmol/L，标准碱剩余 -2.1 mmol/L，标准碳酸氢根浓度 22.0 mmol/L。

2. 入院诊断 2 型呼吸衰竭、肺动脉高压、肺泡蛋白沉积症。

3. 内科治疗过程 患者曾反复行肺泡灌洗治疗，近期肺泡灌洗治疗效果欠佳，患者呼吸困难加重，治疗上从低流量吸氧改为无创呼吸机辅助通气，同时予以抗纤维化、降肺动脉压、化痰和增强免疫力等治疗。患者气促改善不著，血气分析（2021 年 5 月 4 日）：（无创呼吸机辅助通气，氧浓度 40%）pH 7.329，$PaCO_2$ 50.8 mmHg，PaO_2 132.0 mmHg，血氧饱和度 98.4%，实际碱剩余 0.1 mmol/L，标准碱剩余 0.7 mmol/L，标准碳酸氢根浓度 26.0 mmol/L，实际碳酸氢根浓度 24.5 mmol/L。

4. 入院 13 天（2021 年 4 月 28 日）后经多学科会诊，结合以上实验室检查及影像学相关资料，肺泡蛋白沉积症诊断明确，但病因和发病机制尚未明确，属于非自身免疫性 PAP，GM-CSF 治疗无效，继发性 PAP 证据不足。治疗上，患者既往肺泡灌洗液不典型，灌洗效果不佳，风险大，暂不考虑行肺泡灌洗治疗；患者目前是终末期肺表现，且患者病情呈进展性加重，长期需要无创呼吸机辅助通气治疗，运动耐力显著下降，内科保守治疗无效，建议在积极寻找病理和发病机制的同时，启动肺移植术治疗。

5. 入院 21 天后（2021 年 5 月 6 日）于我院在体外膜肺氧合（extracorporeal membrane oxygenation，ECMO）辅助下行"双侧肺移植术＋供肺切除术"，过程顺利，术后转入重症医学科加强监护，有创机械通气，予"注射用美罗培南＋醋酸卡泊芬净＋注射用更昔洛韦＋万古霉素"抗感染治疗，予"泼尼松＋他克莫司＋吗替麦考酚酯（骁悉）"方案抗排斥治疗，术后出现急性排斥反应予以"兔抗人胸腺细胞免疫球蛋白（即复宁）＋托珠单抗（雅美罗）"序贯抗排治疗，同时根据病原学予以"注射用美罗培南（美平）＋万古霉素＋注射用醋酸卡泊芬净（科赛斯）＋注射用更昔洛韦（赛美维）"治疗，2021 年 6 月 1 日拔出气管插管改为无创辅助通气，当日转入普通病房。2021 年 6 月 10 日出院，院外予以泼尼松、他克莫司及麦考酚钠肠溶片（米芙）抗排及预防感染药物〔利奈唑胺（斯沃）、泊沙康唑等〕，在缓慢步行 3000 步或爬 3 层楼梯后无气促症状。

6. 术后相关检查

（1）术后病理：提示送检肺组织镜下肺泡结构破坏，部分细支气管扩张，腔内见黏液潴积及炎细胞渗出，间质纤维组织增生，较多淋巴细胞、浆细胞及散在嗜酸性粒细胞，淋巴滤泡形成，局部胆固醇结晶沉积及多核巨细胞反应；部分肺泡腔内可见红染均质沉积物，肺泡上皮及细支气管上皮增生；未见肿瘤，未见典型结核结节及真菌。结合临床，组织改变符合肺泡蛋白沉积症伴肺间质性炎症及纤维化。免疫组化：TTF-1（肺泡上皮 +），P40（基底细胞层 +），CgA（-），Syn（-），Ki-67（约 8%+）。特殊染色：PAS（+），PAS-D（+），黏液卡红（-），AB（+），六胺银（-），抗酸（-），纤维素（-）。

（2）GM-CSF 刺激实验：患者及其弟弟外周血中性粒细胞对于 GM-CSF 刺激反应较弱，提示其可能为髓系细胞功能不全。

（3）CD14 受体表型：患者及其父母、弟弟外周血 CD14 细胞的 CSF2RA 及 CSF2RB 与正常人和 aPAP 患者比较无明显差异。

（4）全基因组检测：目前已知的遗传性和先天性 PAP 相关突变未见异常，通过遗传规律对突变位点进行筛选比较后，发现部分基因突变，目前正在验证相关基因的功能。

（5）骨髓穿刺及活检：未见异常。

7. 患者因先后多次出现咳嗽加重、咳痰增多于我院住院治疗，诊断为"免疫抑制宿主性肺炎"，予以抗排斥和抗感染等治疗后好转出院。2023 年 5 月入院行经气管镜肺活检，病理未见移植排斥反应，治疗好转后出院。2023 年 8 月再次出现双肺磨玻璃样改变，于我院行经支气管镜肺活检，提示 PAP 改变。目前患者规律于我院门诊复诊。

2021 年 4 月移植前、2021 年 10 月（移植后 5 个月）及 2023 年 8 月（移植后 2 年 3 个月）的胸部 CT 及病理（病例 2 图 1）。

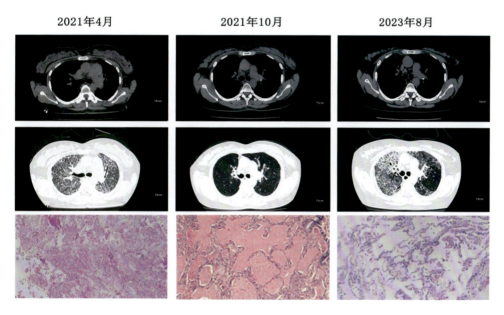

病例 2 图 1　胸部 CT 及病理图

三、病例讨论

PAP 是一种罕见的肺间质疾病，其可分为原发性 PAP、继发性 PAP（sPAP）、先天性 PAP（cPAP）及未分类 PAP（uPAP），而原发性 PAP 又可分为自身免疫性 PAP（aPAP）和遗传性 PAP（hPAP）。对于 PAP 的诊断一般需要患者症状及体征结合胸部 CT、BALF 或肺组织病理进行综合分析。确诊 PAP 后需行 GM-CSF 抗体检测明确是否为 aPAP，此类 PAP 约占所有成人 PAP 的 90% 以上。若非 aPAP，需积极排除是否有其他疾病继发了 PAP。若非 aPAP 和 sPAP，需行髓系细胞功能检测及基因检测明确是否为 cPAP 及 hPAP。均无异常归类为未分类 PAP。因患者术前呼吸困难严重未行骨髓穿刺术，但是其长达 17 年的呼吸困难病史，且常见的血液系统疾病继发 PAP 包括慢性髓系白血病、骨髓异常增生综合征等均可在外周血象中发现异常，随访至今也未见异常，术后骨穿未见异常，因此不支持血液系统疾病继发性 PAP。本例患者 GM-CSF 抗体、其他常见引起 PAP 的系统性疾病和基因检测排他性诊断提示为未分类 PAP。但该患者青年发病，自小体力较差，不排除幼年发病。结合其父母近亲婚育史，考虑有较大遗传风险。患者影像和病理均提示其 PAP 伴发肺纤维化，这也是 cPAP 及 hPAP 的特点之一。因此，该患者虽然未检测到现有报道的基因突变，但是其仍然极有可能是上皮相关突变导致的 PAP，我们后续将验证部分检测到的突变基因。

四、专家点评

肺移植是治疗终末期肺病的唯一手段，随着现代肺移植管理技术的提高，大多数肺移植患者可以获得较高的生活质量及较长的生存时间。对于 PAP 而言，目前肺移植报道的病例数不多，其主要适应证为病因明确的 PAP 类型常规治疗无效或病因不明而病情持续进展的患者，因此肺移植对于不同类型的 PAP 均有所涉及。对于拟行肺移植治疗的患者而言，予以供肺更好的体内条件对于延长供肺的工作时间意义重大。对于肺移植患者而言，排除 GM-CSF 自身免疫抗体和其他的系统性疾病，是提示其为肺移植适应证的重要内容，但是也有相当多的移植后受体 PAP 复发的报道。目前肺移植 PAP 患者报道数量少，且已经完成肺移植的患者因其诊断不同，对其不同原发疾病的肺移植预后随访时间尚短，无法给予肺移植治疗 PAP 的适应证更为客观的评价。结合本例患者，其术前严重低氧血症及纤维化是肺移植的重要指征，但其术后复发且致病原因仍不明，无法使其做进一步的针对性治疗。随着对 PAP 的深入了解和肺移植技术的开展，如何利用肺移植治疗 PAP 将会得到更多的循证医学证据。对于目前我们的患者随访接近第 3 年，患者虽有 PAP 复发，但是生活质量较移植前仍有好转。

肺移植作为治疗 PAP 终末阶段的手段，是解除患者低氧的最终方法，并且可以提高患者生存质量。但是目前患者数量较少，且相关诊断方法尚未完全推广。因此，在评估 PAP 患者移植前后，需不断对其原发病进行动态评估，并结合其他针对性治疗方法提高患者生存率及生存质量。

（病例提供：宋新宇　广州医科大学附属第一医院）

（点评专家：巨春蓉　广州医科大学附属第一医院

郭　璐　四川省医学科学院·四川省人民医院　吴　波　无锡市人民医院）

参考文献

[1]Trapnell BC, Nakata K, Bonella F, et al.Pulmonary alveolar proteinosis[J].Nature reviews.Disease primers, 2019, 5（1）: 16.https: //doi.org/10.1038/s41572-019-0066-3.

[2]Beeckmans H, Ambrocio GPL, Bos S, et al.Allogeneic Hematopoietic Stem Cell Transplantation After Prior Lung Transplantation for Hereditary Pulmonary Alveolar Proteinosis: A Case Report[J].Frontiers in immunology, 2022, 13, 931153. https: //doi.org/10.3389/fimmu.2022.931153.

[3]Tagawa T, Yamasaki N, Tsuchiya T, et al.Living-donor lobar lung transplantation for pulmonary alveolar proteinosis in an adult: report of a case[J]. Surgery today, 2011, 41（8）: 1142-1144.https: //doi.org/10.1007/s00595-010-4411-0.

[4]Liang J, Chen Y, Zheng M, et al.Single lung transplantation for idiopathic pulmonary alveolar proteinosis with intraoperative veno-venous extracorporeal membrane oxygenation support[J].Transplant immunology, 2022, 74: 101627.https: //doi.org/10.1016/j.trim.2022.101627.

[5]Trukalj M, Perica M, Ferenčić Ž, et al.Successful Treatment of Autoimmune Pulmonary Alveolar Proteinosis in a Pediatric Patient[J].The American journal of case reports, 2016, 17: 641-645.https: //doi.org/10.12659/ajcr.897868.

病例 3　肺移植治疗百草枯中毒

一、病历摘要

（一）一般资料

患者女性，18 岁。

主诉：间断恶心、呕吐 1 个月，胸闷、气短 20 余天。

现病史：2021 年 12 月 5 日夜晚患者服用"感冒药"后出现恶心、呕吐症状，呕吐物为胃内容物，后出现腹泻 6～7 次。次日就诊于当地卫生室，口服药物、输液治疗（具体不详），腹泻症状有所缓解，但仍有恶心、呕吐。2021 年 12 月 11 日就诊于当地县医院，间断有胸闷症状，吸氧对症处理。血常规提示：白细胞 18.18×10^9/L，血小板 302×10^9/L，中性粒细胞百分比 85.5%，淋巴细胞 1.14×10^9/L，超敏 C- 反应蛋白 79.21 mg/L。胸部 CT 提示：双肺上叶及右肺中叶胸膜下多发条索影，双肺胸膜下多发磨玻璃斑片影，右肺中叶及双肺下叶多发结节。建议上级医院继续就诊。2021 年 12 月 12 日于石家庄市某医院急诊就诊，血气分析提示：pH 7.4，PO_2 87.48 mmHg，PCO_2 35.73 mmHg，HCO_3^- 21.8 mmol/L，血氧饱和度 98.1%。生化：尿素氮 32.02 mmol/L，肌酐 387 μmol/L，钾 2.6 mmol/L，钠 134 mmol/L，氯 96 mmol/L。胸部 CT 提示：双肺胸膜下散在斑片状密度增高影，考虑间质性炎症，右肺下叶前基底段、左肺下叶内前基底段实性微小结节。予头孢曲松、艾普拉唑治疗。

入呼吸科后继续予抗感染、护胃治疗，效果欠佳，活动后憋喘明显，心率增快，予无创呼吸机辅助通气。2021 年 12 月 17 日送血、尿至河北医科大学第二医院北院行毒物检测：尿液中检测到百草枯 70 ng/mL，血液中未检测到百草枯、敌草快及其他毒物。后以"百草枯中毒"转入全科继续治疗。2021 年 12 月 21 日予甲泼尼龙琥珀酸钠 500 mg 联合环磷酰胺 200 mg 冲击治疗 3 天，后逐步减量，吸氧浓度 40%，指脉血氧饱和度可波动在 70%～80%，更换为无创呼吸机后，吸氧浓度 21%，指脉血氧饱和度可波动在 90%。12 月 31 日患者氧合进行性下降，再次予甲泼尼龙琥珀酸钠 500 mg 联合环磷酰胺 600 mg 冲击治疗。为进一步检查及治疗，急诊以呼吸衰竭入院。患者目前精神、食欲、睡眠差，体重无明显变化，大便正常，排尿减少。

既往史：否认高血压等病史；否认肝炎、结核、疟疾等传染病史；否认手术、外伤史；否认输血史；否认药物、食物过敏史。预防接种随当地进行。

（二）体格检查

体温 36.7℃，脉搏 126 次 / 分，呼吸 44 次 / 分，血压 147/103 mmHg。呼吸过速，胸式呼吸。呼吸动度两侧对称，语颤正常两侧对称，未触及胸膜摩擦感。双肺叩诊呈清音，两肺底部可闻及 Velcro 啰音。语音传导两侧对称。

（三）辅助检查

1. 2021 年 12 月 11 日当地县医院，血常规及生化提示：白细胞 $18.18×10^9$/L，血小板 $302×10^9$/L，中性粒细胞百分比 85.5%，淋巴细胞 $1.14×10^9$/L，超敏 C-反应蛋白 79.21 mg/L；生化检查：钠 134 mmol/L，尿素氮 32.02 mmol/L，肌酐 387 μmol/L，钾 2.6 mmol/L，氯 96 mmol/L。

2. 2021 年 12 月 11 日当地县医院胸部 CT 提示（病例 3 图 1）：双肺上叶及右肺中叶胸膜下多发条索影，双肺胸膜下多发磨玻璃斑片影，右肺中叶及双肺下叶多发结节。

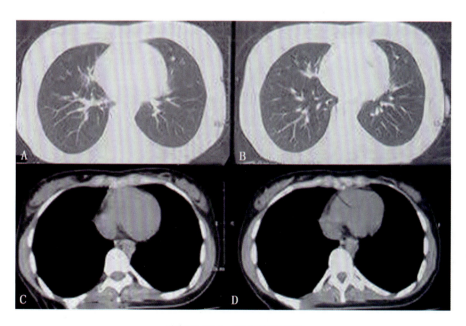

病例 3 图 1 患者胸部 CT

注：患者 2021 年 12 月 11 日胸部 CT，A、B 为肺窗，C、D 为纵隔窗。

2021 年 12 月 12 日及 2021 年 12 月 15 日胸部 CT 肺窗，如病例 3 图 2 所示。

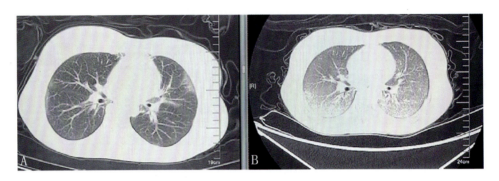

病例 3 图 2　患者胸部 CT

注：2021 年 12 月 12 日（A）及 2021 年 12 月 15 日胸部 CT 肺窗。

3．2021 年 12 月 17 日河北医科大学第二医院北院毒物检测（尿液）：百草枯 70ng/mL。

4．2022 年 1 月 5 日我院实验室检查：白细胞 5.20×10^9/L，中性粒细胞百分比 82.70% ↑，中性粒细胞 4.30×10^9/L，淋巴细胞 0.58×10^9/L ↓，C- 反应蛋白 19.74 mg/L ↑；谷丙转氨酶 41.8 U/L，谷草转氨酶 22.3 U/L，总胆红素 16.0 μmol/L，直接胆红素 5.84 μmol/L；尿素氮 4.06 mmol/L，肌酐 38.31 μmol/L ↓，总蛋白（TP）61.1 g/L，白蛋白 35.4 g/L，钾 4.08 mmol/L，钠 137.72 mmol/L，氯 106.58 mmol/L；凝血酶原时间（PT）12.8 秒，活化部分凝血活酶时间 25.8 秒 ↓，凝血酶时间 14.1 秒，D- 二聚体 635 μg/L ↑；血气分析：pH 7.358，PO_2 45.1 mmHg，PCO_2 36.2 mmHg，HCO_3^- 20.4 mmol/L，血氧饱和度 79.5%。

5．静脉血栓栓塞症（venous thromboembolism，VTE）评分 7 分，深静脉血栓形成高风险。

二、诊疗经过

患者 2022 年 1 月 5 日入院后给予哌拉西林钠他唑巴坦抗感染，乙酰半胱氨酸溶液雾化吸入化痰治疗。肝酶轻度升高，予谷胱甘肽保护肝功能、抗氧化治疗。百草枯对消化系统黏膜有直接损伤，患者精神紧张，病情危重，需要警惕消化道应激性溃疡问题，予奥美拉唑抑酸护胃治疗。患者病情危重，肺部病变严重，呼吸衰竭，氧合指数 68。拟行体外膜肺氧合，维持氧供，保护全身脏器功能。

2022 年 1 月 6 日在 ECMO 辅助下行"左、右全肺切除＋双肺移植术"。探查见：胸腔内无明显粘连，左右胸腔引出淡黄色胸液共约 400 mL。先行右肺移植再行左肺移植，术中失血 1000 mL，输悬浮红细胞 6 U、血浆 600 mL，未见明显输血不良反应。患者术后循环稳定，氧合欠满意。带 ECMO 返 ICU。1 月 7 日 8 点 30 分拔除 ECMO，患者血流动力学稳定，呼吸机试脱机成功，10 点 30 分拔除气管插管，序贯高流量氧疗，11 点 30 分复查血气分析，氧合指数＞300，无二氧化碳潴留，乳酸 1 mmol/L。

2022 年 1 月 7 日晚 22 点剑突下出现轻度腹痛，此后症状无加重。检验提示血（病例 3 图 3）、尿淀粉酶升高（825.2 U/L）。床旁超声提示：胆囊增大（3.4 cm×7.6 cm），胆总管扩张，内未见胆汁淤积，胰腺未见异常。考虑可能存在胆栓一过性阻塞可能，建议给予留置空肠管，营养以糖及氨基酸为主，不用脂肪乳等营养物质，给予生长抑素对症治疗后逐渐改善。

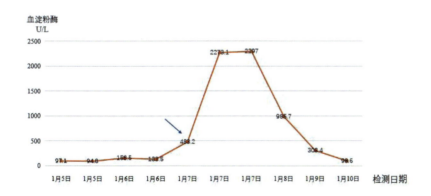

病例 3 图 3 患者血淀粉酶变化图

注：箭头所示位置为治疗节点。

抗感染方面，患者查免疫功能提示淋巴细胞严重减少，存在免疫抑制。考虑感染风险高，术后给予磺胺口服，美罗培南、万古霉素及卡泊芬净静脉滴注，硫酸多黏菌素、阿米卡星、两性霉素 B 雾化吸入抗感染。在上述时间之前 2022 年 1 月 7 日夜间患者出现发热，体温最高 38.4℃，行气管镜检查并留取肺泡灌洗液行快速现场微生物学评价技术（M-ROSE）检测（病例 3 图 4），镜下可见巨噬及中性粒细胞，可见少量阴性球杆菌及阴性杆菌，未见明显吞噬现象。2022 年 1 月 8 日患者查巨细胞病毒 DNA 定量及 IgG、IgM 升高，加用更昔洛韦抗病毒治疗。

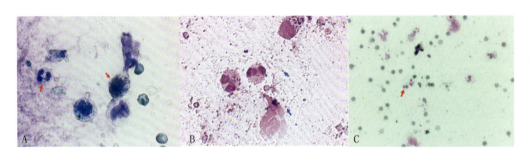

病例 3 图 4　患者肺泡灌洗液 M-ROSE 检查

抗排斥方面，患者术后呈免疫抑制状态（病例 3 表 1），白细胞及淋巴细胞明显降低，且免疫抑制剂能够加剧淀粉酶上升，2022 年 1 月 8 日（术后第 2 天）起暂不用免疫抑制剂，适量加大。

病例 3 表 1　患者术后免疫状态

日期	手术当天	术后第 1 天	术后第 2 天
T 细胞数（个 / μL）	221.69	74.03	102.59
CD4+T 细胞数（个 / μL）	85.96	18.78	26.29
CD8+T 细胞数（个 / μL）	126.64	50.15	71.58
IL-6（pg/mL）	8.09	497.87	270.28
IgG（g/L）	8.3	5.83	11.54
IgM（g/L）	1.36	0.82	0.9
IgA（g/L）	1.77	1.23	1.59

激素用量改为 40 mg 1 次 / 日。术后第 3 天患者查淋巴细胞亚群提示总 T、CD4、CD8 阳性 T 细胞较之前升高，免疫功能有所增强，为防止排异反应进展，给予环孢

素免疫调节治疗，2022 年 1 月 8 日改为醋酸泼尼松龙片 20 mg qd，1 月 10 日给予"环孢素 A 软胶囊 100 mg q12h"口服，1 月 12 日复查环孢素 A，血药浓度为 25.2 ng/mL；调整环孢素 A 剂量调整至 150 mg q12h。1 月 12 日晚将环孢素 A 改为"他克莫司 2 mg q12h"。1 月 17 日加用麦考酚钠肠溶片 180 mg q12h 口服。

术后复查气管镜（病例 3 图 5），可见气道黏膜充血，镜下分泌物较前减少，伪膜有所减少。患者间断出现低蛋白血症及低钾血症，给予静脉补充白蛋白及氯化钾。患者术后一般情况可，安排患者出院，转至无锡人民医院行康复治疗。目前已术后 21 个月，患者恢复良好，日常生活不受限制。

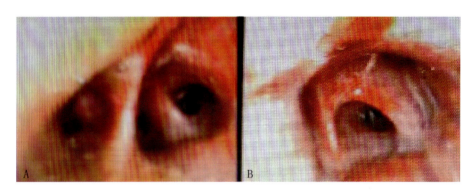

病例 3 图 5　患者支气管镜检查吻合口图像

患者术前术后胸部 CT 平扫（病例 3 图 6），术前（1 月 5 日）和术后（1 月 8 日）胸部 CT 肺窗。

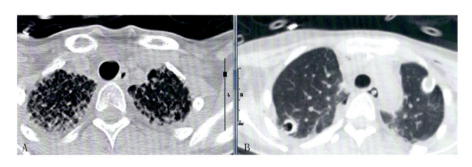

病例 3 图 6　患者术前术后胸部 CT 平扫

三、病例讨论

百草枯是一种快速起效、非选择性除草剂，用于农业是相当安全的，皮肤或喷雾剂暴露通常仅导致有限的局部损伤。然而，意外或故意摄入的致死率极高。其属于联吡啶类化合物，吸收后，百草枯聚集于许多细胞内并发生氧化还原反应循环，该过程的一个副产物是超氧自由基，即一种具有高度氧化能力的活性氧，它能直接导致细胞损伤或进一步反应形成其他活性氧或亚硝酸盐基团。氧化还原反应循环会消耗还原型烟酰胺腺嘌呤二核苷酸磷酸（reduced nicotinamide adenine dinucleotide phosphate, NADPH），而 NADPH 是细胞的关键抗氧化保护剂之一。自由基生成和 NADPH 消耗的结果是引起氧化应激，进而直接导致细胞损害（通过脂质过氧化反应、线粒体功能障碍、坏死和细胞凋亡），并诱发显著的继发性炎症反应。经过数小时至数日的时间，这些反应最终导致多器官功能衰竭。最容易被影响的器官是具有丰富血流、高氧分压和高能量需求的器官，尤其是肺脏、心脏、肾脏和肝脏。脑部通常不受影响，因为百草枯不易通过血脑屏障。

百草枯患者中毒后胸部影像学呈进展性加重。中毒早期（1～5天）：中毒 24 小时内胸部影像学检查多无异常表现，24 小时后胸部影像学检查可见肺纹理增多和局限性肺透亮度增加，部分病例见磨玻璃影和少量胸腔积液，以及渗出性改变。中期（6～14天）：胸部影像学变化逐渐发展成两肺弥漫的磨玻璃影，两侧肺野可出现小片状渗出性改变和胸膜下的不规则线影，以及肺实变影，范围较大的实变区可见支气管气像。此期胸部的影像学变化相对明显，且与转归密切相关。晚期（14天后）：胸部影像学改变主要为实变影逐渐缩小，肺间质纤维化逐渐出现，且进行性加重，呈不可逆性改变，肺间质纤维化多呈局限性纤维化，中外带明显，部分病例伴蜂窝状改变。百草枯中毒肺损害患者随着摄入量的增加和病情进展出现肺间质纤维化比例明显增加，呈现典型的肺间质纤维化的过程。

百草枯（尤其是浓缩液）被摄入后，会经胃肠道快速但不完全吸收，然后迅速分布到其他组织中，摄入后大约 6 小时达到最大组织浓度。百草枯被亚精胺／腐胺和其他细胞膜转运蛋白主动摄取，从而导致肺脏、肾脏、肝脏和肌肉组织中浓度相对较高。百草枯主要经肾脏清除，轻度中毒患者摄入的百草枯大部分会在 24 小时内出现于尿液中。然而，重度百草枯中毒时患者的肾功能大幅下降，导致清除明显减慢。对于重度百草枯中毒但 24 小时内未死亡的患者，末端消除半衰期可超过 100 小时。

呼吸衰竭是百草枯中毒的主要死亡原因。治疗方法包括洗胃、血液净化、激素及免疫抑制剂、抗氧化应激治疗。肺移植为致死剂量百草枯中毒的唯一有效治疗方法，综合治疗延缓了中毒患者的生命，增加了骨骼肌中百草枯的代谢量和肺移植成功的可能性。本例患者中毒后第 6 天血液未测出百草枯，尿液中浓度为 70 ng/mL。手术当日即中毒后第 32 天患者血液和尿液样本中均未检出百草枯，缺乏肌肉组织检测。1997 年以前的 5 例百草枯肺移植术时间均在 30 天内，结果均失败。死亡患者尸检中发现植入肺均不同程度显示百草枯肺改变，因此过早移植时，血液及组织中百草枯尚未清除，易使植入肺再次中毒而失败。Yusen 等人于 2015 年报道了 1 例 24 岁女性口服了 50 mL 20% 百草枯原液，于中毒第 46 天检测血液百草枯浓度为 248.96 ng/mL，第 56 天获得供肺并行肺移植术；术中获得的血液、肺标本百草枯浓度分别为 30.53 ng/mL、381.5 2ng/mL，手术获得成功。

四、专家点评

由于百草枯进出肌肉及在肌肉内的毒理学机制仍不清晰，所以难以明确百草枯中毒肺移植的确切时间窗，为肺移植术留下了隐患。百草枯中毒患者肺移植时机对预后尤为重要，过早的肺移植均难以成功。超过 1 个月可能是移植成功的时间窗。国内外多项研究认为，当组织中百草枯降至可能的最低浓度时，再进行肺移植；而且双侧肺移植比单一肺移植可能成功率更高，因为在非移植侧肺组织中残留的百草枯可能会持续较长时间，不能排除非移植侧高浓度的百草枯可能影响单肺移植术后预后的可能性。对于无法维持通气和氧合的极危重患者，机械通气也难以纠正严重的低氧血症时，肺移植前应进行体外膜肺氧合支持，为肺移植争取时间。然而，手术时机及双侧和单侧肺移植之间的选择还需要有更多的临床研究阐明。

肺部感染是肺移植术后 1 年内死亡的主要并发症，严重影响远期生存率。积极有针对地预防潜在的致病菌感染能够改善预后。M-ROSE 是有效快速诊断的方法之一。作为呼吸感染性疾病诊断的辅助手段，M-ROSE 在评价标本质量、辅助诊断感染病原、动态监测疗效等方面具有显著优势，能够助力脓毒症患者的早期病原学诊断。在肺移植术后患者抗感染治疗方面有巨大价值。

（病例提供：杨雅兰　保鹏涛　药　晨　中国人民解放军总医院第八医学中心）

（点评专家：巨春蓉　广州医科大学附属第一医院　吴　波　无锡市人民医院

冯　敏　郑州大学第一附属医院）

参考文献

[1]Gunnell D, Eddleston M, Phillips MR, et al.The global distribution of fatal pesticide self-poisoning: systematic review[J].BMC Public Health, 2007, 7: 357.

[2]Lock EA, Wilks MF.Paraquat.Handbook of Pesticide Toxicology, 3rd ed[J].Krieger RI (Ed), Academic Press, San Diego, 2010.

[3]Senarathna L, Eddleston M, Wilks MF, et al.Prediction of outcome after paraquat poisoning by measurement of the plasma paraquat concentration[J].QJM, 2009, 102: 251.

[4]Jones GM, Vale JA.Mechanisms of toxicity, clinical features, and management of diquat poisoning: a review[J].J Toxicol Clin Toxicol, 2000, 38: 123.

[5]Suntres ZE. Role of antioxidants in paraquat toxicity.Toxicology, 2002, 180: 65.

[6]Gawarammana IB, Buckley NA.Medical management of paraquat ingestion[J].Br J Clin Pharmacol, 2011, 72: 745.

[7]Houzé P, Baud FJ, Mouy R, et al.Toxicokinetics of paraquat in humans[J].Hum Exp Toxicol, 1990, 9: 5.

[8]Wunnapuk K, Mohammed F, Gawarammana I, et al.Prediction of paraquat exposure and toxicity in clinically ill poisoned patients: a model based approach[J].Br J Clin Pharmacol, 2014, 78: 855.

[9]Wilks MF, Tomenson JA, Fernando R, et al.Formulation changes and time trends in outcome following paraquat ingestion in Sri Lanka[J].Clin Toxicol (Phila), 2011, 49: 21.

[10]Kim JH, Gil HW, Yang JO, et al.Serum uric acid level as a marker for mortality and acute kidney injury in patients with acute paraquat intoxication[J].Nephrol Dial Transplant, 2011, 26: 1846.

[11]Gawarammana IB, Dawson AH.Peripheral burning sensation: a novel clinical marker of poor prognosis and higher plasma-paraquat concentrations in paraquat poisoning[J].Clin Toxicol (Phila), 2010, 48: 347.

[12]蒋文中，陈育全，张伊莉，等．百草枯中毒肺移植一例报告并文献复习[J]．中华劳动卫生职业病杂志，2019，37（4）：292-296.DOI：10.3760/cma.j.issn.1001-9391.2019.04.013

[13]潘盼，解立新．呼吸危重症年度进展2022[J]．中华结核和呼吸杂志，2023，46（01）：72-76.DOI：10.3760/cma.j.cn112147-20221103-00873

病例4 肺移植治疗终末期肺朗格汉斯细胞组织细胞增生症

一、病历摘要

（一）一般资料

患者男性，53岁。

主诉： 反复咳嗽、胸闷、气促10余年。

现病史： 患者10余年前无明显诱因出现咳嗽，为单声非刺激性咳，咳黄白色黏液痰，伴有前胸部痛、胸闷，呈绷紧样隐痛，范围约两巴掌大，无放射到他处，不随体位改变而缓解，伴有头晕、头痛、心悸心慌，伴四肢酸软乏力、少气懒言，曾多次住院治疗，效果欠佳。10年前出现气促，爬2层楼即出现气促，休息后可缓解，无恶心呕吐，无盗汗，无午后潮热，无阵发性睡眠呼吸困难，无天旋地转感。7年前于我院就诊，胸部CT提示：肺朗格汉斯细胞组织细胞增多症（pulmonary Langerhans' cell histiocytosis, PLCH）（双肺、右侧第7肋骨），建议活检及垂体磁共振成像（magnetic resonance imaging, MRI）扫描，诊断为"PLCH待排"，予甲强龙、兰索拉唑、吸入用乙酰半胱氨酸溶液等对症支持治疗后缓解出院，症状仍有反复，呈进行性加重。2年前需夜间家庭氧疗。多年来患者呼吸困难加重，FVC、FEV_1、一氧化碳弥散量（diffusing capacity of the lungs for carbon monoxide, DLCO）等指标出现不可逆下降，活动耐力持续下降，需要24小时家庭氧疗支持。PLCH呈现慢性、进行性加重，患者生活质量下降。

患者2019年7月PET-CT提示双肺以及肺门等多处淋巴结糖代谢增高，考虑PLCH。于我院完成肺移植术前评估，符合PLCH肺移植入选标准：①严重的肺功能损害和运动耐力下降；②静息状态下存在低氧血症。该患者从2012年初诊至2019年完成肺移植术前评估期间，经过内科对症处理，肺功能仍出现不可逆下降，疾病最终进展为终末期PLCH。患者出现重度肺动脉高压，美国纽约心脏学会（NYHA）心功能分级为III级，术前难以耐受六分钟步行实验，静息状态下氧分压＜60 mmHg。2019

年 8 月为行肺移植手术收治入院。患者半年来胃纳可，睡眠、精神一般，大小便正常，体重无明显增减。

既往史：既往因"房室结折返性心动过速"行射频消融术。否认糖尿病病史；否认肝炎、结核病史；否认外伤史；否认药物、食物过敏史。

个人史：吸烟 30 余年，30 支／天，戒烟 5 年；饮酒 20 余年，2 两／天，戒酒 5 年。

（二）体格检查

体温 36.5℃，心率 89 次／分，呼吸 25 次／分，血压 126/73 mmHg。神志清楚，查体合作，皮肤浅表黏膜未见黄染、瘀斑，浅表淋巴结未及肿大，气管居中；双肺听诊呼吸音较弱，可闻及双下肺吸气相细湿啰音。心率 89 次／分，心律齐，各瓣膜听诊未及病理性杂音。腹部平坦，腹肌软，无压痛、反跳痛，肝脾肋下未及，肠鸣音正常。双下肢无水肿。

（三）辅助检查

1. 2019 年 4 月 13 日我院头颅磁共振成像＋磁共振血管成像检查提示：部分空泡蝶鞍，余垂体未见明确异常。

2. 2019 年 4 月 15 日肺功能结果：FEV_1 占预计值 38.6%、FVC 占预计值 48.95%。DLCO 不能耐受未完成。

3. 2019 年 7 月 27 日我院胸部 CT 提示：肺动脉高压；两肺弥漫间质增厚并多发囊腔及两肺多发小结节，大致同前，符合 PLCH；两侧肺门及纵隔多发肿大淋巴结同前，考虑反应性增生；两侧叶间裂结节状增厚同前。

二、诊疗经过

1. 诊断依据　患者为中年吸烟男性，反复咳嗽、胸闷、气促 10 余年。胸部 CT 显示双侧对称性的小结节影和囊腔影。因患者术前无法耐受支气管镜检查以及肺活检，缺乏相关病理证据。

2. 鉴别诊断

（1）慢性阻塞性肺疾病：早期胸部 CT 表现为多发圆形低密度区，周围肺组织相对正常。该患者 CT 提示双肺存在弥漫分布网、点状致密影，并可见弥漫分布多发的小囊状透光影，两上肺为著，部分囊壁融合。根据影像学结果可鉴别。

（2）支气管扩张：该类疾病患者胸部 CT 呈多发囊状影，但支气管扩张症呈轨道征，支气管迂曲呈分支状、环状影。可与 PLCH 相鉴别。

3. 本例治疗方案、措施及效果　患者 2019 年 8 月 25 日在我院行同种异体左肺移植术，术中予以 ECMO 支持。术中予甲泼尼龙琥珀酸钠 500 mg、巴利昔单抗 20 mg 诱导，术后根据免疫状态先后予以兔抗人胸腺细胞免疫球蛋白（累计 75 mg）抗排斥治疗，他克莫司、吗替麦考酚酯和醋酸泼尼松规范抗排斥治疗，术后早期予以更昔洛韦、伏立康唑、两性霉素 B、美罗培南和万古霉素预防感染。患者术后第 2 天撤除 ECMO，第 3 天拔除气管插管。术后自体左全肺病理结果示：肺间质纤维、少量朗格汉斯细胞。免疫组化示：CD68/CD163、S-100/Langerin 和 CK 均为阳性（病例 4 图 1），确诊为 PLCH。

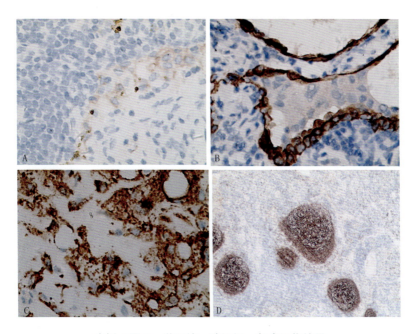

病例 4 图 1　淋巴结、肺组织、免疫组化结果

注：A、B、C. 40 倍镜下肺泡 langerin、CK、CD68 染色阳性；D. 4 倍镜下淋巴结 CD21 染色阳性。

4. 术后定期门诊随访　截至交稿，患者行单肺移植已 5 年余，患者肺功能较前有明显改善（病例 4 图 2）。在术后第 2 年逐渐达到最佳肺功能，FVC 最佳实测值占预测值的百分比从术前 48.95% 提高到 78.54%，FEV_1 最佳实测值占预测值的百分比从术前 38.6% 提高到 89.51%，DLCO 最佳实测值占预测值的百分比从术前 44% 增加到大约 69%。目前肺功能指标虽有下降，但仍高于术前水平。活动耐量如同健康同龄人，术后患者 6 分钟步行距离为 524 米。目前患者移植肺功能良好，拥有较高的生活质量。患者胸部 CT 平扫示移植肺结构正常（病例 4 图 3）。

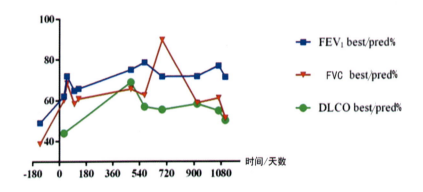

病例 4 图 2　患者行肺移植手术前后肺功能

注：FEV₁ best/pred%：第一秒用力呼气容积最佳实测值占预计值百分比；FVC best/pred%：用力肺活量最佳实测值占预计值百分比；DLCO best/pred%：一氧化碳弥散量最佳实测值占预计值百分比。

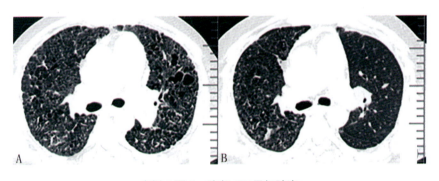

病例 4 图 3　胸部 CT 平扫肺窗

注：A、B 分别为肺移植术前术后 5 年胸部 CT 平扫肺窗。A. 移植前患者 CT 平扫，可见双肺弥漫性小网格状、小气囊形成；B. 左肺移植术后 CT 平扫，见左肺结构正常。

三、病例讨论

PLCH 属于罕见病。1868 年，由 Paul 首次描述了朗格汉斯细胞（LC），Alfred 于 1893 年报道第一例 LCH 病例，该病在 1985 年由组织细胞增生症 X 改名为朗格汉斯细胞组织细胞增生症。有研究表明，LCH 病例中超过一半病例见致癌基因 BRAF-V600E 突变。LCH 可以累及并转移至皮肤、骨、肺、肝、脾、淋巴结、胃肠道和脑垂体。研究证明 LCH 除了具有增殖过程，其发病机制也与 T 淋巴细胞、中性粒细胞等介导的炎症反应相关。

PLCH 临床症状不典型，有 2/3 的患者表现为咳嗽和呼吸困难，同时伴发热、盗汗和体重减轻。自发性气胸发生率为 15% ～ 20%，它可能发生在病程各阶段。PLCH 的胸部影像学可表现为弥漫性肺实质受累，小叶内空洞状结节形成，晚期表现为薄厚不均囊性变，同时常伴气胸发生。在重度吸烟老年患者中除 PLCH 相关的病变外，可见慢性阻塞性肺疾病的影像学特征与增大的淋巴结。其典型病理学特点是 LC 浸润并破坏远端气道，形成嗜酸性肉芽肿，CD1a 和 Langerin（CD207）免疫组织化学染色阳性。电子显微镜下，朗格汉斯细胞内可见五层棒状的特殊结构，称为 Birbeck 颗粒。本病例自体肺免疫组化示：CD68/CD163、S-100/Langerin 和 CK 染色均阳性，符合病理诊断。LCH 累及皮肤多见于儿童，该患者未出现皮肤症状。术前术后 PET-CT 未提示垂体及其他部位累及，但患者存在尿崩症临床表现，去氨加压素治疗有效。

确诊 PLCH 最常见的方法是在高分辨 CT 的引导下进行电视胸腔镜手术活检。早期患者对有创操作接受度低，目前支气管镜肺活检临床应用增加。有研究通过检测支气管肺泡灌洗液（bronchoalveolar lavage fluid，BALF）中 CD1a+ 细胞来诊断 PLCH，但该方法敏感性较低、特异性差，不能代替活检。如何提高 PLCH 早期诊断近年来备受关注。探索性研究发现，BALF 中细胞的 CD80 低表达或可成为新的 PLCH 标记。目前临床使用最多的初筛手段仍为 CT 以及高分辨 CT，该患者术前取材结果阴性，考虑早期病变存在于远端气道导致的取材不理想。

戒烟是 PLCH 最基本的干预手段，皮质类固醇一直是 PLCH 的主要治疗药物。各种化疗药物包括长春花碱、甲氨蝶呤、环磷酰胺和依托泊苷已经用于对类固醇无效的进展性疾病患者和那些多器官受累的患者。克拉曲滨能显著改善部分患者 PLCH 的进展速度，已被用作多系统 LCH 的二线治疗。PLCH 患者的中位生存期为 13 年，具有不可逆肺部损伤或严重肺动脉高压的患者，建议肺移植治疗。该患者求诊我科时存在严重呼吸衰竭，内科治疗无效，为终末期 PLCH。肺移植是对该患者唯一有效的治疗手段。

Dauriat 等人的研究表示，就生存率或闭塞性细支气管炎的发生率而言，PLCH 患者行单肺移植、双肺移植或心肺联合移植无显著差异。目前的共识，PLCH 是具有炎症性质的髓样肿瘤，需要警惕其复发可能。一项关于 39 位接受肺移植术的 PLCH 患者的随访调查显示，有 8 例患者复发（20.5%），疾病复发的唯一危险因素是术前存在肺外症状。

四、专家点评

感染与排斥是器官移植术后最常见的两大并发症。针对该患者，术后采用三联抗排斥治疗方案。长期密切随访，根据移植术后时间、机体的免疫状态、脏器功能等临床综合情况及辅助检查进行药物调整，同时积极预防感染。尽管患者目前移植肺功能良好，术后患者六分钟步行距离为 524 米，仍需警惕该患者的 PLCH 将来有复发可能。远离烟草暴露环境、定期行胸部 CT 和监测肺功能对移植肺的长期维护并监测该疾病是否复发具有积极意义。

PLCH 作为罕见病，症状体征无特异性，早期诊断困难。疾病进展期胸部高分辨率 CT 具有提示意义，病理组织发现朗格汉斯细胞组织细胞增生是诊断金标准。针对该疾病，目前无内科靶向治疗药物，肺移植作为终末期 PLCH 的唯一有效治疗手段，不仅可以延长患者存活期，而且显著提高生活质量。

（病例提供：杨雅兰　王晓华　巨春蓉　广州医科大学附属第一医院）

（点评专家：吴　波　无锡市人民医院　杜鑫森　四川大学华西医院

黄　曼　浙江大学医学院附属第二医院）

参考文献

[1]Radzikowska E.Pulmonary Langerhans' cell histiocytosis in adults[J].Advances in respiratory medicine, 2017, 85 (5): 277-289.

[2]Girschikofsky M, Arico M, Castillo D, et al.Management of adult patients with Langerhans cell histiocytosis: recommendations from an expert panel on behalf of

Euro-Histio-Net[J]. Orphanet journal of rare diseases, 2013, 8：72.

[3]Allen CE, Merad M, Mcclain KL. Langerhans-Cell Histiocytosis[J]. The New England journal of medicine, 2018, 379 (9)：856-868.

[4]Acat M, Tanrıverdi E, Uğur Chousein EG, et al. General features of patients with Pulmonary Langerhans Cell Histiocytosis followed in our instution[J]. Tuberkuloz ve toraks, 2018, 66 (3)：205-211.

[5]de Menthon M, Meignin V, Mahr A, et al. [Adult Langerhans cell histiocytosis][J]. Presse medicale (Paris, France：1983), 2017, 46 (1)：55-69.

[6]Lancet. Histiocytosis syndromes in children. Writing Group of the Histiocyte Society[J]. Lancet (London, England), 1987, 1 (8526)：208-209.

[7]Badalian-Very G, Vergilio J, Degar BA, et al. Recurrent BRAF mutations in Langerhans cell histiocytosis. [J]. Blood, 2010, 116 (11)：1919-1923.

[8]Salama HA, Jazieh AR, Alhejazi AY, et al. Highlights of the Management of Adult Histiocytic Disorders：Langerhans Cell[J]. Clinical lymphoma, myeloma & leukemia, 2021, 21 (1)：e66-e75.

[9]Christe A, Charimo-Torrente J, Roychoudhury K, et al. Accuracy of low-dose computed tomography (CT) for detecting and characterizing the most common CT-patterns of pulmonary disease[J]. European journal of radiology, 2013, 82 (3)：e142-e150.

[10] 张稷,杨航,黄健. 中国肺移植受者选择与术前评估技术规范(2019 版)[J]. 中华移植杂志(电子版), 2019, 13 (02)：81-86.

病例 5　双肺移植治疗高龄慢性阻塞性肺疾病

一、病历摘要

（一）一般资料

患者男性，75 岁。

主诉：反复咳喘 10 年余，加重 4 个月余。

现病史：患者 10 年余前反复出现喘息症状，每遇季节交替或受凉后症状加重，经过抗炎、解痉平喘治疗后症状可缓解，每年发病持续 3 个月以上，查肺功能后确诊为"慢性阻塞性肺疾病"。间断口服药物及住院治疗，每年急性加重次数可达 3 次，平素间断进行家庭氧疗，规律吸入平喘药物布地格福吸入气雾剂治疗，患者活动耐力逐年下降，患者诉 2 年前静脉输注莫西沙星后出现喘息加重，夜间间断行无创呼吸机辅助通气、鼻导管吸氧治疗，夜间可平卧，咳少量白痰，易咳出，无发热、畏寒，无咽痛，活动耐力明显下降，尚可行走，从事日常生活时喘息明显，诉 4 个月余前新型冠状病毒感染后出现咳喘加重，活动耐力显著下降，不吸氧时步行可达 100 步，监测 SpO_2 96%，吸氧时步行可达 200 步，监测 SpO_2 98%，日常生活基本不能脱离氧疗。具备肺移植指征：①慢性阻塞性肺疾病评分（BODE）指数 ≥ 7；② FEV_1 < 20% 预计值，未发现相关禁忌证。患者为行肺移植手术，急诊以"慢性阻塞性肺疾病伴急性加重"入院。患者目前精神尚可，食欲正常，睡眠差，体重无明显变化，二便无特殊。

既往史：既往有慢性乙型肝炎病。前列腺增生病史多年，规律口服盐酸坦索罗辛缓释胶囊 0.2 mg 1 次/睡前、非那雄胺片 5 mg 1 次/天。高血压 30 年，平日规律口服厄贝沙坦氢氯噻嗪片。否认结核、疟疾等传染病史；否认手术、外伤史；否认输血史；莫西沙星过敏。预防接种随当地进行。

个人史：吸烟 50 年，约每天 20 支，10 年前已戒烟。饮酒，每次 500 mL，酒龄 50 年，已戒酒 6 个月。

（二）体格检查

体温 36.5℃，脉搏 70 次/分，呼吸 20 次/分，血压 120/70 mmHg。胸廓对称无畸形，局部无隆起及凹陷，胸壁静脉无扩张，胸骨无压痛。呼吸正常，胸式呼吸。呼吸动度两侧对称，语颤减弱两侧对称，未触及胸膜摩擦感。双肺叩诊呈过清音，两肺呼吸音清，未闻及干、湿性啰音。

（三）辅助检查

1. 2022 年 11 月 9 日外院心脏超声：①右房增大；②主动脉瓣退行性改变；③估测肺动脉收缩压 40 mmHg。

2. 2022 年 11 月 10 日外院动态心电图：①窦性心律；②房性早搏共发生 177 次，占总心搏数的 0.2%，包括 177 次单发房早。

3. 2022 年 11 月 11 日外院冠脉 CTA：左前降支近段混合斑块，管腔轻度狭窄；中段局部心肌桥，管腔轻度狭窄。左回旋支近段钙化斑块，管腔轻度狭窄。2022 年 11 月 15 日心内科会诊意见：患者心脏超声无特殊，冠脉 CTA 提示冠脉轻度狭窄伴肌桥，可耐受外科全麻手术，建议瑞舒伐他汀 10 mg 睡前＋阿司匹林 100 mg 长期治疗。

4. 2022 年 11 月 11 日头颅磁共振：两侧脑室旁、半卵圆区少许腔隙灶。老年性脑改变。

5. 2023 年 4 月 11 日外院胸部影像学（病例 5 图 1）：①双肺散在慢性炎症及陈旧性病灶，较 2023 年 2 月 24 日影像片炎症局部减少；②慢性支气管炎，肺气肿，肺大疱；③主动脉及冠状动脉粥样硬化；④右侧第 6、第 7 肋骨及左侧第 6 肋骨硬化灶，考虑骨岛可能；⑤右肾囊肿可能。

6. 2023 年 5 月 28 日我院血气分析：吸氧 2 L/ 分，pH 7.42，PCO_2 51 mmHg，PO_2 74 mmHg，Na^+ 136 mmol/L，K^+ 3.9 mmol/L，Ca^{2+} 1.15 mmol/L，Lac 0.9 mmol/L，Hct 41%，HCO_3^- 33.1 mmol/L，BE（B）7.1 mmol/L。

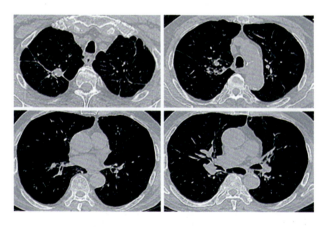

病例 5 图 1　术前肺部影像学

二、诊疗经过

本例治疗方案、措施及效果：入院后完善检查检验，经全院多学科讨论后具备肺移植指征，除外禁忌证，2023 年 5 月 30 日于全麻、静脉－静脉模式的体外膜肺氧合（VV-ECMO）及气管插管支持下行双肺移植术，术中出血约 1500 mL，尿量 900 mL，术后带双侧胸腔引流管、负压吸引装置，左上肢 PICC 置管，胃管、尿管、双侧股动脉鞘管等转入 ICU。入科时血压 101/45 mmHg，心率 68 次／分，经口气管插管，P-SIMV 模式，FiO$_2$ 25%，APIP 15，PEEP 8 cmH$_2$O，RR 12，ECMO 转速 3000RPM、血流量 3LPM、气流量 2LPM。患者 6 月 1 日上午撤除 ECMO，下午拔除气管插管，予无创正压通气及高流量吸氧交替呼吸支持。监测胸片及胸部 CT，术后气胸及左侧引流液逐渐减少，于 6 月 5 日拔除左侧胸引管，右侧持续予以电子负压吸引排气，引流球引流积液，6 月 12 日转出 ICU 进普通病房治疗，7 月 18 日出院。

抗感染方面：术后经验性予美罗培南联合替加环素静脉滴注、硫酸黏菌素雾化抗细菌；术后第 3 天起患者间断有低热，影像学提示双肺下叶背段实变、渗出病灶；气管镜下见双侧主支气管吻合口吻合良好，双肺下叶支气管黏稠内分泌物较多，予吸引并送检 M-ROSE、涂片培养等病原学检测，病原学先后回报泛耐药肺炎克雷伯菌、铜绿假单胞菌及鲍曼不动杆菌感染，于 2023 年 6 月 5 日调整为头孢他定阿维巴坦联合"美罗培南＋卡泊芬净＋恩替卡韦＋缬更昔洛韦"抗感染，以及"两性霉素 B＋硫酸黏菌素"雾化预防治疗；并根据患者肌酐清除率动态调整抗感染剂量，监测 HBV、CMV-DNA 定量调整缬更昔洛韦定量；针对患者陈旧性肺结核病史，先后予利福平、帕司烟肼、利奈唑胺及康替唑胺抗结核治疗。经上述治疗，患者 C- 反应蛋白逐渐下降，发热好转。

抗排异方面，予甲泼尼龙 40 mg 联合他克莫司治疗，动态监测 FK506 血药浓度及淋巴细胞计数，调整药物剂量。2023 年 6 月 15 日前 FK506 浓度不达标，波动于 2～4.0 ng/mL，调整抗排斥方案为：他克莫司 2 mg q12h ＋激素 30 mg qd。患者 6 月 16 日起，出现反复低热，指脉氧不佳，右侧胸液持续增加（＞ 300 mL/d），不排除排斥发生。予以激素＋丙球冲击治疗（16 日始丙球 20g 连用 3 天，6 月 16 日至 19 日依次予以 110 mg、80 mg、80 mg 和 40 mg 激素），并调整抗生素方案，经过治疗患者呼吸困难情况好转，体温恢复正常。治疗前群体反应性抗体Ⅰ类抗体阳性率 17%，Ⅱ类抗体阳性率 8%，治疗后未发生明显变化。患者 7 月 16 日出现夜间呼吸费力，睡眠质量差，听诊左下肺呼吸音弱，床旁超声提示胸腔积液增加，7月17日予以左侧胸腔引流袋引流，共引出200 mL淡红色清亮胸液。目前患者呼吸费力情况好转，不吸氧指氧可达94%～96%。调整抗排斥方案为"他克莫司早2 mg 晚1.5 mg＋醋酸泼尼松20 mg qd"，出院后予以他克莫司剂量为1.5 mg q12h＋醋酸泼尼松片20 mg qd抗排斥。

循环方面：患者术后持续低血压，自主尿量低，予补充胶体、补液、升压等治疗的同时，间断利尿，行连续性肾脏替代治疗（continuous renal replacement therapy，CRRT）脱水，减少术后早期肺水肿；术后患者间断出现快速心室率型心律失常，心率最高160～170次/分。心电图提示房颤、房性早搏；动态心电图提示间歇性房性早搏，偶发室性早搏，间歇房颤，予胺碘酮、西地兰、美托洛尔等治疗后恢复窦性心律。

患者为VTE高危人群，术后出现外周静脉血栓，D-二聚体偏高，鉴于患者肾功能差，常规低分子肝素抗凝出血风险高，间断予肝素抗凝，监测外周静脉血栓情况及D-二聚体水平基本稳定。术后患者自主尿量少，肌酐及尿素氮水平持续升高，予CRRT、补液，维持血压，改善器官灌注。完善尿常规、肾脏血流等检查检验，经过利尿、抗凝、输注白蛋白和严格出入量管理等处理后，患者下肢水肿好转。7月7日超声提示深静脉血栓已溶，考虑下肢水肿由心功能不全引起。目前患者可绕病区行走，生活基本可自理，移植肺功能恢复理想。7月15日患者绕病区行走超3000步，脱氧活动后指脉氧＞95%，予以出院。

术后1周及术后7周胸部影像学，见病例5图2。

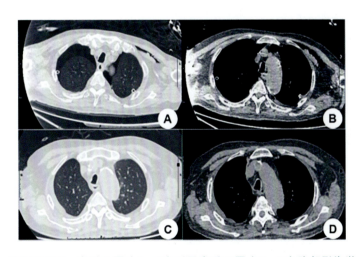

病例5图2 术后1周（A、B）以及术后7周（C、D）胸部影像学

三、病例讨论

肺移植是终末期肺疾病唯一有效的治疗手段，目前我国肺移植受者逐年增加。尽管双侧肺移植对大多数终末期肺部疾病具有显著的总体生存益处，但与单肺移植相比，双肺移植与早期死亡率增加相关，导致＜65岁甚至＜60岁的患者更倾向于单肺移植。

然而，外科技术、ICU和术后护理以及免疫抑制的进步开始提高老年肺移植受者的生存率，随后在后LAS时代的研究表明，这些患者（包括＞70岁的患者）进行双侧移植的意愿增加。在最近一项关于后LAS时代美国移植的研究中，Biswas Roy等人发现，单侧移植与双侧移植在65～69岁或70～74岁的受者的30天或90天存活率没有差异。然而，在这些年龄段，双侧移植的总生存率有增加的趋势。

国外研究提示，老年受试者的住院或30天死亡率没有差异。但老年移植受者的长期生存率降低。后LAS时代的研究现12～64岁、65～69岁、70～74岁的单肺移植患者的3年生存率从65%下降到57%，从49%下降到43%，从68%下降到63%，从57%下降到51%。但是移植后多项HRQL评估的显著改善并没有因受试者年龄而有意义的不同。美国的一项大型研究描述了老年（65岁或以上）和年轻（18～64岁）成人肺移植术后的功能状态轨迹，该研究通过Karnofsky表现评分随时间的变化来衡量术后1年后机体功能状态及下降水平：65～69岁和＞70岁的受试者的功能下降与年轻受试者相比没有差异。然而，＞70岁人群的总体功能状况较65～69岁、＜65岁受试者差。

在大规模的队列研究中，老年受者的围手术期结果相似，老年患者的合并症较少，并且在移植时相对健康。例如，Hayanga等人发现，70岁以上的受者几乎没有肌酸酐或总胆红素异常；仅有16.8%患有糖尿病；只有13.4%在移植时住院（6.1%在重症监护室）；只有1.2%的患者需要术中ECMO支持。同样，Biswas Roy等人报道称，在＞75岁的移植受者中，只有1%的人在移植前进行了机械通气，与＜65岁的受者相比，平均肺动脉压显著降低（22.6 mmHg vs. 27.5 mmHg）。尽管有病例报道称ECMO在70岁以上的患者中成功地用作移植的桥接，但没有数据支持移植前机械通气或ECMO的常规使用。

尽管关于老年人与非老年人受试者虚弱程度的比较数据有限，但考虑到虚弱与移植后死亡率增加之间的关联，移植中心在接受老年人候选名单时，很可能也会考虑客观和主观的虚弱程度（measures of frailty）。然而，一般来说，理想的老年受者应该没有其他可能对其移植后进程产生负面影响的器官系统功能障碍。

四、专家点评

患者系老年男性，评估后患者基础状态良好，多学科会诊讨论针对患者的基本情况以及可能出现的内外科并发症予以充分预案准备。本例患者年龄75岁，为肺移植受者入选的相对禁忌证。但患者其他脏器功能尚可，基本状态较好。患者求生意志强烈，家庭以及社会支持率高，综合考虑予以双肺移植。

高龄是肺移植适应证的相对禁忌证，但在外科技术发达、患者基本情况较好的情况下肺移植是优良的治疗手段。高龄受者在术后容易出现移植肺以外多系统的并发症，需要精细管理以及多团队合作。

（病例提供：杨雅兰　保鹏涛　药　晨　中国人民解放军总医院第八医学中心）

（点评专家：吴　波　无锡市人民医院　杜鑫森　四川大学华西医院

黄　曼　浙江大学医学院附属第二医院）

参考文献

[1]Maurer JR, Frost AE, Estenne M, et al. International guidelines for the selection of lung transplant candidates. The International Society for Heart and Lung Transplantation, the American Thoracic Society, the American Society of Transplant Physicians, the European Respiratory Society[J]. Transplantation, 1998, 66：951-956. 10. 1097/00007890-199810150-00033

[2]Orens JB, Estenne M, Arcasoy S, et al. International guidelines for the selection of lung transplant candidates：2006 update——a consensus report from the Pulmonary Scientific Council of the International Society for Heart and Lung Transplantation[J]. J Heart Lung Transplant, 2006, 25：745-55. 10. 1016/j. healun. 2006. 03. 011

[3]Weill D, Benden C, Corris PA, et al. A consensus document for the selection of lung

transplant candidates : 2014 an update from the Pulmonary Transplantation Council of the International Society for Heart and Lung Transplantation[J]. J Heart Lung Transplant, 2015, 34 : 1-15. 10. 1016/j. healun. 2014. 06. 014

[4]Nalysnyk L, Cid-Ruzafa J, Rotella P, et al. Incidence and prevalence of idiopathic pulmonary fibrosis : review of the literature[J]. Eur Respir Rev, 2012, 21 : 355-361. 10. 1183/09059180. 00002512

[5]Collard HR, Ward AJ, Lanes S, et al. Burden of illness in idiopathic pulmonary fibrosis[J]. J Med Econ, 2012, 15 : 829-835. 10. 3111/13696998. 2012. 680553

[6]Raghu G, Chen SY, Yeh WS, et al. Idiopathic pulmonary fibrosis in US Medicare beneficiaries aged 65 years and older : incidence, prevalence, and survival, 2001-11[J]. Lancet Respir Med 2014 ; 2 : 566-572. 10. 1016/S2213-2600 (14) 70101-8

[7]Egan TM, Trulock EP, Boychuk J, et al. Analysis of referrals for lung transplantation. The Washington University Lung Transplantation Group[J]. Chest, 1991, 99 : 867-870. 10. 1378/chest. 99. 4. 867

[8]de Pablo A, Juarros L, Jodra S, et al. Analysis of patients referred to a lung transplantation unit[J]. Transplant Proc, 2013, 45 : 2351-2356. 10. 1016/j. transproceed. 2013. 02. 132

[9]MacKenzie T, Gifford AH, Sabadosa KA, et al. Longevity of patients with cystic fibrosis in 2000 to 2010 and beyond : survival analysis of the Cystic Fibrosis Foundation patient registry[J]. Ann Intern Med, 2014, 161 : 233-241. 10. 7326/M13-0636

[10]Polenakovik HM, Sanville B. The use of ivacaftor in an adult with severe lung disease due to cystic fibrosis (ΔF508/G551D) [J]. J Cyst Fibros 2013 ; 12 : 530-531. 10. 1016/j. jcf. 2012. 12. 004.

病例 6　肾移植术后肺移植

一、病历摘要

（一）一般资料

患者女性，59 岁。

主诉：肾移植术后 1 个月，发热胸闷 20 天。

现病史：患者因尿毒症，于 2022 年 11 月 25 日在我院行同种异体肾移植手术（DCD 供肾，免疫低危），注射用巴利昔单抗（舒莱）20 mg　d1、d4 诱导，术后他克莫司、吗替麦考酚酯（赛可平）、激素三联免疫抑制治疗。2023 年 1 月 1 日出现发热，自测新冠病毒核酸阳性，间断发热半月。2023 年 1 月 18 日出现胸闷气喘。2023 年 1 月 21 日气喘明显，来我院急诊，吸氧 15 L/min 的情况下血氧饱和度 95%，查胸部 CT 示两肺多发性炎症，考虑病毒性肺炎，较 2023 年 1 月 13 日 CT 明显进展。入院诊断：肾移植术后、肾功能不全、新型冠状病毒感染（重型）、病毒性肺炎、静脉血栓形成（左下肢）、肾性贫血。入院后反复痰培养为烟曲霉，给予伏立康唑抗真菌治疗。因此入院后的主要治疗方案为：Paxlovid ＋甲强龙＋伏立康唑＋低分子肝素治疗和俯卧位通气。2023 年 2 月 13 日患者出现无尿，开始 CRRT。2023 年 2 月 24 日患者新冠核酸连续 3 次转阴，炎症指标正常，氧合略好转，持续高流量 50 L/min ＋ FiO_2 50%，氧合指数 120，给予停用抗病毒药物，尿量正常，肌酐 106 μmol/L，未用 CRRT。复查胸部 CT：两肺广泛纤维化。患者仍胸闷气促，活动后明显，为行肺移植术评估转入我科。

既往史：平素体质良好。无高血压、糖尿病、心脏病史；有肾病史；无肺结核、病毒性肝炎等传染病史；无食物、药物过敏史。

个人史：无疫区居留史、冶游史、粉尘接触史；无烟、酒嗜好史；无毒物及放射性物质接触史。

（二）体格检查

体温 36.9℃，脉搏 84 次/分，呼吸 20 次/分，血压 118/76 mmHg，SpO_2 90%～95%。

发育无畸形，营养良好，神志清晰，持续面罩高流量吸氧（15 L/min），以卧床休息为主，生活无法自理。胸廓无畸形，双肺呼吸音粗，可闻及少许湿啰音，心率84 次 / 分，心律齐，两肺呼吸音粗，可广泛闻及 Velcro 音，腹稍隆，移动性浊音阴性，肝脾未及，未见肠型及蠕动波，无压痛、反跳痛，未及包块。双下肢中度凹陷性水肿，四肢肌力 / 肌张力正常，神经系统查体阴性。

（三）辅助检查

2017 年 2 月 7 日胸部 CT（病例 6 图 1）：肾移植术前。

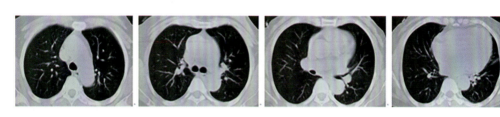

病例 6 图 1　2017 年 2 月 7 日胸部 CT

2022 年 3 月 9 日国际标准化比值（INR）0.88，APTT 25.9 s，DD 249 μg/L。

2022 年 3 月 9 日 EBV-DNA 阴性，CMV-DNA $2.18×10^3$/L。

2022 年 3 月 23 日谷丙转氨酶 36 U/L，谷草转氨酶 23 U/L，总胆红素 2.7 μmol/L，直接胆红素 1.6 μmol/L，血清肌酐 88 μmol/L。

2022 年 3 月 23 日白细胞 $7.38×10^9$/L，中性粒细胞 $6.09×10^9$/L，淋巴细胞 $0.66×10^9$/L，红细胞 $2.67×10^{12}$/L，血红蛋白 89 g/L，血小板 $205×10^9$/L，C- 反应蛋白 8.84 mg/L。

2022 年 3 月 23 日丙型肝炎、HIV、梅毒、乙肝、烟曲霉抗体、新型隐球菌荚膜抗原试验、G 试验 COVID 19 RNA、流感副流感病毒、腺病毒、合胞病毒、T-spot 阴性。

2022 年 8 月 18 日动态心电图（心脏）：①窦性心律；②双源房性早搏，时呈短阵房性心动过速，部分未下传（共发生 33 次房性早搏，占总心搏数的＜ 1%，包括30 次单发房早和 1 次房性心动过速）；③室性早搏（共发生 3 次室性早搏，占总心搏数的＜ 1%，包括 3 次单发室早）；④ ST 段改变、T 波改变。

2022 年 11 月 25 日胸部 CT（病例 6 图 2）：肾移植术前。

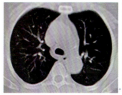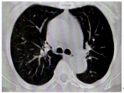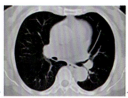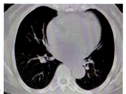

病例 6 图 2　2022 年 11 月 25 日胸部 CT

2022 年 11 月 28 日胸部 CT（病例 6 图 3）：肾移植术后。

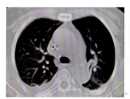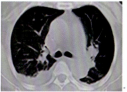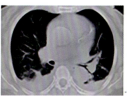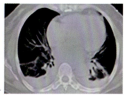

病例 6 图 3　2022 年 11 月 28 日胸部 CT

2023 年 2 月 7 日胸部 CT（病例 6 图 4）：新型冠状病毒感染后。

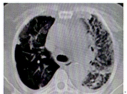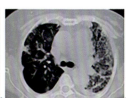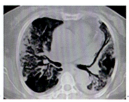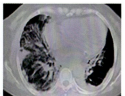

病例 6 图 4　2023 年 2 月 7 日胸部 CT

2023 年 2 月 21 日胸部 CT（病例 6 图 5）：新型冠状病毒感染后。

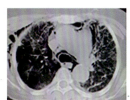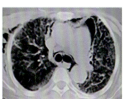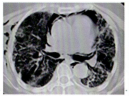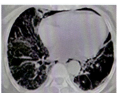

病例 6 图 5　2023 年 2 月 21 日胸部 CT

2023 年 3 月 5 日胸部 CT（病例 6 图 6）：新型冠状病毒感染后，核酸转阴。

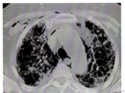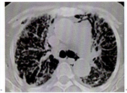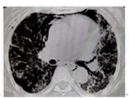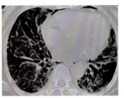

病例 6 图 6　2023 年 3 月 5 日胸部 CT

2023 年 3 月 8 日血气分析：pH 7.43，pCO_2 39.8 mmHg，pO_2 67.1 mmHg，SO_2 93.7%，吸入氧浓度 40%。

2023 年 3 月 8 日 PRA 阴性。

2023 年 3 月 9 日 B- 型脑尿钠肽 41.5 pg/ml。

2023 年 3 月 9 日癌胚抗原 46 ng/mL，甲胎蛋白 3.7 ng/mL，CA125 79.7 U/mL，CA199 540.6 U/mL，CA153 63.5 U/mL，铁蛋白 840.9 ng/mL。

2023 年 3 月 14 日抗核抗体、ENA、ANCA、RF、ASO、CCP 均阴性。

2023 年 3 月 23 日肺功能：FVC 0.94，占预计值 38%；FEV_1 0.91，占预计值 47%；FEV_1/FVC：97.4%；弥散无法完成；重度限制性通气功能障碍，弥散不能完成。

2023 年 3 月 23 日心脏彩超：①肺动脉高压（PASP 70 mmHg）；②室间隔增厚；③二尖瓣后叶钙化斑形成伴轻度反流；④主动脉瓣轻度反流；⑤左室舒张功能减退；⑥ LVEF 75%。

2023 年 3 月 23 日冠状动脉 CTA：总钙化积分：362.4 分。左冠主干、左前降支近段、第一对角支、左回旋支近段及右冠状动脉近段多发钙化斑块形成伴管腔轻度狭窄。

2023 年 3 月 23 日 6 分钟步行试验：不能耐受。

2023 年 3 月 27 日 FK506 7.1 ng/ml。

二、诊疗经过

患者入院诊断：肺间质纤维化、新型冠状病毒感染（重型）、病毒性肺炎、通气功能障碍（重度限制性）、Ⅰ型呼吸衰竭、肺动脉高压、移植肾功能不全（肾移植术后）、肾周积液（移植肾）、肾性贫血、肾萎缩（自体肾）、静脉血栓形成（左下肢）、颈动脉斑块、甲状旁腺增生、冠状动脉狭窄。患者经充分内科治疗肺功能无法逆转，动态 COVID-19 监测已转阴,胸部 CT 显示两肺广泛纤维化,纵隔及颈部气肿,建议患者转入肺移植科进一步行肺移植术评估。参照国际心肺移植学会(International Society for Heart and Lung Transplantation,ISHLT)2021 年制定的专家共识,推荐肺纤维化患者转诊和手术时机如病例 6 表 1 所示。

病例 6 表 1 肺纤维化患者转诊和手术时机

间质性肺疾病

转诊指征

1. 对于组织病理学证实为 UIP 或有 UIP 影像学证据,即使患者正在开始治疗,也应在诊断时进行转诊。

2. 任何形式的肺纤维化,FVC < 80% 预计值或 DLCO < 40% 预计值。

3. 在过去 2 年内有以下情况之一的任何形式的肺纤维化: FVC 相对下降 10%;DLCO 相对下降 15%;FVC 相对下降 5%,伴有呼吸道症状恶化或影像学进展。

4. 休息或劳累时的氧气需求增加。

5. 对于炎症性 ILD,尽管积极治疗,但病情进展(影像学或肺功能)。

6. 对于结缔组织病或家族性肺纤维化患者,建议早期转诊,因为肺外表现可能需要特别处理。

手术指征

1. 尽管经过了积极治疗,但在过去 6 个月内出现任何形式的肺纤维化,并伴有以下情况之一:
FVC 绝对值下降 > 10%;
DLCO 绝对值下降 > 10%;
随着影像学进展,FVC 绝对值下降 > 5%。

2. 在过去 6 个月内,在 6 分钟步行试验中血氧饱和度下降至 < 88% 或 6 分钟步行距离下降 50 米。

3. 右心导管检查或超声心动图提示肺动脉高压(无舒张功能障碍)。

4. 因呼吸功能下降、气胸或急性加重而住院。

参照国际心肺移植学会制定的专家共识,该患者符合肺移植手术适应证:①患者为肺间质纤维化,重度限制性通气功能障碍,FVC 为 38% 小于 80% 预计值,弥散无法完成;②经过充分、积极的治疗,病情快速进展,目前危及生命;③超声心动图提示重度肺动脉高压。2023 年 3 月 30 日经国家人体器官分配与共享计算机系统(COTRS)分配到匹配供体,并在 ECMO 辅助下行双肺移植手术。术后给予"甲泼尼龙＋他克莫司"二联免疫抑制治疗、美罗培南＋万古霉素＋卡泊芬净预防感染，另营养支持、抗凝、抑酸护胃、化痰、维持电解质内环境平衡、维持心率循环稳定等治疗。

2023年4月1日POD2患者出现发热，白细胞10.82×10⁹/L，C-反应蛋白139 mg/L，气管镜显示气道内有较多脓性分泌物，病原学监测显示为多重耐药鲍曼不动杆菌。经过抗生素小组讨论和患者病原学检查结果调整为：美罗培南＋硫酸黏菌素＋利奈唑胺＋卡泊芬净治疗。经过治疗患者感染逐渐好转、氧合逐渐恢复，并于2023年4月5日顺利拔除气管插管，2023年4月7日转入普通病房。后反复气管镜下肺泡灌洗液NGS提示为肺炎克雷伯菌、鲍曼不动杆菌、EBV、HSV1、屎肠球菌。

手术切除病肺病理示：肺间质纤维组织增生伴大量慢性炎细胞浸润，肺内广泛细支气管、小支气管增生伴囊性扩张，肺泡腔内见分泌物潴留，肺泡萎缩、塌陷、上皮部分脱落，伴肺泡腔内大量组织细胞聚集；双侧支气管切缘无特殊，左支气管旁淋巴结4枚、右支气管旁淋巴结7枚均呈反应性增生。

2023年4月1日胸部CT（病例6图7）：肺移植术后POD2。

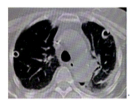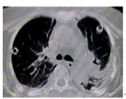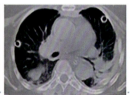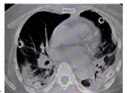

病例6图7　2023年4月1日胸部CT

经治疗患者感染逐渐好转，至2023年4月24日症状明显好转，复查血炎症指标基本恢复正常，白细胞4.23×10⁹/L，PCT 0.2，C-反应蛋白2.74 mg/L，给予抗生素降阶梯治疗。2023年6月2日复查胸部CT病灶基本吸收（病例6图8），气管镜下无明显异常（病例6图9），给予出院继续康复锻炼。

2023年6月2日胸部CT：肺移植术后2个月（出院前）。

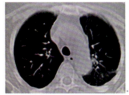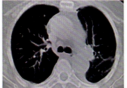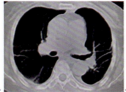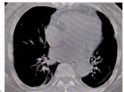

病例 6 图 8　2023 年 6 月 2 日胸部 CT

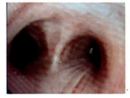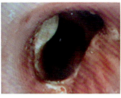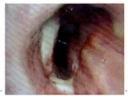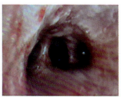

病例 6 图 9　气管镜检查

三、病例讨论

肺间质纤维化患者病情进展迅速，而且缺乏有效的治疗方式，特别是对终末期的危重症患者，机械通气效果甚微，因此肺移植手术指征非常强烈。根据国际心肺移植学会的建议，对于肺间质纤维化患者，特别是快速进展者，更应该尽早考虑肺移植。两种抗纤维化药物（尼达尼布和吡非尼酮）已经被证明可以降低寻常型间质性肺炎（UIP）患者的用力肺活量（FVC）下降速率和疾病缓慢进展。因此，最新的指南公布以来，此类药物的使用已经变得更加广泛，决定肺移植的时机变得更加具有挑战性。由于急性加重的不可预测性，仍然建议尽早将特发性肺纤维化（IPF）患者推荐列入肺移植名单。特别是伴有肺动脉高压、右心室衰竭，或者伴有气胸的间质性肺疾病（ILD）患者往往预后较差。

此患者区别于普通纤维化患者之处在于患者的纤维化是继发于病毒感染之后的。对于这个特殊的群体，根据我国中华医学会器官移植学分会肺移植学组制定的《新型冠状病毒肺炎肺移植临床实践专家共识》建议，无论对于供体还是受体都应按照《新型冠状病毒肺炎防控方案（第六版）》进行筛查。对于疑似受者，需加强鼻拭子、痰液、下呼吸道分泌物、血液及粪便的 2019-nCoV 核酸动态监测（＞ 2 次，间隔 24 小时以上）。

此外,患者术前为慢性肾病、尿毒症,行肾脏移植术后4个月,进而行肺移植手术。这样的病例非常罕见,大部分病例是先行肺移植术,后发生慢性肾病,再行肾脏移植。即便是肺-肾同期手术治疗的病例也非常少见。根据器官获取与移植网络(Organ Procurement and Transplantation Network,OPTN)统计,2018年共实施了203例心肾移植、39例心肝移植、14例肺肝移植手术,而肺肾联合移植非常少(病例6图10)。

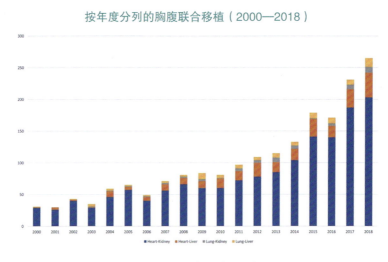

病例 6 图 10　胸腹部脏器联合移植

四、专家点评

此病例最大的特点是在肾移植术后早期经历了新型冠状病毒感染,导致快速进展的肺纤维化从而危及生命。为了挽救患者生命,在内科积极治疗(抗病毒治疗、抗真菌治疗和维护肾脏功能、内环境)后,为患者创造了肺移植机会,非常不易。

而肺移植术后患者也非常容易出现肾损伤。据统计肺移植术后1年和5年慢性肾病的发病率分别是34%和53%,在所有的实体器官移植中分列第2名和第3名。肺移植术中和术后常见的肾损伤的原因有术中的体外循环、心室功能障碍、为减缓原发性移植物功能障碍而不能保证充足的肾灌注、脓毒症、围手术期肾损伤药物的应用(如利尿药、钙调磷酸酶抑制剂、氨基糖苷类和更昔洛韦)。对于这个患者而言,前期肾移植,病毒感染后再次出现无尿,使用CRRT辅助。感染控制后,肾功能随之改善。因此，肾功能是该患者的薄弱环节。手术中尽可能精耕细作，尽可能减少出血（双肺移植累积出血 1000 mL）和输血，保障肾脏灌注。术后早期严密监测氧合和影像学，在平衡原发性移植物功能障碍（primary graft dysfunction, PGD）风险与灌注不足之间，尽可能维持最佳的液体管理，防止容量耗竭并维持适当的肾灌注，保障患者每天液体入量维持在 2000 mL 左右。此外，术后用药尽可能避免肾毒性药物，术后早期出现多药耐药鲍曼不动杆菌感染，选用硫酸盐黏菌素 E 联合美罗培南治疗，并严密监测肾脏功能和尿量。治疗过程中肌酐从 88 μmol/L 升高至最高 126 μmol/L，后度过再灌注损伤的高风险期后，给予放宽液体管理，肌酐于术后第 7 天恢复到基线水平。另外，患者 CMV 错配为中风险人群，为了避免术后早期肾损伤药物集中使用，给予延期至术后 2 周开始使用缬更昔洛韦预防病毒感染。

经过如上综合治疗，成功为肾移植术后早期的患者再次行肺移植手术，并顺利康复。接下来的远期随访过程中，肾功能的保护依然任重而道远。

（病例提供：刘　东　张　稷　浙江大学医学院附属第一医院）

（点评专家：巨春蓉　广州医科大学附属第一医院

郭　璐　四川省医学科学院·四川省人民医院）

参考文献

[1]Orens JB, Estenne M, Arcasoy S, et al. International guidelines for the selection of lung transplant candidates：2006 update—a consen sus report from the Pulmonary Scientific Council of the International Society for Heart and Lung Transplantation[J]. J Heart Lung Transplant, 2006, 25：745-755.

[2]Weill D, Benden C, Corris PA, et al. A consensus document for the selection of lung transplant candidates：2014-an update from the Pul monary Transplantation Council of the International Society for Heart and Lung Transplantation[J]. J Heart Lung Transplant, 2015, 34（1）：1-15.

[3]David Weill MD, Christian Benden MD, Paul A. Corris, MD, et al. A consensus document for the selection of lung transplant candidates：An update from the International

Society for Heart and Lung Transplantation[J].The Journal of Heart and Lung Transplantation, 2021.

[4]King TE, Bradford WZ, Castro-Bernardini S, et al.A phase 3 trial of pirfenidone in patients with idiopathic pulmonary fibrosis[J].New Eng J Med, 2014, 370: 2083-2092.

[5]Richeldi L, du Bois RM, Raghu G, et al.Efficacy and safety of ninte danib in idiopathic pulmonary fibrosis[J].New Eng J Med, 2014, 370: 2071-2082.

[6]Raghu G, Wells AU, Nicholson AG, et al.Effect of nintedanib in subgroups of idiopathic pulmonary fibrosis by diagnostic criteria[J].Am J Respir Crit Care Med, 2017, 195: 78-85.

[7]Amano M, Izumi C, Baba M, et al.Progression of right ventricular dysfunction and predictors of mortality in patients with idiopathic interstitial pneumonias[J].J Cardiol, 2020, 75: 242-249.

[8]Kirkil G, Lower EE, Baughman RP.Predictors of mortality in pul monary sarcoidosis[J].Chest, 2018, 153: 105-113.

[9]Hayes D, Black SM, Tobias JD, et al.Influence of pulmonary hypertension on patients with idiopathic pulmonary fibrosis awaiting lung transplantation[J].Ann Thorac Surg, 2016, 101: 246-252.

[10]Nishimoto K, Fujisawa T, Yoshimura K, et al.The prognostic signifi cance of pneumothorax in patients with idiopathic pulmonary fibro sis[J].Respirology, 2018, 23: 519-525.

[11]Ashley Yager MD, Sarah Khorsand MD, Ripple Chokshi MD, et al. Combined Thoracic and Abdominal Organ Transplantation: Special Considerations [Z].Seminars in Cardiothoracic and Vascular Anesthesia.

病例 7 肺动脉高压产妇肺移植

一、病历摘要

（一）一般资料

患者女性，29 岁。

主诉：胸闷、气促 4 个月余，加重 20 天。

现病史：患者入院前 4 个月起，孕 25 周时逐渐出现胸闷、气促，活动能力下降明显，当时未引起重视，未行特殊检查及治疗。2019 年 9 月出现咳嗽、发热，气促症状较前加重，在当地医院诊断为"上呼吸道感染"，给予头孢曲松抗感染处理，效果不佳。10 月 15 日起患者逐渐出现夜间呼吸困难，端坐呼吸，口唇发紫，下肢水肿，10 月 21 日出现频繁宫缩，胎膜自破，当地医院急诊分娩，分娩过程中，血氧饱和度低至 50%，严重呼吸困难，立即给予气管插管、呼吸机辅助呼吸，生产结束后转至宁波市李惠利医院，考虑大面积肺栓塞，给予植入静脉－动脉模式的体外膜肺氧合（VA-ECMO）支持，当天患者产后大出血，急诊行全子宫切除术。10 月 26 日给予"曲前列尼尔针"降肺动脉压力治疗，逐渐增加剂量，最大以 60 ng/（kg·min）维持，肺动脉压力维持在 70 ～ 100 mmHg（心脏超声评估）。10 月 31 日起患者氧合持续恶化，循环较前稳定，给予更换至 VV-ECMO 模式。11 月 5 日患者出现反复发热，最高体温 39℃，给予"亚胺培南西司他丁＋氟康唑＋替加环素＋达托霉素"治疗。患者肺部病变严重，经我院专家会诊，带 VV-ECMO 于 11 月 12 日转至我院行肺移植评估，起病以来，患者大小便正常。

既往史：平素体质一般。按国家计划免疫预防接种。否认肝炎、肺结核、疟疾、菌痢等传染病史；否认药物、食物过敏史；有全子宫切除史、输血史。

个人史：出生、生长在当地，无地方病或传染病流行地区居住及其接触情况，无血吸虫病疫水接触史，无重大精神病史，无嗜酒史，无常用药品、麻醉毒品接触史，无工业毒物、粉尘、放射性物质接触史。无婚外性行为、下疳、淋病、梅毒等病史。

（二）体格检查

体温 37.8℃，脉搏 128 次 / 分，呼吸 15 次 / 分，血压 128/70 mmHg。镇静镇痛中，经口气管插管保留，右侧颈内静脉、右侧股静脉置管保留，巩膜无黄染，浅表淋巴结无肿大，臀部大片瘀斑，呼吸平稳，双肺呼吸音粗，左肺明显，可闻及干、湿性啰音，心率 128 次 / 分，心律齐，心界向左侧扩大，腹平软，未见胃肠型及蠕动波，全腹无明显压痛反应，未及包块，无肌紧张，肝脾肋下未及，Murphy 征阴性，移动性浊音阴性，肠鸣音 4 次 / 分，未闻及气过水音，双下肢轻度水肿。双侧巴氏征阴性。

（三）辅助检查

心脏超声（2019 年 10 月 31 日外院）：重度肺高压，右房室增大，右室壁增厚，三尖瓣瓣缘偏厚伴轻 - 中度反流，卵圆孔未闭。

腹部 B 超（2019 年 10 月 31 日外院）：腹腔大量积液。

术前胸片（2019 年 11 月 12 日本院）（病例 7 图 1）：两肺感染，左肺伴大片实变、不张可能，左侧胸腔积液可能。需结合临床，进一步检查，心影显示不清。

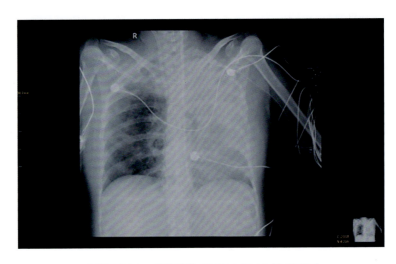

病例 7 图 1　术前胸片（2019 年 11 月 12 日）

术前心脏超声（2019 年 11 月 12 日本院）（病例 7 图 2）：右房、右室增大，卵圆孔未闭，肺动脉主干增宽，三尖瓣重度反流。

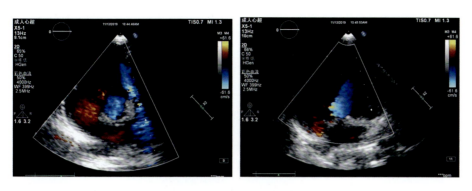

病例 7 图 2　术前心脏超声

　　术后胸片（2019 年 11 月 23 日本院）（病例 7 图 3）：肺移植术后，双侧胸腔引流中，两肺渗出性改变左肺索条影，请结合病史，心影稍大。

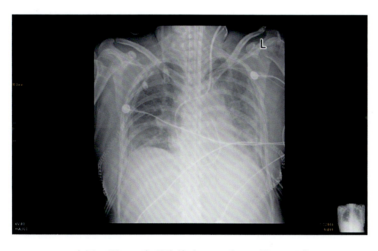

病例 7 图 3　术后胸片（2019 年 11 月 23 日）

　　术后心脏超声（2020 年 1 月 22 日本院）（病例 7 图 4）：三尖瓣轻度反流，右房、右室不增大，右室壁不增厚，肺动脉不增宽，连续多普勒据三尖瓣轻度反流估测肺动脉收缩压 31 mmHg。

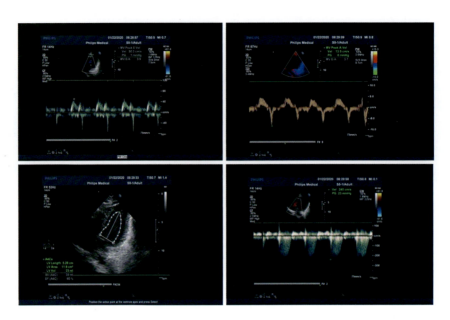

病例 7 图 4　术后心脏超声

病理报告，如病例 7 图 5 所示。

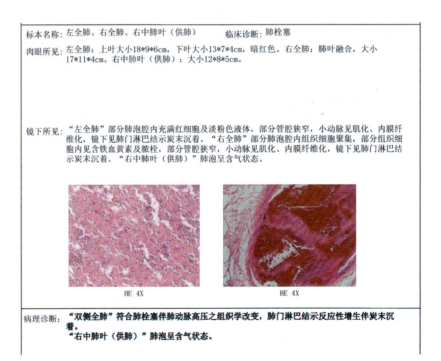

标本名称：左全肺、右全肺、右中肺叶（供肺）　　临床诊断：肺栓塞

肉眼所见：左全肺：上叶大小18*9*6cm，下叶大小13*7*4cm，暗红色。右全肺：肺叶融合，大小17*11*4cm。右中肺叶（供肺）：大小12*8*5cm。

镜下所见："左全肺"部分肺泡腔内充满红细胞及淡粉色液体，部分管腔狭窄，小动脉见肌化、内膜纤维化，镜下见肺门淋巴示炭末沉着。"右全肺"部分肺泡腔内组织细胞聚集，部分组织细胞内见含铁血黄素及脓栓，部分管腔狭窄，小动脉见肌化、内膜纤维化，镜下见肺门淋巴结示炭末沉着。"右中肺叶（供肺）"肺泡呈含气状态。

HE 4X　　　　　　　　　　HE 4X

病理诊断："双侧全肺"符合肺栓塞伴肺动脉高压之组织学改变，肺门淋巴结示反应性增生伴炭末沉着。
　　　　　　"右中肺叶（供肺）"肺泡呈含气状态。

病例 7 图 5　病理报告

二、诊疗经过

入院后完善检查，给予呼吸机辅助呼吸、ECMO 支持、镇静、镇痛、抗感染、抑酸、化痰、营养支持等治疗。患者出现贫血、血小板水平降低，给予输注红细胞、血小板，患者出现凝血功能障碍，给予补充纤维蛋白原及冷沉淀等，2019 年 11 月 23 日在全麻 ECMO 辅助下行双肺移植术，先平卧位予右侧颈内静脉－右侧股静脉体外膜肺氧合更换为右侧股静、动脉插管置入体外膜肺氧合，术中见左侧心包及胸腔积液，心脏巨大，先行左肺移植术，再行右肺移植术，肺动脉压力术前左肺开放后为 55 mmHg，右肺开放后为 27 mmHg，右肺冷缺血时间为 11 小时 20 分钟，左肺冷缺血时间为 8 小时 12 分钟。术中失血 1500 mL，输血 2475 mL，尿量 5000 mL。术后入 ICU 加强治疗，给予呼吸机辅助呼吸、VA-ECMO 辅助，抗感染、抑酸、化痰、人血白蛋白支持、利尿、镇静、镇痛等治疗。患者术后出现氧合下降，提高 ECMO 及呼吸机支持条件后患者氧合改善不明显，出现重度移植物失功，术后 6 小时在超声引导下行右侧颈内静脉 ECMO 置管，改为静脉－动脉－静脉模式体外膜肺氧合（VAV-ECMO）转流后患者氧合好转，患者胸腔引流增多，出现低血容量性休克，给予输注红细胞、血浆、纤维蛋白原、去甲肾上腺素升压等治疗。患者胸腔出血好转，给予利尿减轻肺水肿、心脏超声评估心脏功能。经评估 2019 年 11 月 27 日顺利撤除ECMO 股动脉置管，间断纤维支气管镜吸痰清理气道，2019 年 12 月 6 日通过 ECMO自主呼吸试验后顺利撤除 VV-ECMO，患者全身肌力差，极度衰弱，评估短期内无法脱机拔管，2019 年 12 月 11 日行气管切开术。术后予"环孢素＋泼尼松"抗排异，"多黏菌素 B＋特治星＋米卡芬净"抗感染，艾司奥美拉唑抑酸预防应激性溃疡，补充白蛋白及对症支持治疗，托拉塞米利尿，腺苷蛋氨酸、熊去氧胆酸降胆红素等治疗，给予加强痰液引流及康复锻炼，并逐步降低呼吸机支持条件，锻炼患者呼吸肌功能，并行肢体功能康复。2020 年 1 月 10 日患者撤出有创呼吸机，2020 年 1 月 13 日更换金属气管切开套管，2020 年 1 月 18 日封堵气管切开成功，于 2020 年 1 月 19 日顺利拔出金属套管，2020 年 1 月 22 日患者好转出院。

三、病例讨论

妊娠期心输出量（CO）增加与全身血管阻力降低有关。肺动脉高压患者妊娠后，肺动脉压（PAP）的升高导致右心室后负荷的增加；因此，右心功能失代偿最终导致右心衰竭，而室间隔的左移会逐渐影响左心室（LV）舒张期充盈，进一步降低右心室后负荷。妊娠会增加肺栓塞和肺动脉血栓形成的风险，卵圆孔未闭或艾森曼格综合征，其中右向左分流加重低氧血症、肺血管收缩和右心衰竭，这些症状在妊娠和分娩时均加重。

肺移植是不可逆转的终末期肺及肺血管疾病的唯一有效手段。心肺联合移植后患者的长期生存率低于双侧肺移植，并且由于器官短缺和等待时间长。对于需要移植的 PAH 患者，应首先考虑双侧肺移植。

患者为肺动脉高压产妇患者，由于合并肺高压孕产妇死亡率高达 30% ～ 56%，世界卫生组织（WHO）建议 PAH 患者避免妊娠。尽管有这些建议，一些女性仍然追求怀孕，而另一些女性则被诊断为在怀孕期间患有新发 PAH。本例患者在围产期出现肺栓塞，紧急在 VA-ECMO 辅助下行剖宫产术，术后难以撤出 ECMO，产后 10 天，过渡为 VV-ECMO 支持，后转至我院，经肺移植术前评估，患者符合肺动脉高压肺移植手术适应证：①心功能Ⅲ～Ⅳ级；② CI ＜ 2 L/（min·m²）；③心包积液或者进行性右心衰竭，对于妊娠合并肺动脉高压诊治共识提到：积极术前准备，在全麻 ECMO 辅助下行双肺移植术，术中将 ECMO 的辅助方式改为 VA 模式，术后患者出现重度 PGD 改为 VAV-ECMO 模式支持。患者心功能改善，肺水肿好转，先撤出 VA-ECMO，后撤出 VV-ECMO，并经历积极抗感染、康复、营养支持治疗好转出院。对于肺移植围手术期出现心力衰竭、呼吸衰竭同时出现时应用外周 VAV-ECMO 模式支持，并根据患者心肺功能恢复顺序及程度，将复合模式转换为单一模式，最终撤出 ECMO，患者顺利度过围手术期，这种复合的 ECMO 支持模式对患者呼吸、循环功能恢复帮助很大。

四、专家点评

术前 ECMO 应用，经历 VA-ECMO 与 VV-ECMO 切换，术中再次切换 ECMO 方式，术后患者出现严重移植物失功，加用颈内静脉 ECMO 管，改为 VAV-ECMO 辅助模式，经积极治疗逐步撤出 ECMO 动脉端及静脉端，ECMO 总辅助时间 47 天。肺动脉高压肺移植患者围手术管理难度大，涉及心肺功能综合调整及评估，本来患者属于术前桥接患者，治疗困难更多，ECMO 应用期间凝血功能监测、镇静、镇痛药物应用及 ECMO 并发症防治十分关键，患者能够成功撤出 ECMO，未出现并发症，患者后续营养、康复治疗也很重要，经团队努力，患者好转出院，治疗经验值得推广。

（病例提供：王大鹏 无锡市人民医院）

（点评专家：巨春蓉 广州医科大学附属第一医院 吴 波 无锡市人民医院

杜鑫淼 四川大学华西医院）

参考文献

[1]Krishnan S, Fricke EM, Cordoba M, et al.Pulmonary Hypertension Complicating Pregnancy[J].Curr Pulm Rep, 2021, 10, 71-83.

[2]Singh I, Horn E, Haythe J.Pulmonary Hypertension in Pregnancy[J].Clin Chest Med, 2021, 42（1）：91-99.doi：10.1016/j.ccm.2020.10.006.

[3]Martin SR, Edwards A.Pulmonary hypertension and pregnancy[J].Obstet Gynecol, 2019, 134（5）：974-987.

[4]Yang JZ, Fernandes TM, Kim NH, et al.Pregnancy and pulmonary arterial hypertension：a case series and literature review[J].Am J Obstet Gynecol MFM, 2021, 3（4）：100358.

病例8　肺静脉闭塞症肺移植术后

一、病历摘要

（一）一般资料

患者男性，32岁。

主诉：活动后气喘5年。

现病史：患者入院前5年无明显诱因下出现活动后气喘，爬三楼即喘，休息后可缓解，无咳嗽咳痰，无胸闷、胸痛，至上海某医院就诊，查心脏超声示"右心扩大、肺动脉高压"，右心导管测肺压约60 mmHg，考虑特发性肺动脉高压，予"安立生坦＋西地那非"降肺压，自觉症状无明显好转。入院前2年因气喘加重、活动耐量进一步下降，至北京阜外医院就诊，加用马昔腾坦联合降肺压，后因B型脑利钠肽（brain natriuretic peptide，BNP）上升明显自行停用马昔腾坦，开始间断家庭氧疗。入院前6个月患者因活动耐量持续下降至上海肺科医院就诊，予加用瑞莫杜林降肺压治疗，同时完善基因检测示"EIF2AK4"基因突变，考虑肺静脉闭塞，曲前列尼尔下调至10 ng/（kg·min），联合安立生坦及他达拉非降肺压，建议行肺移植术。入院前2个月来我院行肺移植评估，经评估符合肺移植手术指征，无绝对禁忌证，出院等待供体。有合适供体，收入院行肺移植术。病程中，患者无咯血，无胸痛，无头晕、头痛，无黑矇、晕厥，无腹痛、腹泻，无尿频、尿急、尿痛，食纳、夜眠一般，大小正常，体重未见明显下降。

既往史：平素身体一般，按国家计划免疫预防接种。否认高血压、糖尿病、冠心病、消化性溃疡等病史；否认肝炎、肺结核、疟疾、菌痢等传染病史；否认药物、食物过敏；否认外伤史。10年前行右肾切除术。无输血史。

个人史：出生并生长于当地，无到过其他地方病或传染病流行地区及其接触情况，无血吸虫病疫水接触史及重大精神病史。生活习惯及嗜好：吸烟10余年，20支/天，戒烟2天。无长期饮酒史，无常用药品、麻醉毒品职业及工作环境无工业毒物、粉尘、放射性物质。否认冶游史。

（二）体格检查

体温 36.8℃，脉搏 86 次 / 分，呼吸 22 次 / 分，血压 126/78 mmHg。神志清，呼吸稍促，口唇发绀，双侧瞳孔等大等圆，对光反射灵敏。颈软，气管居中。颈静脉怒张，两肺听诊呼吸粗，未闻及干、湿性啰音。心界扩大，心率 86 次 / 分，P2 ＞ A2，肺动脉瓣可闻及收缩期 3/6 级杂音。腹软，无压痛、反跳痛，肝脾触及不良。双下肢无明显水肿。

（三）辅助检查

右心导管（2022 年 9 月北京某医院）血压 131/100/111 mmHg，肺动脉压（PAP）141/69/97 mmHg，肺动脉楔压（PAWP）10/11/8 mmHg，CO 3.47 L/（min·m^2），肺血管阻力（PVR）25.65 WoodU，肺动脉氧饱和度 59.6%。

胸部 CT（2023 年 5 月上海某医院）：两肺多发斑片影及斑点模糊灶，纵隔内及两肺门淋巴结肿大，较前相仿；肺动脉干增粗。心脏超声：右房右室增大，右心室收缩功能欠佳；中度三尖瓣反流，估测肺动脉收缩压 152 mmHg；主肺动脉增宽。肺功能：肺通气功能轻度减退。

胸部 CT（2023 年 5 月 31 日）（病例 8 图 1）结果：肺少许间质性改变、双肺多发小结节，随访心影增大，肺动脉干、左右肺动脉及肺门处肺动脉增宽、纵隔内稍大淋巴结。

心脏超声（2023 年 6 月 1 日本院）（病例 8 图 2、病例 8 图 3）：肺动脉高压，右房、右室增大，三尖瓣重度反流，估测肺动脉收缩压 120（110 ＋ 10）mmHg。

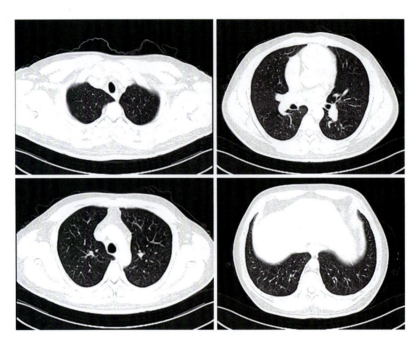

病例 8 图 1　胸部 CT（2023 年 5 月 31 日）

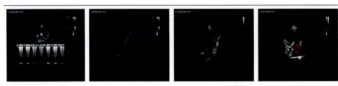

主动脉根部内径：27（20~37）　　升主动脉内径：29　　　　左房前后径：33（19~40）

左室舒张末期内径：35（35~56）　室间隔厚度：10（6~11）　　左室后壁厚度：10（6~11）

左室射血分数(EF)：67（55%~75%）　心输出量(CO)：5（4~6L）　短轴缩短率(FS)：37（25%~45%）

二尖瓣环e'速度：8.6（<10cm/s）　组织多普勒E/e'：5（>14）　左房容积指数：25（>34mL/m2）

超声所见：

1、左房、左室内径正常，左室壁不增厚，室壁运动分析：未见节段性收缩活动异常，二尖瓣瓣叶、瓣环不增厚，回声不增强，乳头肌和腱索形态活动未见异常，瓣叶开放不受限制，彩色血流多普勒检查：二尖瓣未见反流。

2、主动脉根部不增宽，主动脉瓣瓣叶、瓣环不增厚，回声不增强，开放不受限制，彩色血流多普勒检查：主动脉瓣未见反流。

3、右房、右室增大，右室壁不增厚，肺动脉显示不清，连续多普勒据三尖瓣重度反流估测肺动脉收缩压120（110+10）mmHg。

超声印象：

肺动脉高压

右房、右室增大，三尖瓣重度反流

病例 8 图 2　超声心动图检查报告

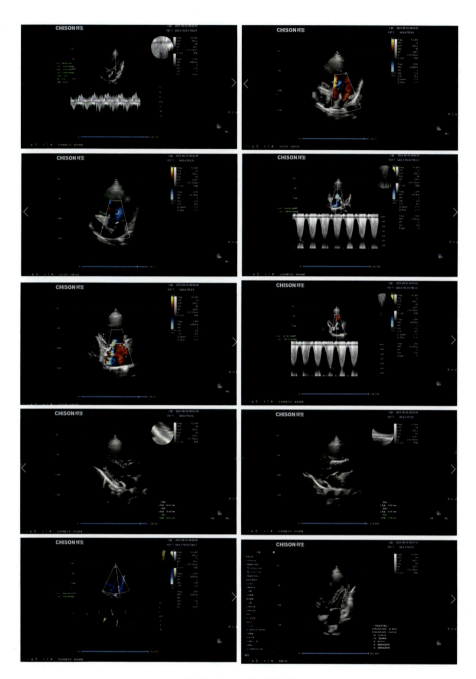

病例 8 图 3　超声检查

二、诊疗经过

入院后积极术前准备，于 2023 年 7 月 20 日全麻 VA-ECMO 辅助下行双肺移植术，术后入 ICU 加强治疗。给予呼吸机辅助通气，VA-ECMO 支持，亚胺培南西司他丁钠抗感染治疗，他克莫司、甲强龙免疫抑制，氨溴索化痰，艾司奥美拉唑抑酸，人血白蛋白支持等治疗。患者入 ICU 后出现重度移植物失功，肺水肿严重，给予利尿、增加 VA-ECMO 流量、增加呼吸机支持条件等处理效果不佳，氧合低难以维持，呼吸机监测示肺顺应性下降，驱动压增加，右上肢氧合指数最低至 61 mmHg，紧急给予右侧颈内静脉 ECMO 置管，改为 VAV-ECMO 支持，总流量 5.0L（静脉端 2.8 L、动脉端 2.2 L）患者氧合情况好转，给予肺保护性通气，并根据床边心脏超声动态调整心功能及调整动脉端 ECMO 流量，给予左西孟旦强心，患者心功能改善，2023 年 7 月 25 日撤出 ECMO-A 管，并给予液体负平衡减轻心脏负荷，同时加强抗感染，促进痰液引流，患者肺顺应性好转，患者血培养科氏葡萄球菌解脲亚种，痰培养泛耐药鲍曼不动杆菌、多重耐药铜绿假单胞杆菌，患者体温升高，根据药敏结果调整抗生素后感染指标好转，更换中心静脉导管，患者体温下降，感染指标下降，并出现急性肾损伤，经治疗后患者肾功能好转。纤维支气管镜下气道水肿好转，氧合改善，于 2023 年 7 月 28 日撤除 VV-ECMO，逐步降低有创呼吸机支持条件，2023 年 8 月 2 日行自主呼吸试验成功后拔除气管插管，予无创呼吸机及高流量序贯治疗，2023 年 8 月 3 日转至移植科病房继续治疗。患者转入移植科病房后继续给予吸氧，抗感染，抗排异，营养支持，康复锻炼等治疗。

胸片结果（2023 年 7 月 20 日）（病例 8 图 4）：双肺移植术后改变，双侧胸壁少许皮下积气，双侧胸腔引流中、两肺渗出性改变、左侧少量胸腔积液、心影增大，上纵隔影增宽。检查报告，如病例 8 图 5 所示。

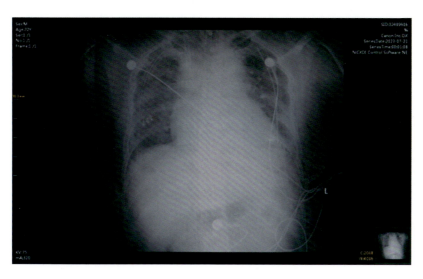

病例 8 图 4 胸片结果（2023 年 7 月 20 日）

代号	项 目	结果	单位	参考值	代号	项 目	结果	单位	参考值
1	FIO₂ 吸氧浓度	100.0	%	21 100	18	Lac 乳酸	2.0↑	mmol/L	0.5~1.6
2	T 体温	37.0			19	tO₂ 总血氧浓度	13.6↓	ml/dL	16~22
3	pH 酸碱度	7.260↓		7.35~7.45	20	tCO₂ 二氧化碳总量	51.5↑	mmol/L	24~32
4	pH(T)校正值	7.260↓		7.35~7.45	21	pO₂(A) 平均肺泡氧压	651.1	mmHg	
5	pCO₂ 二氧化碳分压	53.8↑	mmHg	35~45	22	pO₂(A)校正值	651.1	mmHg	
6	pCO₂(校正值	53.8↑	mmHg	35~45	23	PO₂ A-a肺泡动脉氧分压	590.1	mmHg	
7	pO₂ 氧分压	61.0↓	mmHg	80~100	24	PO₂ A-a校正值	590.1	mmHg	
8	pO₂(T校正值	61.0↓	mmHg	80~100	25	PO₂(a/A动脉与肺泡氧	9.4↓	%	85~95
9	tHb 总血红蛋白	110	g/L	120~160	26	PO₂(a/A温度校正值	9.4↓	%	85~95
10	sO₂ 总血氧饱和度	88.5↓	%	95~99	27	SBC 标准碳酸氢根	21.5	mmol/L	21~28
11	O₂Hb 氧合血红蛋白	87.8↓	%	93~98	28	HCO₃ 实际碳酸氢根	24.1	mmol/L	21~28
12	FHHB 还原血红蛋白	11.4↑	%	2~7	29	SBE 标准剩余碱	-3.0	mmol/L	-3~3
13	K⁺ 钾离子	4.4	mmol/L	3.5~4.5	30	ABE 实际剩余碱	-3.4↓	mmol/L	-3~3
14	Na⁺ 钠离子	144	mmol/L	136~146	31	pO₂(a)/氧合指数	61.0↓		400~500
15	Ca²⁺ 钙离子	1.14↓	mmol/L	1.15~1.29	32	Anion G含钾阴离子间隙	15.8	mmol/L	12~16
16	Cl⁻ 氯离子	108↑	mmol/L	98~106	33	Anion G阴离子间隙	11.4	mmol/L	8~12
17	Glu 血糖	9.0↑	mmol/L	3.9~5.8					

病例 8 图 5 检查报告单

胸片结果（2023 年 7 月 21 日）（病例 8 图 6）：双肺移植术后改变，左侧胸壁皮下少许积气，双侧胸腔引流中、两肺渗出性改变、左侧少量胸腔积液可能、心影增大，上纵隔影增宽。

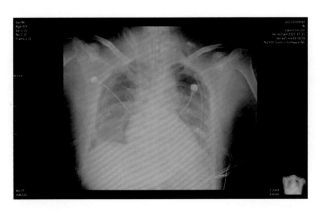

病例 8 图 6　胸片结果（2023 年 7 月 21 日）

胸片结果（2023 年 7 月 22 日）（病例 8 图 7）：双肺移植术后改变，左侧胸壁皮下少许积气，双侧胸腔引流中，两肺渗出性改变，左侧少量胸腔积液可能，卧位心影稍大，上纵隔影增宽。

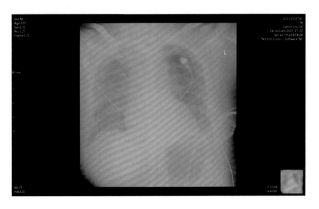

病例 8 图 7　胸片结果（2023 年 7 月 22 日）

胸片结果（2023 年 7 月 23 日）（病例 8 图 8）：双肺移植术后改变，双侧胸腔引流中，两肺少许渗出性改变，左侧少量胸腔积液可能，卧位心影稍大，上纵隔影增宽。

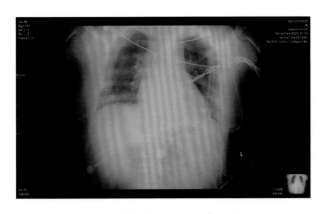

病例 8 图 8 胸片结果（2023 年 7 月 23 日）

胸片结果（2023 年 7 月 24 日）（病例 8 图 9）：双肺移植术后改变，双侧胸腔引流中，两肺少许渗出性改变，左侧少量胸腔积液，较前（2023 年 7 月 23 日）稍吸收，卧位心影稍大，上纵隔影增宽。

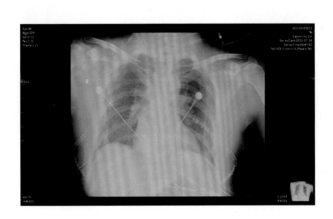

病例 8 图 9 胸片结果（2023 年 7 月 24 日）

胸片结果（2023 年 8 月 2 日）（病例 8 图 10）：双肺移植术后，双侧胸腔引流中，两肺少许渗出性改变，两肺门影稍增浓。

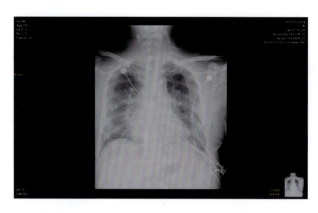

病例 8 图 10　胸片结果（2023 年 8 月 2 日）

心脏超声（2023 年 8 月 16 日）（病例 8 图 11）：右房、右室稍增大。

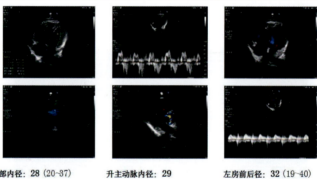

主动脉根部内径：28（20~37）	升主动脉内径：29	左房前后径：32（19~40）
左室舒张末期内径：42（35~56）	室间隔厚度：9（6~11）	左室后壁厚度：9（6~11）
左室射血分数（EF）：64（55%~75%）	心输出量（CO）：5（4~6L）	短轴缩短率（FS）：31（25%~45%）
二尖瓣环e速度：12（＜10cm/s）	组织多普勒E/e'：8.2（＞14）	左房容积指数：29（＞34mL/m²）

超声所见：

1、左房、左室内径正常，左室壁不增厚，室壁运动分析：未见节段性收缩活动异常，二尖瓣瓣叶、瓣环不增厚，回声不增强，乳头肌和腱索形态活动未见异常，瓣叶开放不受限制，彩色血流多普勒检查：二尖瓣未见反流。

2、主动脉根部不增宽，主动脉瓣瓣叶、瓣环不增厚，回声不增强，开放不受限制，彩色血流多普勒检查：主动脉瓣未见反流。

3、右房、右室稍增大，右室壁不增厚，右室流出道未见异常，肺动脉干及其分支左右肺动脉不增宽，彩色血流多普勒检查：三尖瓣和肺动脉瓣未见反流。

超声印象：

右房、右室稍增大

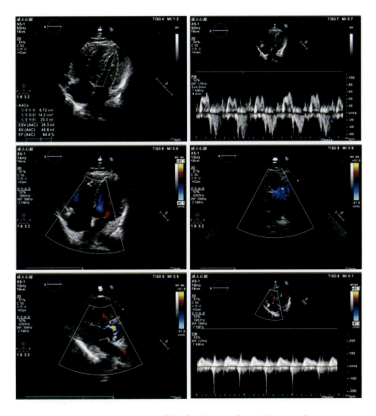

病例 8 图 11　心脏超声（2023 年 8 月 16 日）

肺移植术后早期肝肾功能变化、早期心功能指标及血乳酸变化，如病例 8 表 1、病例 8 表 2 所示。

病例 8 表 1　肺移植术后早期肝肾功能变化

日期	Cr（μmol/L）	BUN（mmol/L）	ALT（U/L）	AST（U/L）	Alb（g/L）	APTT 秒
7 月 20 日	114.6	10.2	32	24	48.5	23.3
7 月 21 日	115.8	7.2	15.3	38	42.2	33.1
7 月 22 日	108.7	8.9	15.7	33	41.8	46.7
7 月 23 日	116.4	9.8	14.6	25	40.2	52.9
7 月 24 日	115	15	12.9	24	40.1	53.4
7 月 25 日	120.7	13.2	14.4	21	36.7	55.6
7 月 28 日	106.9	9.7	28.5	40	34.8	49.1

注：Cr 肌酐；BUN 血尿素氮；ALT 丙氨酸氨基转移酶；AST 谷草转氨酶；Alb 白蛋白；APTT 活化部分凝血时间。

病例 8 表 2　肺移植术后早期心功能指标及血乳酸变化

日期	BNP（μg/L）	CK-MB（μg/mL）	CInI（μg/L）	lac（mg/mL）
7 月 20 日	14 852	11.9	5.1	-
7 月 21 日	16 893	-	-	5.6
7 月 22 日	8959	7.44	1.68	-
7 月 23 日	9967	-	-	-
7 月 24 日	7681	1.42	1.75	
7 月 25 日	6642	-		6.1
7 月 28 日	7693	0.74	0.56	6.8

注：BNP B 型钠尿肽；CK-MB 同工酶；CInI 心肌肌钙蛋白 I；lac 乳酸。

三、病例讨论

　　肺静脉闭塞病（pulmonary veno-occlusive disease，PVOD）是一种罕见的肺动脉高压（PH）性疾病。尽管 PVOD 和 PH 具有相似的临床表现，但 PVOD 预后较差，并且在开始常规 PAH 治疗后可能加重病情，并发生危及生命的肺水肿。目前尚无明确针对 PVOD 的循证药物治疗方案，但肺移植是唯一可能为患者提供长期生存的治疗手段。肺移植或心肺联合移植仍然是唯一可能为 PVOD 患者提供长期生存的确定性疗法。鉴于 PVOD 进展迅速，且大多数患者表现为晚期疾病，对于符合条件的患者，在诊断时应考虑早期转诊进行移植。双侧肺移植是全球使用最广泛的 PVOD 技术。患者术中使用 VA-ECMO 几乎完全取代了常规体外循环的使用，因为它可以减少围手术期并发症，包括肾衰竭，并减少输注血液制品的需求。本例患者术后出现重度 PGD，肺顺应性下降，VA-ECMO 提高流量后氧合仍无好转，氧合指数 61 mmHg，防止"南北综合征"加重，紧急行 VV-ECMO 右侧颈内静脉植入术，行 VAV-ECMO 辅助支持治疗。根据呼吸机监测呼吸力学指标、患者血气分析结果、纤维支气管镜气道水肿情况调整 ECMO 静脉端支持流量。根据心脏超声评估、脉压差及血管活性药物剂量等指标综合调整 ECMO 动脉端支持流量。这些患者原发性移植物功能障碍的主要原因是左心功能障碍。重度 PH 患者的小而"无条件"的左心室在移植后暴露于正常或高容量负荷时容易发生舒张功能障碍，这一观点最近才成为更广泛的关注焦点。左心室功能不全导致左侧充盈压升高和肺水肿，每当患者清醒和激动时，肺水肿往往会加重。这经常导致恶性循环，使患者难以（有时甚至不可能）脱离呼吸机，从而患者有创机械通气时间延长。

四、专家点评

PVOD 内科治疗药物效果不佳，常用的一些降肺动脉药靶向药物治疗效果不够理想，对于重度的 PVOD 血流动力学发生严重改变后，使用肺动脉靶向药物后，可能还会使患者的呼吸衰竭症状加重，PVOD 从出现症状开始平均生存时间为 2 年，小儿进展更快。PVOD 根据 ISHLT 最近的共识报告，PAH 患者在心肺功能恶化之前，应尽早考虑肺移植，以便有足够的时间进行适当的评估和合适的供体选择，肺动脉高压双肺移植术后管理难度大，ECMO 辅助时间受到患者 PGD 持续时间与患者左心功能恢复时间的影响，对于同时出现呼吸、循环衰竭的患者外周 VAV-ECMO 支持方式是一种有效方法，但应用过程应注意监测、调整静脉及动脉端流量分配比例，根据心肺功能恢复程度调整流量比例及评估 ECMO 撤出时机。

（病例提供：王大鹏　无锡市人民医院）

（点评专家：巨春蓉　广州医科大学附属第一医院

黄　曼　浙江大学医学院附属第二医院）

参考文献

[1]Montani D, Price LC, Dorfmuller P, et al.Pulmonary veno-occlusive disease[J].Eur Respir J, 2009, 33：189-200.Abstract/FREE Full TextGoogle Scholar.

[2]Mandel J, Mark EJ, Hales CA.Pulmonary veno-occlusive disease[J].Am J Respir Crit Care Med, 2000, 162：1964-1973.CrossRefPubMedWeb of ScienceGoogle Scholar.

[3]Pietra GG, Capron F, Stewart S, et al.Pathologic assessment of vasculopathies in pulmonary hypertension[J].J Am Coll Cardiol, 2004, 43：Suppl.25S-32S. CrossRefPubMedWeb of ScienceGoogle Scholar.

[4]Simonneau G, Gatzoulis MA, Adatia I, et al.Updated clinical classification of pulmonary hypertension[J].J Am Coll Cardiol, 2013, 62 : Suppl.D34-D41.

[5]Wille KM, Sharma NS, Kulkarni T, et al.Characteristics of patients with pulmonary venoocclusive disease awaiting transplantation[J].Ann Am Thorac Soc, 2014, 11 : 1411-1418.

[6]Knight DS, Steeden JA, Moledina S, et al.Left ventricular diastolic dysfunction in pulmonary hypertension predicts functional capacity and clinical worsening : a tissue phase mapping study[J].J Cardiovasc Magn Reson, 2015, 17 : 116.[PMC free article] [PubMed] [Google Scholar]

[7]Avriel A, Klement AH, Johnson SR, et al.Impact of left ventricular diastolic dysfunction on lung transplantation outcome in patients with pulmonary arterial hypertension[J].Am J Transplant, 2017, 17 : 2705-2711.[PubMed] [Google Scholar].

[8]Tudorache I, Sommer W, Kuhn C, et al.Lung transplantation for severe pulmonary hypertension - awake extracorporeal membrane oxygenation for postoperative left ventricular remodelling[J].Transplantation, 2015, 99 : 451-458.

病例 9　肺移植治疗房间隔缺损封堵术后肺动脉高压

一、病历摘要

（一）一般资料

患者男性，17 岁。

现病史：13 年前于当地医院体检发现"房间隔缺损"，至当地医院行介入封堵术，术后恢复可，术后查肺动脉压力轻度升高，予西地那非 25 mg qd 口服，服用 1 年后患者自行停药。11 年前起，患者出现活动后气喘，活动耐量较前下降，易乏力，无胸闷、胸痛，无咳嗽、咳痰，至当地医院就诊，查肺动脉压力较前升高，西地那非加量至 25 mg q12h 口服，好转后出院。此后患者不规律复查，肺动脉压力进行性升高，调整用药方案为"安立生坦 5 mg qd ＋他达拉非 10 mg qd"治疗，效果不佳，活动耐量进一步下降。半月前患者再次至当地医院复查，心脏超声示：左心房内径（LA）26 mm，左心室内径（LV）35 mm，左室射血分数（EF）67%；右心导管示：右心房压力（RAP）9/5/6 mmHg，右心室压力（RVP）101/5/37 mmHg，PVR 22.42 WoodU，CO 3.3 L/min，CI 2.2 L/（min•m²）。血氧饱和度：上腔静脉（SVC）60.8%，下腔静脉（IVC）65.7%，右心房中部（RA）61.9%，右心室中部（RV）64.9%，主肺动脉（PA）59.8%。导管诊断：毛细血管前肺动脉高压，肺循环压力及阻力增高。予调整为"安立生坦 10 mg qd ＋他达拉非 20 mg qd ＋曲前列尼尔 10 ng/（kg•min）"治疗，建议患者行肺移植手术，现患者为行肺移植评估来我院。

既往史：平素身体一般，按国家计划免疫预防接种。否认高血压、糖尿病、冠心病、消化性溃疡等病史；否认肝炎、肺结核、疟疾、痢疾等传染病史；否认药物、食物过敏史；否认外伤史；有房间隔缺损介入封堵史；否认输血史。

个人史：否认近期旅游史及疫水、疫区接触史；否认吸烟、饮酒；无常用药品、麻醉毒品职业及工作条件；无工业毒物、粉尘、放射性物质接触史。

（二）体格检查

体温 36.5℃，脉搏 77 次 / 分，呼吸 20 次 / 分，血压 116/89 mmHg。神志清，精神可，呼吸稍促，口唇发绀，双侧瞳孔等大等圆，对光反射灵敏。颈软，气管居中。颈静脉怒张，两肺听诊呼吸音粗，未闻及明显干、湿性啰音。心界扩大，心率 77 次 / 分，心律齐，P2 亢进，肺动脉瓣区可闻及收缩期 3/6 级杂音。腹平坦，腹软，无压痛、反跳痛，肝脾肋下未及，移动性浊音阴性，肠鸣音无亢进。双下肢无水肿。

（三）辅助检查

血细胞分析：红细胞 5.33×10^{12}/L，血小板 158×10^9/L，中性粒细胞 2.98×10^9/L，淋巴细胞 2.00×10^9/L，白细胞 5.41×10^9/L，血红蛋白 168 g/L。

肝功能：总胆红素 20.6 μmol/L，直接胆红素 8.0 μmol/L，白蛋白 42.4 g/L，谷丙转氨酶 12.2 U/L，谷草转氨酶 20 U/L。

肾功能检测：尿素 10.7 mmol/L，肌酐 73.4 μmol/L，肾小球滤过率 129.3 mL/min。

快速 C- 反应蛋白：1.2 mg/L。

血气分析（吸空气状态）：酸碱度 7.39，氧分压 65.3 mmHg，二氧化碳分压 35.1 mmHg，血氧饱和度 92.4%，标准剩余碱 -3.5 mmol/L。

凝血检测：凝血酶原时间 14.4 秒，纤维蛋白（原）降解产物 4.63 μg/mL，D- 二聚体 480 μg/L，国际标准化比值 1.33。

六分钟步行试验（6MWT）：步行距离 327 m，最低 SpO_2 74%。

肺功能：FVC 2.52 L，占预计值 63.0%，FEV_1 2.03 L，占预计值 61.1%，FEV_1/FVC 80.30%。DLCO SB 占预计值 65.2%。

心电图：①窦性心律；②左右心房异常；③左右心室肥大；④ ST 段 -T 波改变；⑤ QTc 延长。

全心功能测定：①左心偏小，左室收缩、舒张功能正常；②右心明显增大，右室壁增厚，右室收缩、舒张功能减弱；③重度肺动脉高压，估测肺动脉收缩压 120 mmHg，肺动脉平均压 76 mmHg。

术前心脏 MRI（病例 9 图 1）：左室射血分数（EF）41.31%，心脏每搏量指数（SVI）29.22 mL/m²，CO 1.31 L/min，张末期容积（EDVI）70.72 mL/m²，舒张末期容积（ESVI）41.5 mL/m²；右室 EF 27.15%，SVI 66.2 mL/m²，CO 2.98 L/min，EDVI 243.81 mL/m²，

ESVI 177.6 mL/m^2。检查结论：房间隔术后，右心房及右心室体积增大，右室壁增厚；左室收缩功能减低，心输出量减小。

术前肺动脉CTA（病例9图2）：房间隔术后改变，心影增大；两肺小斑片及结节样模糊影，考虑为炎性病变，建议随诊复查；两肺小结节，随诊复查；肺动脉主干稍宽。

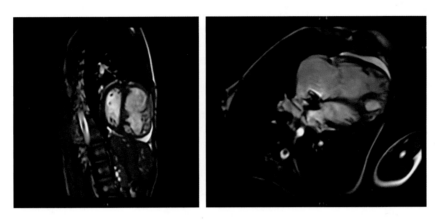

病例9图1 术前心脏MRI

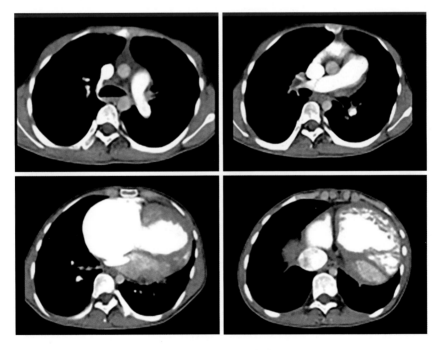

病例9图2 术前肺动脉CTA

二、诊疗经过

患者为年轻男性，起病缓，主要表现为活动后气促。查体见颈静脉怒张，肺动脉瓣区可闻及收缩期3/6级杂音。右心导管诊断为肺动脉高压。血流动力学指标示：平均肺动脉压（mPAP）63 mmHg，CO 3.3 L/min，CI 2.2 L/（min·m²），PVR 22.42 WoodU。结合患者临床症状、体征、辅助检查，诊断考虑为：①重度肺动脉高压；②房间隔缺损封堵术后；③心功能Ⅲ级。

入院后于全麻下行VAV-ECMO辅助下双肺移植术（Clamshell切口）。右肺冷缺血时间为7小时15分钟，左肺冷缺血时间为9小时40分钟。术中失血2000 mL，输血2825 mL。术后转入ICU予VV-ECMO支持（转速2200 rpm，血流量2.3 L/min，气流量2.5 L/min，供氧浓度50%），气管插管接呼吸机辅助通气（BiPAP模式，Pinsp 22 cmH₂O，Pasb 14 cmH₂O，PEEP 6 cmH₂O，f 12次/分，FiO₂ 50%），去甲肾上腺素维持血压[0.8 μg/（kg·min）]。术后常规予亚胺培南联合卡泊芬净抗感染，他克莫司联合甲强龙抗排异。术后气管镜检查：气道明显水肿，考虑存在心衰、肺水肿，予白蛋白支持、呋塞米利尿、多巴酚丁胺强心、重组人脑利钠肽扩血管。术后第2天暂停ECMO供氧，术后第3天撤除ECMO，术后第4天通过自主呼吸试验（SBT）后顺利脱机、拔除气管插管。术后第5天转入普通病房，患者仍有左心衰、肺水肿，表现为活动后胸闷、呼吸困难，平卧时加重，需要半卧位，予无创呼吸机辅助通气，并联合抗心衰治疗，包括严格控制出入量，托拉塞米加强利尿、减轻心脏负荷，左西孟旦强心、扩血管。患者咳嗽、咳痰能力差，气管镜下显示气道内大量黄脓痰，同时可见气道水肿，反复突发血氧饱和度下降，予以反复气管镜下吸痰，清理气道，同时加强拍背、自主咳痰，适度进行肺康复锻炼，此外由于感染指标升高，加用头孢哌酮舒巴坦抗感染。患者病程中出现谵妄，考虑与药物不良反应相关，予停用亚胺培南、更昔洛韦，改用美罗培南继续抗感染治疗；同时停用他克莫司，改用环孢素继续抗排异治疗。

经治疗，患者氧合逐步好转。术后1周时需要持续无创呼吸机辅助，氧浓度60%～100%；术后2周时需要高流量吸氧，氧流量30～50 L/min，氧浓度30%～50%，间断无创呼吸机辅助；术后3周时改为鼻导管吸氧，氧流量3～5 L/min，间断无创呼吸机辅助，血氧饱和度可以维持95%以上。病情有好转后予以调整抗感染治疗方案，予泊沙康唑口服、两性霉素雾化抗真菌，哌拉西林他唑巴坦抗细菌。术后6周，患者一般情况可，可以脱离无创呼吸机与吸氧，正常平地慢走，准予出院。随访至今，患者心功能恢复正常，肺动脉压力正常。

患者术后心衰指标变化如病例9图3所示；患者术后1个月心脏超声如病例9图4所示。

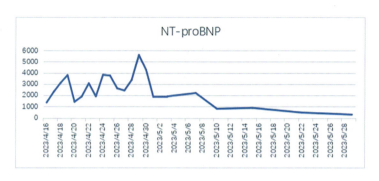

病例9图3 患者术后心衰指标变化

无 锡 市 人 民 医 院
超声心动图检查报告

病例9图4 患者术后1个月心脏超声

三、病例讨论

肺动脉高压是多种病因引起的肺血管结构或功能改变，引起肺动脉压力进行性升高的临床和病理生理综合征。根据 2022 年欧洲心脏病学会及呼吸学会（ESC/ERS）对肺动脉高压的诊治指南，将肺动脉高压定义为静息时右心导管测得的平均肺动脉压力 > 20 mmHg，并将其分为 5 大类：①动脉型肺动脉高压；②左心疾病引起的肺动脉高压；③肺部疾病和（或）缺氧引起的肺动脉高压；④慢性血栓栓塞引起的肺动脉高压；⑤不明原因的肺动脉高压。肺动脉高压患者中，尤其是动脉型肺动脉高压的患者病死率极高。2022 ESC/ERS 通过 WHO 心功能分级、6MWT、BNP/NT-proBNP 等因素，将动脉型肺动脉高压分为低危、中低危、中高危、高危四个等级。本例患者术前 WHO Ⅲ级、6MWT：327 m，NT-proBNP > 1100 ng/L，结合病史及临床症状，属于中高危级动脉型肺动脉高压。

目前 ISHLT 指南建议绝大部分重度肺动脉高压患者进行肺移植或心肺联合移植，特别是当内科治疗效果不佳时应尽快进行肺移植手术。结合本病例，患者长期肺动脉高压致右心功能不全，表现为口唇发绀、颈静脉怒张，活动耐量差，且长期内科综合性治疗后效果不佳。因此，该患者符合肺移植手术指征。

对于肺动脉高压特别是中重度肺动脉高压患者，肺移植手术时行 VA-ECMO 较 VV-ECMO 具有更好的优势。VV-ECMO 通过下腔静脉引流出的静脉血通过膜肺氧合后返回至上腔静脉，穿刺相对简易，且出血、脑卒中、下肢缺血风险相对较低，但是需要将患者的右心室作为"系统泵"，对于右心功能不全的患者无法支持。而 VA-ECMO 可以绕过高阻力的肺循环系统，降低右心室负荷，将含氧的血液直接输入体循环，改善终末期脏器功能。本例患者肺移植术中采用 VAV-ECMO，同时保护心功能并改善氧合，术后转入 ICU 后改为 VV-ECMO 继续支持。

肺动脉高压患者，尤其是病程较长的肺动脉高压患者，肺移植术后生存率仍不高，其主要原因是术后出现左心衰竭。在这类患者中，由于术前长期右心室容量高负荷、右心房和右心室增大、室间隔左偏，导致左心功能不全。肺移植术后短时间内肺动脉压力明显降低，右心室后负荷下降，室间隔回到正常位置，导致短时间内大量循环血进入左心室，使左心室容量负荷迅速增加。在镇静、肌松和呼吸机辅助通气作用下，左心功能尚可耐受，一旦停用镇静、肌松和脱离呼吸机后，左心室极易因不能适应新的血流动力学而引起左心衰竭。这也是本例患者在术后出现 NT-proBNP 升高、左心功能不全的原因。

肺移植术后左心衰，是所有中重度肺动脉高压患者的普遍问题，不仅是动脉型肺动脉高压，其他类型肺动脉高压也存在同样的问题。术后左心衰的严重程度，与术前肺血管阻力、心功能以及病程长短有关：①术前肺血管阻力越高，术后左心衰越严重，需要注意的是，对于严重心衰失代偿的患者，肺动脉压力的高低并不能反映心衰的严重程度，只有肺血管阻力是正相关的，因此肺血管阻力更能反映患者的病情，但如果患者不能耐受右心导管检查，无法测量肺血管阻力，肺动脉压力也可以作为参考；②术前心功能越差，术后左心衰越严重，这里的心功能包括右心功能和左心功能，肺动脉高压患者往往存在不同程度的右心功能不全，右心功能越差，术后发生左心衰的风险越高，而同时存在右心功能和左心功能不全的患者，病情比单纯右心功能不全的患者更严重，术后左心衰也更严重，此类患者肺移植术后死亡率较高，更推荐心肺联合移植；③术前病程越长，术后左心衰越严重，肺移植受者中多见肺部疾病继发的肺动脉高压，例如慢性阻塞性肺病或肺间质纤维化继发的肺动脉高压，此类患者肺部原发病的病程长，而继发肺动脉高压的病程短，因此术后左心衰相对较轻，动脉型肺动脉高压往往病程较长，靶向药物、内科治疗的发展导致病程进一步延长，尤其是先天性心脏病合并肺动脉高压，病程是最长的，这类患者术后左心衰通常比较严重。本例患者术前肺血管阻力高、右心功能差、病程长，因此术后左心衰很严重，该患者的诊治过程可以作为一个典型，为所有类型肺动脉高压患者的肺移植围手术期管理提供参考。

针对肺移植术后左心衰的问题，最重要的是及时诊断和治疗。左心衰竭的诊断主要依靠症状、体征、胸片、心脏超声、心衰指标及气管镜检查：①典型的症状为胸闷、呼吸困难，但在术后早期不具有特异性，必须与肺部疾病相鉴别，若患者不能平卧，需要半卧位或坐位，则更支持心衰的诊断，烦躁、大汗是心衰不典型的表现，也需要警惕；②体征包括心率加快、血压下降、呼吸频率加快、血氧饱和度下降，咳粉红色泡沫样痰、肺部听诊有湿啰音也支持心衰、肺水肿的诊断；③胸片可以观察到心影、肺门影的增大，以双侧肺门为中心的蝶翼样渗出是典型表现；④心脏超声可以评估心脏的收缩功能和舒张功能，是诊断心衰最直接的证据；⑤心衰指标包括 BNP 和 NT-proBNP，其中 NT-proBNP 更敏感，临床上使用率更高，但肾功能对 NT-proBNP 有影响，肾功能不全患者需要使用 BNP 来诊断心衰；⑥气管镜检查在肺移植术后不仅能清理气道内分泌物、观察支气管吻合口的情况，还能观察气道水肿的情况，若气道明显水肿，则提示存在心衰、肺水肿。本例患者存在诸多高危因素，发作时症状典型，NT-proBNP 显著升高，气道水肿明显，在术后早期就得以确诊急性左心衰，及时进行了治疗。

肺移植术后适当延长 ECMO 的使用时间可以降低心力衰竭的风险。一旦患者出现急性左心衰，必须立即采取综合治疗方案：①密切监测并严格控制出入量，在循环稳定的情况下予加强利尿，减轻心脏负荷和肺水肿，必要时可联合使用 CRRT；②予强心及扩血管药物治疗，如洋地黄、多巴胺、多巴酚丁胺、重组人脑利钠肽、左西孟旦等；③予无创呼吸机支持，持续正压通气，促进气体交换，减少肺泡渗出，降低心脏前、后负荷；④对于存在心律失常的患者，应尽快纠正心律失常。本例患者在出现严重的左心功能不全后，正是通过以上方法积极治疗，心功能逐渐恢复了正常。

四、专家点评

肺动脉高压是移植中常见问题，但处理很困难，围手术期的风险高。此病例对于先心并肺动脉高压病例的围手术期处理经验值得其他移植中心借鉴和学习。

（病例提供：范 立 张云翔 卫 栋 吴 波 无锡市人民医院）
（点评专家：巨春蓉 广州医科大学附属第一医院 杜鑫淼 四川大学华西医院）

参考文献

[1]Humbert M, Kovacs G, Hoeper MM, et al.ESC/ERS Scientific Document Group.2022 ESC/ERS Guidelines for the diagnosis and treatment of pulmonary hypertension[J].Eur Heart J, 2022, 43（38）:3618-3731.

[2]McGlothlin DP, Granton J, Klepetko W, et al.ISHLT consensus statement: Perioperative management of patients with pulmonary hypertension and right heart failure undergoing surgery[J].J Heart Lung Transplant, 2022, 41（9）: 1135-1194.

[3]Pereszlenyi A, Lang G, Steltzer H, et al.Bilateral lung transplantation with intra- and postoperatively prolonged ECMO support in patients with pulmonary hypertension[J].Eur J Cardiothorac Surg, 2002, 21（5）: 858-863.

[4]王红梅，吴波，范立，等.肺移植治疗终末期肺动脉高压的预后分析 [J].中国呼吸与危重监护杂志，2022, 21（8）: 572-576.

[5]Hill C, Maxwell B, Boulate D, et al.Heart-lung vs. double-lung transplantation for idiopathic pulmonary arterial hypertension[J].Clin Transplant, 2015, 29（12）: 1067-1075.

第二章

肺移植受者围手术期管理

病例 10　严重动脉性肺动脉高压合并终末期心力衰竭清醒 VA-ECMO 桥接肺移植

一、病历摘要

（一）一般资料

患者女性，34 岁，档案管理员。

主诉：气促 5 年余，右侧季肋部疼痛 3 天，晕厥 2 天。

现病史：患者 2016 年 9 月始爬楼梯 4 层后感觉明显气促、心慌，伴面部潮红及明显乏力，无头晕、黑矇，无咳嗽、咳痰，无咯血，气促逐渐加重。2017 年 12 月，活动后气促、乏力、心悸症状明显加重。查肺功能示：通气功能中重度阻塞性减退；超声心动图示：肺动脉高压；右心导管示：肺动脉收缩压 189 mmHg。予抗凝、抗心衰、降肺高压治疗。出院后长期服用他达拉非 5 mg qd，安立生坦 5 mg qd，达比加群 110 mg bid。2018 年 7 月复查心脏超声示：肺动脉收缩压 118 mmHg；肺通气 / 灌注显像示：双肺多发灌注受损，通气 / 灌注显像基本匹配；肺功能：中重度阻塞性通气功能障碍；右心导管检查＋急性肺血管扩张试验＋肺动脉造影示：基线 PAP 133/56/86 mmHg，吸入伊洛前列素溶液（万他维）PAP 120/43/71 mmHg。双肺动脉分支纤细，血流灌注速度慢。继续予安立生坦、他达拉非治疗肺高压；利伐沙班抗凝、利尿、补钾；布地奈德福莫特罗吸入剂舒张支气管等治疗。2018 年 10 月 18 日在静脉麻下行"VATS 左上肺舌段＋左下肺前基底段楔形切除术"。术后病理提示：闭塞性细支气管炎伴肺动脉高压Ⅲ级，肺大疱性肺气肿。右心导管检查提示：毛细血管前性肺动脉高压。予安立生坦 5 mg qd、他达拉非 20 mg qd 降肺动脉压、扩张气道等对症支持治疗，患者病情稳定。2021 年 3 月 6 日患者出现右侧季肋部疼痛，咳嗽时明显，伴咳嗽、活动后气促，未前往医院就诊。2021 年 3 月 8 日患者于家中晕倒，由家属送往外院急诊，急诊指脉氧 69%；血气分析提示：pH 7.048，PCO_2 54.1 mmHg，乳酸 12.8 mmol/L，心指数（CI）低至 2.0 L/（min•m²）。心脏超声提示：严重肺动脉高压，左室壁收缩功能下降（EF 为 39%），予气管插管呼吸机辅助通气支持，由于持续的血流动力学不稳定和呼吸衰竭，予患者 VA-ECMO 支持治疗，ECMO 血流量为 4.0 L/min、气流量为 1.4 L/min。同时联合应用"安立生坦＋他达拉非＋曲前列尼尔"降肺动脉压。考虑到患者心脏彩超显示严重肺动脉高压和双心室功能障碍，最初考虑行心肺联合移植。为避免正压通气对肺循环的不利影响，患者于 2021 年 3 月 16 日顺利拔除气管插管，予鼻导管吸氧下清醒 ECMO 治疗。为改善上半身供氧，将 VA-ECMO 的回血管由股动脉调整为腋窝动脉。11 天后，乳酸水平恢复正常，肺水肿好转，停用血管活性药物，RV 变小，左室收缩功能和舒张功能恢复至正常。但在下调 ECMO 血流量后，右心明显增大伴 PAP 明显升高。因此，考虑到患者左右心衰竭均可逆，且右心衰竭主要由肺小动脉病变引起，最终决定为患者实施双肺移植术。患者于 2021 年 4 月 14 日接受了双肺移植术，术后肺组织病理证实为闭塞性细支气管炎合并动脉性肺动脉高压（PAH）。患者术后 2 天拔除气管插管，给予经鼻高流量氧疗（HFNO）治疗。术后第 6 天心脏彩超提示 RV、LV 恢复良好，当日停用 VA-ECMO。患者最终完全康复，并在移植后 3 周出院。移植后 1 年，患者已在家中独立生活。

既往史：既往体健。2020 年 6 月因月经失调在我院诊断卵巢囊肿，给予雌激素对症治疗。无糖尿病、高血压、冠心病病史；无吸烟、饮酒史；否认传染病史；有左氧氟沙星过敏史（表现为注射局部皮疹）。

个人史：母亲患有狼疮性肾炎，10 年前死于脑出血。家庭其他成员无类似疾病、遗传病患者。

（二）体格检查

患者 2021 年 3 月 11 日 VA-ECMO 状态经车床送入我科。镇静镇痛状态［注射用盐酸瑞芬太尼（瑞捷）0.05 μg/（kg·min），咪达唑仑 0.1 mg/（kg·h）］。双侧瞳孔等大等圆，直径约 3mm，对光反射迟钝。呼吸 18 次 / 分，SpO_2 100%，心率 48 ～ 67 次 / 分，NBP 88 ～ 116/67 ～ 89mmHg［多巴胺 5 μg/（min·kg）］；双下肺可闻及少许干、湿性啰音，心率 46 次 / 分，心律齐，A2 ＜ P2，三尖瓣区第二心音亢进，各瓣膜区未闻及病理性杂音，无心包摩擦音及心包叩击音，无周围血管征，双下肢中度水肿。VA-ECMO（转速 3655 r/min，血流量 4.0 L/min，气流量 1.4 L/min），经口插管接呼吸机辅助通气（IPPV 模式：FiO_2 60%，VT 300 mL，PEEP 4 cmH_2O，f 15 次 / 分）。

（三）辅助检查

1. 起病时（2017 年 12 月）

（1）心脏彩超：肺动脉收缩压 87 mmHg。

（2）右心导管：肺动脉收缩压 189 mmHg，前列环素雾化后肺动脉收缩压 148 mmHg。

（3）肺通气功能：通气功能中重度减退，属阻塞性。

2. 治疗大约 1 年后（2018 年 10 月）

（1）肺组织病理：闭塞性细支气管炎伴肺动脉高压III级，肺大疱性肺气肿。免疫组化结果：SMA（+），F8（+），CD31（+），CD68（+）。特殊染色结果：弹力纤维（+）。

（2）右心导管：上腔静脉压 7/-2/1 mmHg、右房压 4/-2/0 mmHg、右心室压力 159/1/73 mmHg，肺动脉压力 153/63/94 mmHg，肺小动脉楔压 4 mmHg。血氧饱和度：上腔静脉 75%、右心房 74%、肺动脉 70%、指脉氧 96%。心排量 5.40/5.05 L/min、心指数 3.70/3.20，肺血管阻力 17.04/18.22 WU、全肺阻力 17.78/19.00 WU、体循环阻力 23.15/24.75 WU，提示：毛细血管前性肺动脉高压。

3. 入院检查（2023 年 3 月 11 日）

（1）血常规：白细胞 10.3×10^9/L，中性粒细胞百分比 91.4%，血红蛋白 97 g/L，血小板 115×10^9/L。

（2）血生化：白蛋白 34g/L。

（3）凝血功能：PT 17 秒，APTT 48 秒，D-dimer 8046 ng/mL。

（4）心肌酶谱：超敏肌钙蛋白 12 847.5 ng/mL。

（5）血气分析：pH 7.46，PaO$_2$ 129 mmHg，PaCO$_2$ 41 mmHg，HCO$_3$ 23.6 mmol/L。

（6）免疫功能：T 淋巴细胞（CD3+CD45+）绝对计数 490 个/μL，T 辅助淋巴细胞（CD3+CD4+）绝对计数 242 个/μL，T 抑制淋巴细胞（CD3+CD8+）绝对计数 213 个/μL，B 淋巴细胞（CD3-CD19+）绝对计数 165 个/μL，NK 细胞（CD3-CD16+56+）绝对计数 47 个/μL，NKT 细胞（CD3+CD56+CD16+）绝对计数 34 个/μL。

（7）心脏超声：右心比例增大，室间隔增厚，左室壁运动普遍减弱，以室间隔明显。左室收缩功能测值降低。

（8）床边胸片：左肺术后改变，左肺膨胀良好，术区少许纤维灶。心影不大；肺动脉高压。

二、诊疗经过

1. 诊断依据

（1）患者为青年女性，慢性病程急性加重，以活动后气促为主要临床表现。查体可闻及肺动脉瓣听诊区心音明显亢进，双下肢水肿，并伴有休克。

（2）患者肺功能提示阻塞性通气功能障碍；心脏超声提示右心增大、肺动脉高压；右心导管提示毛细血管前性肺动脉高压；肺活检提示闭塞性细支气管炎伴肺动脉高压Ⅲ级。

（3）本例患者基础病的诊断相对明确，但对于左、右心功能及可逆性的准确评估对后续选择双肺移植还是心肺联合移植至关重要。起初患者左、右心功能均出现衰竭，且伴有室间隔增厚，考虑患者心脏可逆性不高，因此考虑心肺联合移植。但患者 VA-ECMO 支持后，随着氧合以及循环改善，全身氧供明显提高，因缺氧导致的肺循环阻力升高得到改善，加上多种靶向降肺动脉药物的联合应用和限制液体、避免正压通气引起的肺循环阻力增高等措施的联合应用下，患者肺动脉压明显下降，右心扩张改善，对左心的压迫减少，左心收缩和舒张功能恢复。因此，考虑到患者肺移植后肺循环阻力会明显下降，右心后负荷下降，左心前负荷增高，梗阻性休克将明显得到缓解，所以最终决定保留患者自身心脏，而选择行双肺移植术。

（4）在患者拔除气管插管行"清醒"ECMO 期间，监测患者双上肢血氧饱和度明显下降，而双下肢血氧饱和度正常，这是 VA-ECMO 患者常见的一种并发症，即"南北综合征"，又称 Harlequin 综合征。该病表现为上半身发绀，而下半身红润。多发生于股动脉途径的 VA-ECMO 模式。其机制是：ECMO 回流的逆向血液与心脏泵出的前向血液之间存在一个平面，当平面位于降主动脉，同时患者肺部疾病引起明显的低氧血症时，就会出现主要由心脏泵出血液供应的上半身氧合低、发绀，而由 ECMO 供血的下半身氧合正常、颜色红润。对于外周置管的 VA-ECMO 支持下同时肺部病变显著的患者尤其需要注意。

2. 鉴别诊断

（1）慢性血栓栓塞性肺动脉高压（chronic thromboembolic pulmonary hypertension，CTEPH）：CTEPH 患者多有肺栓塞病史，后期出现肺动脉高压、右心衰竭，严重者会出现梗阻性休克。肺动脉 CT 造影可见病变血管部位充盈缺损。

（2）弥漫性泛细支气管炎：绝大多数弥漫性泛细支气管炎患者有鼻窦炎，胸部HRCT 显示双肺弥漫性小叶中心性结节和支气管扩张，而非马赛克征和气体闭陷征。

（3）闭塞性细支气管炎伴机化性肺炎（bronchiolitis obliterans organizing pneumonia，BOOP）：发病诱因和临床表现与闭塞性细支气管炎相似，但影像学表现不同，BOOP 主要表现为双肺有斑片影。BOOP 的肺功能多为限制性通气功能障碍。最可靠的鉴别依据是病理检查，闭塞性细支气管炎主要为管外瘢痕引起缩窄，而BOOP 为管腔内肉芽组织阻塞。本例患者病理结果支持闭塞性支气管炎诊断。

3. 治疗策略

（1）PAH 的基础治疗：主要包括抗凝治疗、利尿剂、氧疗、地高辛及其他心血管药物、针对贫血的治疗和优化容量管理等。特异性治疗主要包括钙离子拮抗剂、内皮素受体拮抗剂、PDE5 抑制剂、可溶性鸟苷酸环化酶激动剂、前列环素类似物和前列环素受体激动剂。

（2）右心室机械支持治疗：拟行肺移植治疗的 PAH 合并右心衰竭患者，可置入外周静动脉 ECMO 进行桥接等待移植。为避免右心衰竭患者机械通气产生的负反应，如呼吸机相关性肺炎、右心后负荷的增加，ECMO 优先用于清醒、能自主呼吸的患者。

（3）近年来，尽管针对动脉性肺动脉高压的靶向药物治疗取得了较多进展，PAH 整体预后明显改善，但对于合并双心室衰竭的严重终末期 PAH 患者，死亡风险极高，肺移植或心肺移植是重要的治疗选择。《中国肺动脉高压诊断与治疗指南（2021版）》推荐对于治疗无效或 WHO 功能分级维持在Ⅲ级或Ⅳ级的 PAH 患者建议行肺移植。PAH 肺移植术后 5 年生存率为 45%～50%，生活质量明显提高。但心肺联合移植是严重 PAH 合并双心室衰竭患者的重要选择。

4. 治疗方案及效果　患者于 2021 年 3 月 8 日予气管插管呼吸机辅助通气支持，由于持续的血流动力学不稳定和呼吸衰竭，予患者 VA-ECMO 支持治疗（右股静脉 -右股动脉），ECMO 血流量为 4.0 L/min，气流量为 1.4 L/min。置入漂浮导管持续监测肺动脉压及心指数等血流动力学参数。同时在继续口服安立生坦 5 mg qd、他达拉非 20mg qd 基础上，联合应用静脉曲前列尼尔［维持量在 10～20 ng/（kg·min）］降肺动脉压。

考虑到患者心脏彩超显示严重肺动脉高压和双心室功能障碍，最初考虑行心肺联合移植。为避免正压通气加重肺动脉高压，患者于 2021 年 3 月 16 日顺利拔除气管插管，予鼻导管吸氧下清醒 ECMO 治疗。为改善上半身供氧，将 VA-ECMO 的回血管由股动脉调整为腋动脉。ECMO 治疗 11 天后，患者乳酸水平恢复正常，肺水肿好转，停用血管活性药物，RV 变小，左室收缩功能和舒张功能恢复至正常。但在下调 ECMO 血流量后，右心明显增大伴 PAP 明显升高，因此，考虑到患者左、右心衰竭均可逆，且右心衰竭主要由肺小动脉病变引起，最终决定为患者实施双肺移植术。

患者最终于 2021 年 4 月 14 日接受了双肺移植。患者术后 2 天拔除气管插管，给予 HFNO 治疗。术后第 6 天心脏彩超提示 RV、LV 恢复良好，当日停用 VA-ECMO。患者最终完全康复，并在移植后 3 周出院。移植后 1 年，患者已在家中独立生活。

三、病例讨论

对于合并双心室衰竭的 PAH 患者，均属于高危组患者，除了抗凝治疗、利尿剂、氧疗、地高辛及其他心血管药物、针对贫血的治疗和优化容量管理等基础治疗措施外，更强调尽早联合应用靶向药物治疗以降低右室后负荷。静脉注射前列环素类似物起效快，常作为首选。静脉注射前列环素类似物、PDE5 抑制剂和内皮素受体拮抗剂的三联治疗对于 PAH 合并右心衰竭患者具有良好的短期和中期效果。

PAH 可导致右心室肥大伴收缩功能障碍，右心扩大压迫左室，导致左室舒张功能障碍；另外，因肺动脉高压，右室心输出量减少，左室前负荷也下降，加上左室受压导致的舒张功能障碍，最终导致心源性休克。Manders 等人发现 PAH 患者的左室心肌细胞出现萎缩，收缩能力下降，因此，这种较长时间的前负荷降低可能导致左室功能失调，使左室在肺移植后无法适应突然恢复正常的前负荷状态。VA-ECMO 作为一种临时性的机械循环支持系统，可以为心源性休克患者提供及时有效的心肺支持。VA-ECMO 可以通过静脉血流对右心和肺循环进行减压，为左心功能恢复提供缓冲时间。它还可以改善全身灌注和器官功能。此外，肺移植后继续使用 VA-ECMO 过渡，既可以保护左室，减少左心前负荷突然恢复对左室的影响，也可以保护右室，为右室适应突然降低的肺循环阻力提供缓冲时间。此外，对于合并严重肺功能受损的 VA-ECMO 患者，采用股静脉 – 腋动脉的中心置管方式能避免股静脉 – 股动脉外周置管方式常出现的"南北综合征"，改善上半身的供氧。

动脉性肺动脉高压并不是双肺移植最常见的适应证，仅占所有适应证的 3%。很少有通过 VA-ECMO 桥接终末期心肺衰竭患者进行肺移植成功的报道，因为通常这些患者都需进行心肺联合移植。但心肺联合移植生存率明显低于肺移植患者，因此，对左、右心功能及可逆性的准确评估对后续选择双肺移植还是心肺联合移植至关重要。

四、专家点评

本例患者病情危重，在出现严重左、右室功能衰竭合并休克的情况下，及时进行 VA-ECMO 支持是迅速降低右室前、后负荷，改善全身组织灌注的重要方法。中心置管的方式对于合并严重肺功能障碍的 VA-ECMO 患者可避免上半身组织缺氧现象。另外，经充分评估后早期拔管行清醒 ECMO 治疗，可减少镇静药物的使用，降低呼吸机相关性肺炎的发生概率，避免正压通气对血流动力学的不利影响。

本例患者左、右室功能均出现衰竭，原本不适合进行双肺移植。我们利用"清醒" VA-ECMO 作为肺移植的桥接手段，加上三联靶向药物强化降肺动脉压等手段，以减轻右心负荷，改善左心功能，经优化 VA-ECMO 桥接治疗；左、右心衰竭情况得到改善，最终避免了心肺联合移植，而接受双肺移植手术，移植后继续予 VA-ECMO 支持过渡，术后 6 天心功能逐渐恢复，成功撤离 VA-ECMO。最终，患者完全康复，并在移植后 3 周出院。移植后 1 年，患者已在家中独立生活，生活质量良好。

该例患者的成功经验表明，在详细评估心脏可逆性和密切监护下，清醒 VA-ECMO 可以作为 PAH 伴终末期心力衰竭患者等待肺移植期间一种有效的辅助支持治疗手段。

（病例提供：席　寅　徐永昊　广州医科大学附属第一医院）

（点评专家：巨春蓉　广州医科大学附属第一医院　吴　波　无锡市人民医院）

参考文献

[1] 中华医学会呼吸病学分会肺栓塞与肺血管病学组，中国医师协会呼吸医师分会肺栓塞与肺血管病工作委员会，全国肺栓塞与肺血管病防治协作组.中国肺动脉高压诊断与治疗指南（2021版）[J].中华医学杂志，2021，101（1）：11-51.

[2]Yusen RD, Edwards LB, Kucheryavaya AY, et al.The registry of the International Society for Heart and Lung Transplantation：thirty-first adult lung and heart-lung transplant report——2014；focus theme：retransplantation[J].The Journal of heart and lung transplantation：the official publication of the International Society for Heart Transplantation, 2014, 33（10）：1009-1024.

[3]Sitbon O, Jais X, Savale L, et al.Upfront triple combination therapy in pulmonary arterial hypertension：a pilot study[J].The European respiratory journal, 2014, 43（6）：1691-1697.

[4]Manders E, Bogaard HJ, Handoko ML, et al.Contractile dysfunction of left ventricular cardiomyocytes in patients with pulmonary arterial hypertension[J].J Am Coll Cardiol, 2014, 64（1）：28-37.

[5]Gottlieb J.Lung transplantation for interstitial lung diseases and pulmonary hypertension[J].Semin Respir Crit Care Med, 2013, 34（3）：281-287.

病例 11 VV-ECMO 桥接双侧肺叶移植

一、病历摘要

（一）一般资料

患者男性，47 岁。

主诉：进行性咳喘 2 年，加重伴发热 1 周。

现病史：患者入院 2 年前出现咳喘进行性加重，外院 CT 提示肺纤维化，间质性肺炎，入院 2 个月前咳喘加重，伴发热，就诊于北京协和医院，诊断为"间质性肺炎伴感染"，予抗纤维化及抗感染治疗后出院。出院后予规律泼尼松 15 mg/d，吗替麦考酚酯分散片 0.75 g/d 2 次/天，吡非尼酮 200 mg/d 3 次/天，平时在加重间断鼻导管吸氧，行走数百米路程后自觉胸闷气喘不适，休息吸氧后可好转。近 1 周来出现咳嗽、咳痰、气喘加重，痰液不多，无脓臭痰，伴发热，体温最高 39.8℃，无明显畏寒寒战，无胸痛，无恶心、呕吐，无腹泻、黑便，就诊于惠山区人民医院。查血常规：白细胞 10.31×10^9/L、中性粒细胞百分比 86.4%、甲型流感 IgM 抗体阳性。肺 CT 提示：肺间质纤维化伴感染，予抗感染、抗病毒等对症治疗后患者仍有发热，体温最高 38.5℃，如厕时胸闷、气喘加重，测末梢血氧饱和度 65%，心率 165 次/分。血气分析：pH 7.39、$PaCO_2$ 35.6 mmHg，PaO_2 50.8 mmHg，予高流量通气。为求进一步诊治来我院。来我院后患者神志清，呼吸急促，口唇发绀，测心率 138 次/分、血氧饱和度 87%，结合外院化验结果，初步诊断"肺间质性改变伴感染"，给予高流量吸氧，注射用亚胺培南西司他丁钠（泰能）联合莫西沙星抗感染、奥司他韦抗病毒，患者新冠核酸检测结果未出，收入 EICU 隔离单间加强监护治疗。病程中患者有发热，有咳嗽咳痰，无恶心、呕吐，无腹泻、黑便，精神萎靡，睡眠差，小便可。

既往史：患者既往有类风湿性关节炎病史 20 年，长期口服泼尼松片，2 年前诊断为肺纤维化。平时有咳喘症状，2 个月前咳喘加重，就诊于北京协和医院，诊断为"间质性肺炎伴感染"，出院后规律泼尼松 15 mg/d，吗替麦考酚酯分散片 0.75 g/d 2 次/天，吡非尼酮 200 mg/d 3 次/天口服，平时在家中间断鼻导管吸氧，行走数百米路程后自觉胸闷、气喘不适，休息吸氧后可好转。

否认糖尿病、高血压、冠心病等病史。按国家计划免疫预防接种。否认肝炎、肺结核、疟疾、菌痢等传染病史；否认药物、食物过敏史；否认手术及外伤史；否认输血史。

个人史：出生并生长于本地，无地方病或传染病流行地区居住及其接触情况，无血吸虫病疫水接触史、无重大精神病创史。吸烟 20 支 / 天，吸烟 20 年，无嗜酒史，无工业毒物、粉尘、放射性物质接触史，无冶游史。

（二）体格检查

体温 37.9℃，脉搏 135 次 / 分，呼吸 30 次 / 分，血压 113/75 mmHg。神志清，精神萎靡，端坐位，加温湿化高流量鼻导管吸氧中（FiO$_2$ 70%，流速 50 L/min），口唇发绀，呼吸急促，全身皮肤、巩膜无黄染，听诊双肺呼吸音粗，可闻及干、湿性啰音，心律齐，各瓣膜听诊区未及病理性杂音，腹软，无压痛及反跳痛，未触及包块，肝脾肋下未及，肝肾区未及叩击痛，双下肢无水肿。

（三）辅助检查

1. 外院检查 （惠山区人民医院 2020 年 1 月 9 日）血常规：白细胞 9.77×10^9/L，中性粒细胞 92.10%，淋巴细胞百分比 5.10%，血红蛋白 129g/L，血小板 256×10^9/L，C- 反应蛋白 19.30 mg/L；甲流 IgM 阳性；肺 CT 提示：肺间质纤维化，纵隔内多发小淋巴结，气管隆突下增大淋巴结，两侧胸膜增厚；凝血组合：PT 14.8 秒、INR 1.28、APTT 27.0 秒、FIB 7.19 g/L、TT 15.0 秒、AT Ⅲ 75%、D-Dimer 10 000 μg/L；血气分析：pH 7.465，PaCO$_2$ 38.1 mmHg，PaO$_2$ 54.8 mmHg；肺功能：FVC 1.37（33%）、FEV$_1$ 1.13（33%）、FEV$_1$/FVC 82.6%；心脏超声：三尖瓣轻度反流，轻度肺动脉高压，微量心包积液，EF 67%，肺动脉高压 40 mmHg；抗 CCP 抗体 1439.26 ru/mL，提示有类风湿关节炎；结核感染 T 细胞监测：阴性。

2. 入院后检查 （我院 2021 年 1 月 11 日）血常规：白细胞 17.27×10^9/L、中性粒细胞 93.4%、淋巴细胞百分比 2.9%、血红蛋白 145g/L、血小板 240×10^9/L、C- 反应蛋白 172.5 mg/L；肝肾功能：总胆红素（TBIL）29.9 μmol/L、总蛋白 71.1 g/L、清蛋白 37.6 g/L、碱性磷酸酶 98 U/L、谷丙转氨酶 28 U/L、谷草转氨酶 39 U/L、乳酸脱氢酶 1292 U/L、K$^+$ 4.00 mmol/L、Na$^+$ 136.0 mmol/L、Cl$^-$ 101.7 mmol/L、Ca^{2+} 2.24 mmol/L、血尿素氮 3.0 mmol/L、肌酐 53.0 μmol/L、葡萄糖（Glu）8.10 mmol/L。

胸片（2021 年 1 月 13 日本院）（病例 11 图 1）：两肺间质性改变伴感染，卧位心影增大。

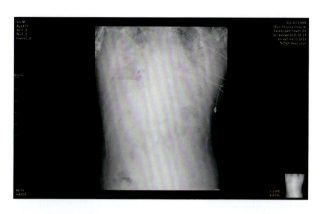

病例 11 图 1　胸片（2021 年 1 月 13 日本院）

注：两肺间质性改变伴感染，卧位心影增大。

二、诊疗经过

入院后收入急诊 ICU 治疗，给予高流量吸氧、注射用亚胺培南西司他丁钠联合莫西沙星抗感染、奥司他韦抗病毒等治疗，完成肺移植前评估；患者呼吸衰竭加重，给予经口气管插管、有创机械通气，给予"瑞芬太尼＋丙泊酚＋右美托咪定"镇静镇痛，"注射用亚胺培南西司他丁钠＋万古霉素＋卡泊芬净"抗感染，甲泼尼龙应用，丙种球蛋白调节免疫等治疗；2021 年 1 月 16 日转入胸科 ICU 加强治疗；患者2021 年 1 月 17 日呼吸衰竭加重，给予 VV-ECMO 辅助支持。于 2021 年 1 月 20 日全麻 ECMO 辅助下行肺右侧上、中叶移植（上叶开口与中叶开口重建）及左侧上叶移植，术后气管插管、VV-ECMO 辅助下转入胸科 ICU，1 月 21 日顺利撤除 ECMO。1 月22 日患者行 SBT 试验成功后拔除气管插管，撤除有创通气，给予经鼻高流量吸氧装置应用，5 分钟后患者出现气促，听诊两肺哮鸣音，指尖血氧饱和度最低降至 80%，给予无创呼吸机应用效果不佳，再次给予经口气管插管、有创机械通气，患者呼吸机抵抗严重，给予瑞芬太尼镇痛、丙泊酚镇静等处理后患者气喘有好转，氧合改善，但自主呼吸过强，给予维库溴铵肌松处理。间断停用镇静；尝试拔除气管插管失败。2 月 1 日行气管切开，过程顺利，术后于胸科 ICU 进一步治疗，因出现发热，予拔除中心静脉插管并留取培养，于右侧锁骨下静脉穿刺置管，更换抗感染方案后患者体温正常，感染指标恢复正常，并拔除中心静脉导管。2月18日转入移植科加强专科治疗，入科后逐步行脱机训练。3月8日更换为金属套管。3月11日拔管。住院期间行气管镜示右侧吻合口，右上叶、右中叶狭窄，多次行球囊扩张术。患者病情平稳，病区内脱氧活动，2021年3月19日好转出院。

相关影像检查如病例11图2至病例11图4所示。

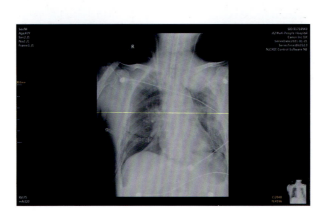

病例 11 图 2　术后首次胸片（2021 年 1 月 21 日本院）

注：双肺移植术后改变。

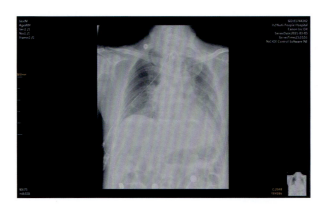

病例 11 图 3　胸片（2021 年 3 月 5 日本院）

注：双肺移植术后改变，两肺渗出性改变，左侧胸腔积液，卧位心影增大。

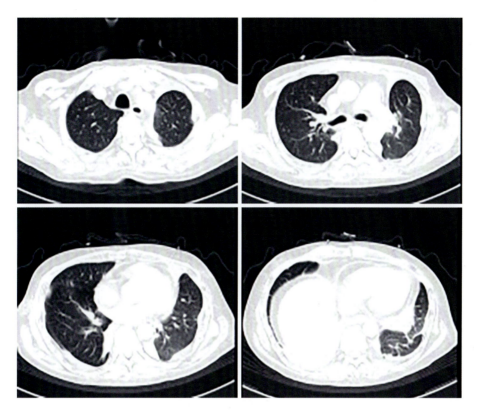

病例 11 图 4　胸片（2021 年 3 月 10 日本院）

注：两肺移植术后改变，左肺体积小，右肺中间段支气管变细。

三、病例讨论

ECMO 作为有效的桥接治疗手段为终末期肺病患者过渡到肺移植手术提供保障，本例患者采取 VV-ECMO 支持 4 天后行肺移植手术，属于成功桥接案例。

肺叶移植是一种供受体大小尺寸不匹配、边缘供肺的利用及病情危重的小胸腔患者供肺紧缺等问题的潜在解决方法。因为本例患者胸腔小，而且受体病情危重，已经置入 VV-ECMO 支持，需要紧急肺移植，肺叶移植术后管理难度大。研究报道肺叶移植术后中重度 PGD 发生率更高，术后 ECMO 支持时间更长。本例患者属于术前 ECMO 桥接紧急肺移植患者，手术方式选择了行右侧上中叶＋左上叶移植，经积极利尿液体负平衡处理，患者术后 24 小时内撤出 VV-ECMO，术后第 3 天撤出有创通气后患者出现严重低氧血症，无创呼吸机应用无改善，给予气管插管、有创通气；患者术后 12 天行气管切开，其间积极行康复锻炼，逐步降低呼吸机支持条件，最后成功脱机。

肺叶移植撤出有创通气时准备工作应充分，本中心经验认为以下几点应注意：①应用充分评估患者拔管条件，包括肌力、神志等；②肺叶移植术后拔管，床边应应急准备再插管设备，随时准备再插管；③拔管后应过渡至无创通气，不可直接过渡到高流量吸氧装置；④术后液体管理更加精细，应最大限度液体负平衡减轻肺水肿；⑤术后警惕支气管狭窄，注意预防真菌感染，如出现支气管狭窄，应积极行球囊扩张治疗。

四、专家点评

肺叶移植手术难度更大，术后应用体外支持及有创通气时间长，对术后管理要求高。本例患者经 VV-ECMO 桥接至肺移植手术，术后早期脱机失败，气管切开后经积极抗感染、康复、营养支持等综合治疗，患者脱机成功，气管切开套管封管，并好转出院，为肺叶移植术后围手术期管理提供经验，供体短缺及小胸腔受体增多，劈裂式肺叶移植手术需求增大，期待更多相关经验分享。

（病例提供：王大鹏　无锡市人民医院）

（点评专家：巨春蓉　广州医科大学附属第一医院　吴　波　王大鹏　无锡市人民医院黄　曼　浙江大学医学院附属第二医院　冯　敏　郑州大学第一附属医院）

参考文献

[1]Rando HJ，Fanning JP，Cho SM，et al.Extracorporeal Membrane Oxygenation as a Bridge to Lung Transplantation：Practice Patterns and Patient Outcomes[J].J Heart Lung Transplant，2023，S1053-2498（23）01925-3.

[2]Inci I，Schuurmans MM，Caviezel C，et al.Long-Term Outcomes of Cadaveric Lobar Lung Transplantation：An Important Surgical Option[J].Ann Thorac Cardiovasc Surg，2021，27（4）：244-250.

[3]Santos Silva J, Olland A, Massard G, et al.Does lobar or size-reduced lung transplantation offer satisfactory early and late outcomes[J].Interact Cardiovasc Thorac Surg, 2020, 31 (1): 93-97.doi: 10.1093/icvts/ivaa051.

[4]Campo-Canaveral De La Cruz JL, Dunne B, Lemaitre P, et al.Deceased-donor lobar lung transplant: A successful strategy for small-sized recipients[J].J Thorac Cardiovasc Surg, 2021, 161 (5): 1674-1685.

[5]Suberviola1 B, Mons R, Ballesteros1 MA, et al.Excellent long-term outcome with lungs obtained from uncontrolled donation after circulatory death[J].Am J Transplant, 2019, 19: 1195-1201.

病例 12　VV-ECMO 桥接紧急双肺叶移植治疗急性纤维素性机化性肺炎

一、病历摘要

（一）一般资料

患者女性，33 岁，护士。

主诉：反复发热 4 天，皮疹 2 天。

现病史：患者 4 天前（2021 年 1 月 1 日）熬夜后出现发热，最高体温达 40.0℃，伴寒战，伴阵发性咳嗽、咳少量白痰，自行服用感冒药、达菲（具体不详）后仍反复发热，遂就诊于我院急诊科。肺部 CT 提示左肺炎症，考虑为"大叶性肺炎"，先后予"头孢曲松钠、盐酸莫西沙星片、注射用头孢哌酮钠舒巴坦钠"抗细菌感染后出现全身皮疹，伴瘙痒，压之可褪色，考虑药物性皮疹可能，予抗过敏后，皮疹渐渐消退，瘙痒较前减轻，后继续予舒普深抗感染、退热等治疗，症状无改善，遂拟"肺部感染"收住入院。

既往史：既往体健。无糖尿病、高血压、冠心病病史；无吸烟、饮酒史；否认传染病史。

家族史：父母体健，已婚，育有 1 女。家庭其他成员无类似疾病、遗传病患者。

（二）体格检查

患者 2021 年 1 月 4 日步行入院急诊内科。体温 38.2℃，心率 90 次 / 分，呼吸 28 次 / 分，血压 134/91 mmHg。神志清楚，双肺呼吸音粗，未闻及干、湿性啰音。心律齐，未闻及病理性杂音。腹平软，无压痛、反跳痛，肠鸣音 4 次 / 分，双下肢无水肿。

（三）辅助检查

1. 入院检查（2021 年 1 月 4 日）

（1）血常规：白细胞 7.46×10^9/L，中性粒细胞百分比 90.3%，血红蛋白 104 g/L，血小板 167×10^9/L。

（2）PCT 1.69 ng/mL。

（3）血生化：白蛋白 34 g/L，肌酐 75 μmol/L，乳酸脱氢酶 213 U/L，总胆红素 25.5 μmol/L，直接胆红素 20.6 μmol/L，丙氨酸氨基转移酶 27 U/L，天冬氨酸氨基转移酶 73 U/L。

（4）凝血功能：PT 16 s，APTT 53 s，D-dimer 3590 ng/mL，FIB 5.51 g/L。

（5）免疫学指标：ANA+ANA 抗体谱：抗 Scl-70 抗体 ++；抗 dsDNA、肾小球基底膜抗体 IGM、抗心磷脂抗体均阴性。

（6）病原学结果：患者肺泡灌洗液 mNGS 检出人疱疹病毒 4 型（EB 病毒）；呼吸道病原体抗体八连查、TORCH、EB 病毒＋巨细胞病毒、血培养、痰细菌、肺泡灌洗 GM 试验均阴性、血 GM 试验阴性、隐球菌抗原阴性、TSPOT 和抗酸杆菌涂片阴性、血结核抗体检查阴性、结核杆菌 DNA 阴性。

（7）心脏超声：心脏收缩及舒张功能未见明显异常，EF 70.2%，心包微量积液；检查时心动过速。

（8）胸部 CT（2021 年 1 月 4 日）：左肺上叶实变。

2. 术前主要检查（2021 年 1 月 4 日至 2021 年 2 月 20 日）

（1）CT 检查

2021 年 1 月 6 日 CT 肺动脉造影：①左肺炎症，较前大致相仿，建议治疗后复查，肿瘤待除；②脂肪肝；③肺动脉 CTA 检查未见明显异常。

2021 年 1 月 11 日 CT 肺部＋全腹平扫：①双肺阴影，部分较前进展，部分较前新增，考虑感染，请结合临床，建议继续治疗后复查或进一步检查；②双侧胸腔新增少量积液；③双侧腋窝、腹腔、腹膜后及腹股沟区多发小及稍大淋巴结，双侧腋窝淋巴结较前稍大，请结合临床，建议进一步检查；④胆囊炎伴壁周水肿；⑤胰腺稍饱满，胰周及十二指肠周围脂肪间隙模糊，考虑炎症，请结合临床；⑥腹盆腔少量积液，胸腹部皮下水肿伴多发渗出；⑦轻度脂肪肝；⑧左肾高密度结节，复杂性囊肿？

2021 年 1 月 20 日 CT 肺部平扫＋增强：①双肺阴影，较前进展，考虑感染，请结合临床，建议继续治疗后复查或进一步检查；②双侧胸腔新增少量积液，较前稍多；③双侧腋窝多发小及稍大淋巴结，较前相仿。

（2）2021年1月19日PET-CT全身显像：①左肺上叶高代谢肿块，双肺下叶多发轻度代谢结节，脾大伴代谢轻度增高，肝脏密度弥漫性减低，双肾代谢弥漫性增高，鼻咽部代谢增高，双颈部、腹膜后、双侧髂血管旁、双侧腹股沟多发轻微代谢肿大淋巴结。综合以上，考虑淋巴瘤浸润可能大，建议肺部穿刺活检；胰腺代谢轻度增高，浸润待除；②双侧胸腔少量积液；双肺少许慢性炎症；心包少量积液；③左侧上颌窦炎；慢性胆囊炎；左肾致密影，考虑钙化灶可能；④全身皮下水肿；⑤全身其他部位 ^{18}F-FDGPET-CT 显像未见明显异常。

（3）左上肺穿刺活检病理：左上肺穿刺病理回报提示（病例12图1）：组织改变为急性纤维素性机化性肺炎，本片未见特殊病原菌，未见肿瘤。

引流液沉淀物病理：镜下为纤维素性渗出物伴以中性粒细胞为主的炎症细胞浸润，其间可见少量间皮细胞。未见明确肿瘤证据。免疫组化结果：KI67 约 15% 阳性。原位杂交结果：EBER 阴性。

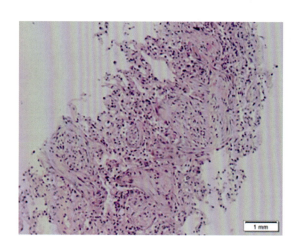

病例 12 图 1　左上肺穿刺活检病理

注：肺泡内纤维蛋白沉积（纤维蛋白球）（HE 染色，×200）。

（4）病原学结果：术前所有病原学结果均阴性。

（5）心脏超声（2021年1月20日）：心脏收缩及舒张功能未见明显异常，EF 72.1%，心包微量积液；检查时心动过速。

3．术后主要检查（2021 年 2 月 20 日至 2021 年 9 月 30 日）

（1）病原学结果

2021 年 2 月 23 日纤维支气管镜取痰：铜绿假单胞菌计数：4+ 多重耐药菌（耐药类型：耐碳青霉烯），多黏菌素 B 敏感。

2021 年 2 月 25 日血培养：约翰逊不动杆菌；放射根瘤菌。

2021 年 3 月 2 日肺泡灌洗液：中等量念珠菌。

2021 年 3 月 2 日胸水：铜绿假单胞菌：多重耐药菌（耐药类型：耐碳青霉烯）。

2021 年 3 月 7 日血培养：似平滑念珠菌。

2021 年 3 月 12 日胸水：铜绿假单胞菌，屎肠球菌（D 群）。

2021 年 3 月 23 日纤维支气管镜取痰：产吲哚黄杆菌，复方新诺明敏感。

2021 年 4 月 2 日纤维支气管镜取痰：铜绿假单胞菌：3+ 多重耐药菌。

2021 年 4 月 6 日胸腔引流液：铜绿假单胞菌：3+ 多重耐药菌，多黏菌素 B 敏感。

2021 年 4 月 6 日纤维支气管镜取痰：铜绿假单胞菌：3+ 多重耐药菌。

2021 年 4 月 20 日纤维支气管镜取痰：脑膜脓毒性黄杆菌。

2021 年 4 月 27 日胸腔引流液：铜绿假单胞菌，肺炎克雷伯菌。

（2）心脏彩超

2021 年 3 月 10 日心脏彩超（床边）：EF 69.6%，各房室内径正常；左室整体收缩功能正常。

（3）CT 检查

2021 年 3 月 4 日 CT 检查：①颅脑平扫未见明显异常；②扫及双侧上颌窦及中耳乳突炎；③双肺移植术后；④双肺炎症；⑤双侧胸腔少量积液，左侧液气胸，考虑左侧吻合口瘘，请结合临床；⑥心包少量积液，较前相仿，心脏增大。

2021 年 5 月 20 日 CT 肺部平扫：①双肺移植术后改变；②双肺炎症，右肺叶较前进展，左肺较前大致相仿；③双侧胸腔少量积液，右侧较前增多，左侧较前稍减少；④双侧支气管狭窄。

（4）气管镜检查（病例 12 图 2）：见吻合口瘘，吻合口肉芽组织增生、吻合口狭窄。

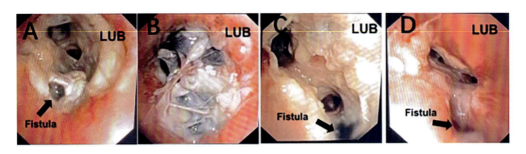

病例 12 图 2　气管镜图像

注：A. 术后 20 天，气道并发症吻合口瘘表现；B. 术后 45 天，吻合口肉芽增生，缝线外漏合并感染；C. 术后 90 天，经过冷冻、电疗、激光等气道廓清治疗，肉芽组织及缝线消失；D. 术后 100 天，左上叶支气管狭窄。

（5）肌电图检查（病例 12 图 3）：综合神经传导与针肌电图所见，需考虑危重病性神经肌病可能（以肌肉损害为主）。

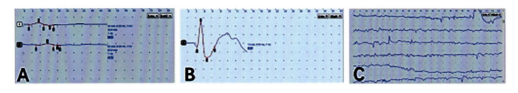

病例 12 图 3　肌电图

注：A. 中位神经传导检查显示复合肌肉动作电位（CMAPs）幅度低，持续时间延长；B. 中位感觉神经动作电位（SNAP）正常；C. 针电图检查显示髌前肌自发活动。

二、诊疗经过

1. 术前主要诊疗

（1）入院诊断：大叶性肺炎。

（2）术前诊断

1）重症肺炎：急性纤维素性机化性肺炎。

2）Ⅰ型呼吸衰竭。

3）重度 ARDS。

（3）入院后经鼻高流量氧疗（HFNC），并予注射用头孢哌酮钠舒巴坦钠经验性抗感染治疗，患者氧合指数进行性下降，转入 ICU 后先后予注射用亚胺培南西司他丁钠、利奈唑胺、阿奇霉素、伏立康唑、复方磺胺甲噁唑、更昔洛韦等抗感染治疗，考虑患者间质性肺炎持续进展予甲基泼尼松龙［10 mg/（kg·d）］冲击治疗 5 天后甲基泼尼松龙 40mg/d 维持治疗、免疫球蛋白［0.4 g/（kg·d）］冲击治疗 5 天，病情仍呈持续进展，氧合指数波动于 100 mmHg 左右，予以气管插管呼吸机辅助通气，仍不能维持氧合，遂行 VV-ECMO 支持治疗，VV-ECMO 联合肺保护性肺通气支持治疗 14 天后，经过多学科团队（MDT）讨论，评估患者有肺移植的适应证，无明显禁忌证，经过伦理审查后，经过患者家属的知情同意，决定为患者行双肺移植术。

2. 术后主要诊疗

（1）术后主要诊断

1）急性纤维素性机化性肺炎、双肺叶移植术。

2）肺部感染、血流感染、急性脓胸。

3）多器官功能衰竭（循环、呼吸、肝、肾、凝血）。

4）气道并发症：吻合口瘘、吻合口感染、肉芽组织增生、吻合口狭窄。

5）ICU 获得性衰弱。

（2）双肺叶移植术在 ECMO 支持治疗的第 20 天，患者匹配到了供肺，于 2021 年 2 月 20 日行双侧肺叶移植术（左上叶、右中下叶），供体右肺冷缺血时间约 7 小时，左肺冷缺血时间约 8.5 小时。术中出现心脏停跳，复苏时间大约 2 分钟，总出血 2000 mL、尿量 100 mL。

（3）循环支持术后予以容量管理、去甲肾上腺素联合肾上腺素升压维持，随着循环逐渐的稳定，逐渐下调并于术后 1 周撤去血管活性药物。

（4）呼吸支持术后 ECMO 联合肺保护性通气，于 2021 年 3 月 6 日撤除 ECMO；2021 年 3 月 2 日气管切开，2021 年 8 月 21 日完全停用呼吸机，拔除气切套管（病例 12 图 4）。

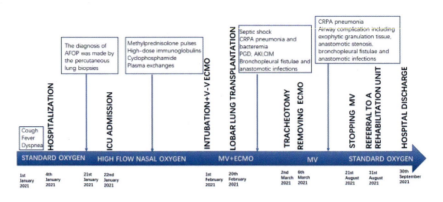

病例 12 图 4 主要治疗事件时间轴

注：时间线总结了连续的治疗过程。ECMO，体外膜肺；MV，机械通气；PGD，原发性移植物功能障碍；AKI，急性肾功能不全；CIM，重症肌病；CRPA，耐碳青霉烯耐药的铜绿假单胞菌。

（5）术后 CRRT 治疗，直至 2021 年 5 月 21 日肾功能恢复予以停用 CRRT。

（6）抗感染予以多黏菌素 B 联合哌拉西林他唑巴坦抗耐碳青霉烯的铜绿假单胞菌（CRPA），卡泊芬净预防性抗真菌和更昔洛韦预防巨细胞病毒（CMV）治疗，纤维支气管镜吸痰、俯卧位等体位加强痰液引流，胸腔引流冲洗加强脓胸引流等。

（7）抗排异术后他克莫司联合泼尼松免疫维持治疗。

（8）气道介入治疗：2021 年 4 月 7 日起多次予以冷冻治疗及支气管镜下球囊扩张术。

（9）康复治疗。

（10）营养治疗。

3．随访 患者术后至今 2 年半，在家中独立生活，生活质量良好。

三、病例讨论

急性纤维素性机化性肺炎（acute fibrinous and organizing pneumonia，AFOP）于 2002 年由 Beasley 首次报道，该病是一种罕见的急性肺损伤的病理类型。其特征是镜下肺泡腔内可见大量纤维素性渗出物。AFOP 被认为是弥漫性肺泡损伤、隐源性机化性肺炎和嗜酸性肺炎的复合物，分为急性型和亚急性型。它的发生很罕见，主要在美国和中国报道。主要临床表现是咳嗽、发热和呼吸功能不全等。AFOP 的病因可能是自身免疫性疾病、药物不良反应、感染、癌症或移植等，然而，在某些情况下，AFOP 也可以表现为特发性病例，就像本例患者一样，即使经过细致的临床检查，也找不出任何相关的危险因素。

目前国内外对 AFOP 暂无统一的诊断标准，确诊 AFOP 依靠手术活检病理诊断。然而对 AFOP 的治疗也缺乏共识，目前主要是以糖皮质激素的使用等内科保守治疗为主，然而，这些治疗手段的效果并不令人满意。AFOP 的紧急肺移植已被报道可能是治疗 AFOP 的一种替代策略。2015 年，Renaud-Picard 及其同事报道，一名因囊性纤维化进行双肺移植术后 42 个月患有 AFOP 的年轻男性患者通过紧急双侧肺移植成功获救。2020 年，Campisi 及其同事补充了两例证据，证明紧急肺移植对 AFOP 可能有益。

四、专家点评

本例 AFOP 患者在内科保守治疗下肺部呈快速进展，呼吸功能进行性恶化，为急性暴发型 AFOP。在 ECMO 桥接治疗 20 天后进行双肺叶移植，移植后经过长时间一系列治疗最终患者完全康复。本病例的成功经验证明了双侧肺叶移植治疗 AFOP 患者的可行性，尤其是在紧急情况下。

但该患者在移植后经历了一系列并发症，包括肺部感染、血流感染、吻合口感染、吻合口瘘、急性脓胸、PGD、感染性休克、急性肾功能不全、危重病性肌病等。并发症的发生使得患者病程长、治疗花费高。这不得不让我们深思几个问题：① AFOP 药物治疗过程中如何评估肺部改善的可能性？肺移植手术介入的时机？毕竟术前与 ECMO 运行与出血、血栓栓塞并发症、神经系统并发症、感染和血管并发症的高风险有关；②患者在手术后立即出现 ICU 获得性衰弱（intensive care unit-acquired weakness，ICU-AW），严重影响患者的气道自洁能力和康复进程，这也是移植术后肺部反复感染和气道并发症发生的重要因素，需引起我们的重视。ICU-AW 是危重症患者常见且严重的神经肌肉并发症，临床表现为肢体麻痹无力、反射减弱和肌肉萎缩等一系列症状。多为危重病性肌病（critical illness myopathy，CIM）和（或）危重症多发性神经病（critical illness polyneuropathy，CIP）。肺移植患者术后出现 ICU-AW 的病例不在少数，Maramattom B 报道一例双侧原位肺移植后坏死性危重肌病，因癫痫持续状态最终死亡。ICU-AW 危险因素可能包括脓毒血症、多器官功能衰竭、全身系统炎症综合征、高龄、女性、长期机械通气、镇静镇痛、制动、高血糖、糖皮质激素及神经阻滞剂的使用等。我们提供的移植病例存在脓毒血症合并有多脏器功能衰竭，且由于使用大剂量糖皮质激素、镇静镇痛药、长期机械通气、ECMO、CRRT等，移植术后出现了明显的危重病性肌病。因此，除了需要考虑此类患者何时进行移植外，我们还需要考虑肺移植前的准备，如：何时停止使用类固醇激素及如何减少镇静镇痛剂量，清醒ECMO的使用等。为减少ICU-AW的发生，除了尽量避免危险因素的作用，同时尽早识别及诊断也至关重要。诊断的方法包括：①肌力的临床评估：对于肌力的评估方法，目前仍普遍采用医学研究委员会（MRC）推荐的床旁肌力临床评估法，该法针对12组肌肉群的活动情况进行评分，包括双侧的肩关节外展、肘关节屈曲、伸腕、髋关节屈曲、伸膝、踝关节背屈。每个肌肉群评分为5个等级：没有明显的肌肉收缩为0分；肌肉收缩但无肢体移动为1分；肢体移动但不能抵抗重力为2分；能抵抗重力为3分；能抵抗重力并能抵抗一定抗阻力为4分，正常为5分，总得分为0~60分。当总分＜48分时，即诊断为ICU-AW。但MRC评分不能明确ICU-AW的病因，也不能区别CIM与CIP；②电生理测试：由于MRC评分法存在缺陷，有学者推荐联合电生理测试来确诊ICU-AW。电生理测试包括重复电刺激试验、神经传导测定、针刺肌电图和直接肌肉刺激等。尽管存在一定的检测门槛，但目前仍是诊断ICU-AW的金标准，对于早发现、早诊断、早治疗发挥重要作用。该病例用以上方法及时明确了诊断。在治疗上，通过积极控制疾病、预防额外并发症和呼吸康复与肢体康复的早期全程化介入，神经肌肉电刺激及加强营养治疗等得到良好的治疗效果。

此外，肺移植是公认的慢性终末期肺部疾病患者关键有效的治疗选择。但在一些急性起病的患者，除了本病例讨论的AFOP患者外，还有近年热议的ARDS患者，肺移植治疗仍然存在争议。紧急肺移植为ARDS的一种有效治疗方式已被确认，尤其在新型冠状病毒感染性肺炎大流行期间，越来越多的新型冠状病毒感染性肺炎后ARDS患者接受肺移植治疗。但该类患者，内科优化治疗需用说明肺部不可逆损伤的证据及时间难以确定，手术的指征与时机如何把控仍缺乏共识，仍需在不断的临床实践中总结证实。

（病例提供：叶　冰　吴维栋　福建医科大学附属协和医院）

（点评专家：巨春蓉　广州医科大学附属第一医院

郭　璐　四川省医学科学院·四川省人民医院　杜鑫森　四川大学华西医院）

参考文献

[1]Beasley MB，Franks TJ，Galvin JR，et al.Acute fibrinous and organizing pneumonia：a histological pattern of lung injury and possible variant of diffuse alveolar damage[J].Arch Pathol Lab Med，2002，126：1064-1070.

[2]Tzouvelekis A，Koutsopoulos A，Oikonomou A，et al.Acute fibrinous and organising pneumonia：a case report and review of the literature[J].J Med Case Rep，2009，3：74.

[3]Garcia BA，Goede T，Mohammed TL.Acute Fibrinous Organizing Pneumonia：A Case Report and Literature Review[J].Curr Probl Diagn Radiol，2015，44：469-471.

[4]Arnaud D，Surani Z，Vakil A，et al.Acute Fibrinous and Organizing Pneumonia：A Case Report and Review of the Literature[J].Am J Case Rep，2017，18：1242-1246.

[5]Ning YJ，Ding PS，Ke ZY，et al.Successful steroid treatment for acute fibrinous and organizing pneumonia：A case report[J].World J Clin Cases，2018，6：1053-1058.

[6]Lee JH，Yum HK，Jamous F，et al.Diagnostic procedures and clinico-radiological findings of acute fibrinous and organizing pneumonia：a systematic review and pooled analysis[J].Eur Radiol，2021，31：7283-7294.

[7]Travis WD，Costabel U，Hansell DM，et al.An official American Thoracic Society/European Respiratory Society statement：Update of the international multidisciplinary classification of the idiopathic interstitial pneumonias[J].Am J Respir Crit Care Med，2013，188：733-748.

[8]Campisi A，Dell'Amore A，Bertolaccini L，et al.Urgent lung transplantation in acute fibrinous and organizing pneumonia：a sliding door or a new perspective[J]？Gen Thorac Cardiovasc Surg，2020，68：136-141.

[9]Renaud-Picard B，Dégot T，Biondini D，et al.Successful lung retransplantation in a patient with acute fibrinous and organizing pneumonia：a case report[J].Transplant Proc，2015，47：182-185.

[10]van Wagenberg L，Witteveen E，Wieske L，et al.Causes of Mortality in ICU-Acquired Weakness[J].Journal of intensive care medicine，2020，35（3）：293-296.

[11]Maramattom B，Wijdicks EF，Sundt TM，et al.Flaccid quadriplegia due to necrotizing myopathy following lung transplantation[J].Transplantation proceedings，2004，36（9）：2830-2833.

[12]Kress JP，Hall JB.ICU-acquired weakness and recovery from critical illness[J].The New England journal of medicine，2014，371（3）：287-288.

[13]Jung B，Moury PH，Mahul M，et al.Diaphragmatic dysfunction in patients with ICU-acquired weakness and its impact on extubation failure[J].Intensive care medicine，2016，42（5）：853-861.

[14]吴筠凡，周志华，刘宝，等．危重病性获得性神经肌肉障碍［J］.中国临床神经科学，2013，21（5）：596-600.

[15]Bharat A，Hoetzenecker K.Lung Transplantation for Acute Respiratory Distress Syndrome[J].Thorac Surg Clin，2022，32：135-142.

[16]Hoetzenecker K，Schwarz S，Keshavjee S，et al.Lung transplantation for acute respiratory distress syndrome[J].J Thorac Cardiovasc Surg，2023，165：1596-1601.

[17]Frick AE，Gan CT，Vos R，et al.Lung transplantation for acute respiratory distress syndrome：A multicenter experience[J].Am J Transplant，2022，22：144-153.

病例 13 房间隔缺损封堵术 + 双肺移植

一、病历摘要

（一）一般资料

患者男性，17 岁。

主诉：活动后气喘 6 年，加重 5 个月。

现病史：患者 2017 年开始出现活动后气喘，在温州市人民医院检查诊断为先天性心脏病、房间隔缺损（ASD）。转至上海儿童医学中心，心脏超声检查示：主肺动脉间隔缺损，范围约 0.82 cm，双向分流，房间隔缺损（Ⅱ）1.48 cm，双向分流。肺动脉瓣轻度反流，压差 40 mmHg，并于 2017 年 7 月 18 日行右心导管术提示：肺动脉压力 68/44/53 mmHg，降主动脉压力 72/50/59 mmHg。楔入造影：肺小动脉扭曲，形态稍僵硬，毛细血管床充盈减少，肺小动脉楔压 12 mmHg。诊断：主肺动脉窗，Ⅱ型房间隔缺损，肺动脉高压重度。无法手术治疗，予波生坦 62.5 mg bid，后改为 125 mg bid 治疗，病情较平稳。2022 年 8 月病情较前加重，活动后明显发绀，伴乏力。在上海儿童医学中心就诊，测 6 分钟步行试验：220 m。将波生坦改为马昔腾坦 10 mg qd、西地那非 20 mg tid，并予司来帕格三期临床试验用药，最大量曾使用到 1.6 mg bid，后因药物不良反应改为 0.8 mg bid。2023 年 2 月，患者病情再次加重，在上海儿童医学中心再次住院，心脏彩超示：房间隔缺损（Ⅱ）、肺动脉高压（中央部位 1.15 cm，双向分流，左向右分流为主）、三尖瓣中度反流（三尖瓣反流压差约 92 mmHg）、肺动脉瓣轻 - 中度反流（压差约 57 mmHg）。右心室收缩功能减低。予西地那非、马昔腾坦、司来帕格、呋塞米等治疗，但效果欠佳。患者活动耐力明显下降，稍动即感气喘，无法行走，末梢血氧饱和度多在 90% 左右。为行肺移植手术，2023 年 4 月在外院行肺移植术前评估，经肺移植术前专家讨论，有肺移植手术指征，无明显禁忌证，列入手术等候名单。现有匹配供体，遂来我院拟行肺移植术。病程中，患者无头晕、头痛，无咳嗽、咯血、胸痛，无腹痛、腹泻，无腹胀、水肿，食纳、夜眠尚可，二便正常。

既往史：平素体健。否认高血压、糖尿病、冠心病等慢性病史；否认肝炎、肺结核、疟疾、菌痢等传染病史。预防接种史不详。否认药物、食物过敏史；否认手术及外伤史；否认输血史。

个人史：出生并生长于当地，无到过其他地方病或传染病流行地区及其接触情况，无血吸虫病疫水接触史、重大精神病史。生活习惯及嗜好：从不吸烟，无长期饮酒史。无常用药品、麻醉毒品职业及工作条件无工业毒物、粉尘、放射性物质。否认冶游史。

（二）体格检查

体温 37.1℃，脉搏 80 次 / 分，呼吸 24 次 / 分，血压 109/71 mmHg。神志清，呼吸稍促，口唇发绀，双侧瞳孔等大等圆，对光反射灵敏。颈软，气管居中。颈静脉充盈，两肺听诊呼吸粗，未闻及明显湿性啰音。心界扩大，心率 80 次 / 分，心律齐，P2 亢进，肺动脉瓣区可闻及收缩期 3/6 级杂音。腹软，无压痛，肝脾触及不良。双下肢未见明显凹陷性水肿。

（三）辅助检查

动脉血气分析（2023 年 4 月）：pH 7.464，氧分压 51 mmHg，二氧化碳分压 29.5 mmHg，肺泡动脉氧压差 88.1 mmHg，实测总血红蛋白 189 g/L，红细胞比容 58.1%，氧合血红蛋白浓度 87.1%，还原血红蛋白浓度 11.8%（不吸氧），标准碳酸氢根 23.3 mmol/L。血细胞分析：白细胞 $6.4×10^9$/L，红细胞 $6.24×10^{12}$/L，血红蛋白 177 g/L，红细胞体积分布宽度标准差 38.9 fL，C- 反应蛋白＜ 0.5 mg/L。风湿免疫指标、肿瘤指标：均正常。甲状腺功能：FT_4 23.12 pmol/L。血脂检测：血清三酰甘油测定 2.74 mmol/L，高密度脂蛋白胆固醇 0.75 mmol/L，低密度脂蛋白胆固醇 3.04 mmol/L。肾功能检测：尿酸 427 μmol/L，血清胱抑素 C 1.02 mg/L，尿 N-酰 -β-D- 氨基葡萄糖苷酶测定 12.8 U/L。肝功能 16 项：血清球蛋白 16 g/L，白球比 3.41，余均正常。凝血功能：活化部分凝血活酶时间测定 33.6 秒，余均正常。传染病八项：正常。其他：B 型脑利钠肽 103 pg/mL，抗线粒体抗体 28.28 RU/mL，巨细胞病毒 IgG 抗体定量 353.37 AU/mL，EB 病毒壳抗原 IgG 抗体：阳性；EB 病毒核抗原 IgG：阳性；CD3+CD4+PD-1+ T 细胞绝对计数 128/μL ↑；HLA Ⅰ类和Ⅱ类抗体：阴性；结核 T 细胞测定：阴性；抗心磷脂抗体：阴性；痰培养＋药敏、G 试验、GM 试验、单纯疱疹病毒Ⅰ＋Ⅱ型（IgM ＋ IgG）、结核杆菌 γ- 干扰素释放试验、巨细胞病毒（CMV-DNA）定量、抗心磷脂抗体定量、T 细胞耗竭及线粒体功能障碍检测：阴性。腹部彩超：脂肪肝。颈部彩超：双侧颈动脉未见明显异常。双下肢血管彩超：双下肢动脉未见明显异常；双下肢静脉未见明显栓塞。泌尿系彩超：双肾、输尿管、膀胱未见明显异常。心电图检查：窦性心律；完全性右束支传导阻滞；QT 间期延长；左心室高电压；ST-T 改变。心脏超声：主肺动脉增宽（内径 45 mm）；右心增大；三尖瓣中 - 大量反流；肺动脉高压（重度，估测肺动脉压 75 mmHg）；房间隔缺损（约 2.4 cm，左向右分流为主）。胸部 CT 示：肺动脉高压改变；心影增大（右心室为主），请结合临床；心包少量积液。头部 CT 示：左侧额顶部近颅板下、左侧小脑幕蛛网膜囊肿，请结合临床。肺动脉 CTA：肺动脉高压（肺动脉主干管径约 53 mm、左肺动脉管径约 29 mm、右肺动脉管径约 34 mm）。6 分钟步行试验：240 米，SpO_2 最低 83%，HR 最快 147 次 / 分。肺功能：FEV_1 2.86 L，占预计值 76.2%；FVC 3.67 L，占预计值 80.6%。FEV_1/FVC 93.6%。DLCO SB 占预计值 94.5%。骨密度：T 值 -2.6。2023 年 2 月上海交通大学儿童医学中心查右心导管示：各腔室压力及血氧，MPA：96/60/72 mmHg，同步测量主动脉压力 116/76/91 mmHg，左肺楔嵌压 11 mmHg，QP/QS ＝ 1.35，PVR1 ＝ 20.47 Wood·m^2，左右肺小动脉楔入造影均见肺小血管呈枯枝状，毛细血管床充盈减少。

心脏超声结果（2023 年 7 月 20 日）（病例 13 图 1）：继发孔型房间隔缺损，右房、右室明显增大，右室壁增厚，三尖瓣轻度反流，肺动脉压力重度增高。

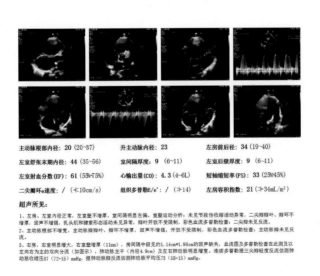

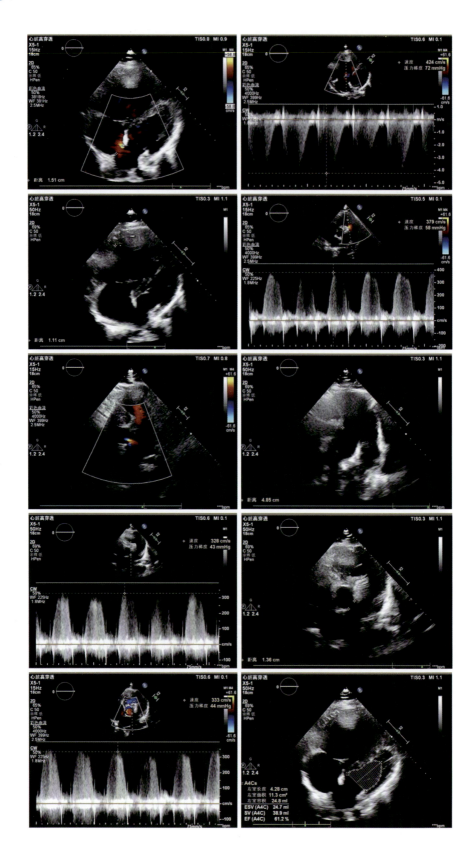

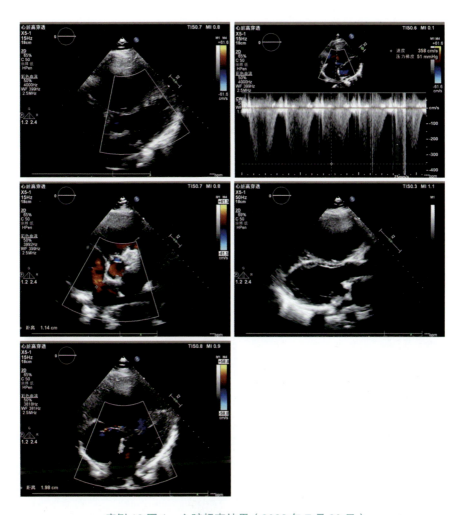

病例 13 图 1　心脏超声结果（2023 年 7 月 20 日）

食管超声结果（2023 年 7 月 20 日）（病例 13 图 2）：继发孔型房间隔缺损。

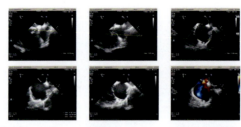

主动脉根部内径：	(20~37)	升主动脉内径：		左房前后径：	(19~40)
左室舒张末期内径：	(35~56)	室间隔厚度：	(6~11)	左室后壁厚度：	(6~11)
左室射血分数（EF）：	(53%~75%)	心输出量（CO）：	(4~6L)	短轴缩短率（FS）：	(25%~45%)
二尖瓣环e速度：	(＜10cm/s)	组织多普勒e'：	(＞14)	左房容积指数：	(＞34mL/m²)

超声所见超声检查：房间隔全长3.6cm，中段见约1.36cm的回声缺失，肺静脉侧有0.80cm的残端，主动脉下缘未见明显残端，二尖瓣侧有1.52cm的残端，缺损口距离最上腔静脉开口处约0.69cm、距下腔静脉开口处约1.42cm，血流图及多普勒检查在此测及双向分流（如图示）。

超声印象：

继发孔型房间隔缺损

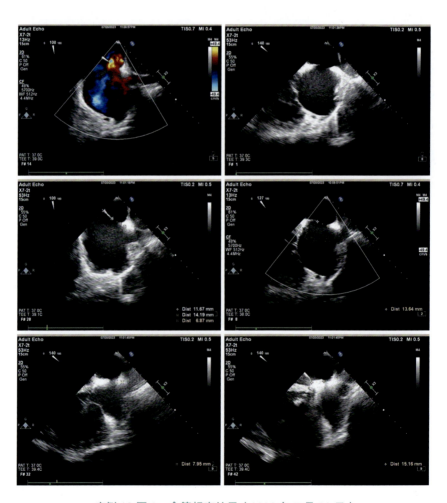

病例 13 图 2　食管超声结果（2023 年 7 月 20 日）

二、诊疗经过

入院后完善检查，积极术前准备。2023 年 7 月 21 日在全麻下行经皮房间隔缺损封堵术、中心 VA-ECMO 辅助下双肺移植术，麻醉妥，漂浮导管评估肺动脉收缩压 125 mmHg，封堵后 PASP 140 mmHg，中心 ECMO 转流后 PASP 100 mmHg，右肺动脉开放后 PASP 50 mmHg，患者先行经皮房间隔缺损封堵术，横断胸骨行 CLAM-SHELL 切口，暴露升主动脉，缝合荷包，置入 17#ECMO 动脉管鞘，并予右侧腹股沟行切口，游离股静脉，缝合荷包，置入 21# 静脉管鞘，转流中心 VA-ECMO 辅助后肺动脉压力有所下降，见心胸比极大，右心增大，肺动脉显著怒张增粗，遂行先右后左肺移植术，双肺移植后予股动脉人工血管桥接置入 17#ECMO 动脉管鞘、颈内静脉置入 17#ECMO 静脉管鞘，并拔除升主动脉管鞘，调整中心 VA-ECMO 模式至外周 VAV-ECMO 模式转流辅助。右肺冷缺血时间为 8 小时，左肺冷缺血时间为 10 小时。术中失血 10 000 mL，输血 14 050 mL，尿量 400 mL，术中应用 CRRT 脱水减轻心脏负荷。术后入 ICU 加强治疗，给予呼吸机辅助通气，VAV-ECMO 心肺支持（静脉流量 2.5 L/ 分，动脉流量 2.2 L/ 分），CRRT 支持，肾上腺素强心、去甲肾上腺素升压，输注红细胞纠正贫血，输注血浆、纤维蛋白原、补充凝血酶原复合物等凝血物质，补充血小板、冷沉淀、抗感染、抗排异、抑酸、化痰、镇痛、镇静、肌松、人血白蛋白应用、营养支持等治疗，床边纤维支气管镜评估气道水肿情况，调整心功能减轻心脏负荷，根据患者心脏及呼吸情况辅助需求调整 ECMO 动静脉支持比例，床边超声评估容量及心功能变化，患者心输出量逐渐增加，心功能好转。2023 年 7 月 24 日顺利撤除 ECMO 动脉导管，应用呋塞米、托拉塞米利尿，西地兰强心，重组人脑利钠肽改善心脏顺应性。患者出现发热，更换中心静脉导管，根据痰液细菌培养结果，调整抗感染方案。2023 年 7 月 28 日通过 ECMO 自主呼吸试验后顺利撤除 ECMO，行纤维支气管镜吸痰，停用肌松药物，并减少镇痛、镇静药物剂量，2023 年 8 月 3 日通过自主呼吸试验顺利脱机拔管，给予无创呼吸机辅助支持，2023 年 8 月 4 日转至移植科病房继续治疗。患者痰培养：肺炎克雷伯杆菌、洋葱伯克霍尔德菌、铜绿假单胞菌，先后予亚胺培南西司他丁、头孢他啶阿维巴坦、头孢他啶等抗阴性菌感染，万古霉素抗阳性菌感染，卡泊芬净防治真菌感染，气管镜示双侧支气管吻合口光滑，轻度充血水肿，吻合口局部少量真菌伪膜生长，左下肺有少量脓痰，两性霉素 B 雾化防治气道真菌感染，2023 年 8 月 25 日好转出院。

胸片结果（2023 年 7 月 21 日）（病例 13 图 3）：胸部术后改变、两肺渗出性改变、卧位心影增大、左侧胸腔积液可能。

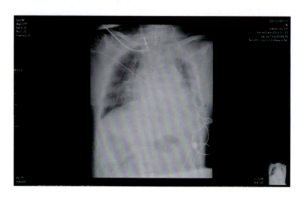

病例 13 图 3　胸片结果（2023 年 7 月 21 日）

胸片结果（2023 年 7 月 22 日）（病例 13 图 4）：两肺移植术后，两侧胸腔引流中，左侧胸壁皮下积气，两肺渗出性改变、卧位心影增大、左侧胸腔积液可能。

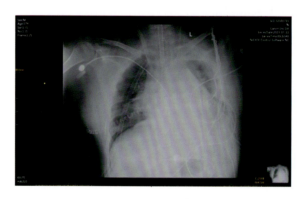

病例 13 图 4　胸片结果（2023 年 7 月 22 日）

胸片结果（2023 年 7 月 23 日）（病例 13 图 5）：两肺移植术后，两侧胸腔引流中，左侧胸壁皮下积气。两肺渗出性改变、卧位心影增大、左侧胸腔积液可能。

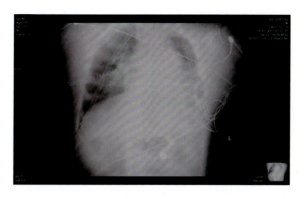

病例 13 图 5　胸片结果（2023 年 7 月 23 日）

心脏超声结果（2023 年 8 月 11 日）（病例 13 图 6）：房间隔缺损封堵术后，心房水平未见异常分流，右房、右室未见明显增大，右室壁不增厚。

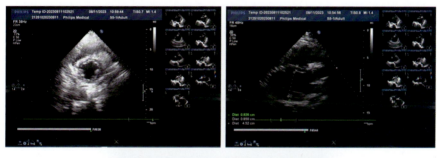

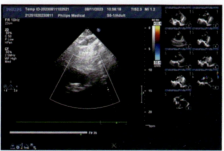

病例 13 图 6　心脏超声结果（2023 年 8 月 11 日）

胸片结果（2023 年 8 月 22 日）（病例 13 图 7）：两肺移植术后,两肺渗出性改变、卧位心影增大，肺动脉段稍膨隆，右肺门影稍浓。

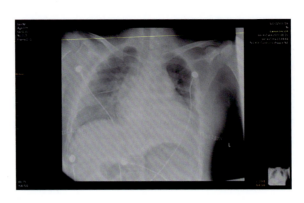

病例 13 图 7　胸片结果（2023 年 8 月 22 日）

三、病例讨论

PAH 患者的药物治疗取得了显著进展，但仍有患者药物治疗效果不佳。对于这些患者，肺移植和心肺联合移植是唯一可行的治疗选择。对肺移植和心肺移植手术方式选择方面应考虑，目前推荐对于应用至少两种药物靶向治疗后患者心功能仍然处在Ⅲ～Ⅳ级的肺动脉高压患者，考虑行肺移植，心肺联合移植适用于先天性心脏病所致的肺动脉高压、合并药物无法纠正的右心衰竭，尤其是复杂性先天性心脏病或畸形等患者。随着经食管超声心动图技术的广泛应用，房间隔缺损封堵已日臻成熟，广泛应用于房间隔缺损患者。这样微创心脏手术与肺移植手术联合治疗避免了患者行心肺联合移植手术，因为心肺联合移植手术等待供体时间长，手术难度大，术中出血风险大，房间隔缺损封堵＋肺移植手术减少手术风险。

在肺移植手术开始前，预防肺血管阻力（PVR）升高和维持体循环阻力（SVR）对于重度 PAH 术中管理至关重要。PVR 升高会增加右心室后负荷，诱发右心室扩张，并依次减少左心室容量、左心室输出量和冠状动脉血流量。SVR 降低也会导致心肌缺血。深度麻醉可通过血管舒张和心脏抑制导致严重的低血压和循环衰竭。相反，轻度麻醉可导致 PVR 增加或不可预测的 PA 痉挛。正压通气对肺循环有不良影响。因此，在全身麻醉前开始 VA-ECMO 辅助支持，以应对 PVR 突然升高和心力衰竭。

肺动脉高压患者的心脏长期以来一直在对抗 PVR，这会导致右心室肥大和扩张。肺移植置换整个肺血管床后，先前升高的 PVR 恢复正常，肥厚性右心室剧烈地将血液泵入肺动脉，导致移植肺过度灌注、左心室高前负荷，随后左心室衰竭、肺水肿和 PGD。由于患者房间隔缺损（ASD）封堵后加上肺血管阻力下降，左心承受巨大容量负荷，但左心室小是由于 ASD 引起的容量负荷较小，导致左心室舒张功能障碍和移植物再灌注后随后出现肺水肿。此后，移植物的气体交换受到严重影响，会导致 ECMO 脱机困难，为了保护移植物和帮助心脏提供全身组织灌注，我们应用 VAV-ECMO 支持，心肌水肿的减少改善了左心室舒张功能，VA-ECMO 流量的逐渐减少，左心前负荷逐渐增加，为左心室重塑提供时间。ECMO 动脉端撤出后，移植物灌注增加导致肺水肿，VV-ECMO 支持的同时，仍需要严格的容量管理，液体负平衡，纤维支气管镜评估肺水减少后撤出有创通气；在撤出有创通气后，仍需适度镇痛、镇静处理，避免患者激动及烦躁而出现急性心力衰竭，此时可应用无创通气支持，并辅助小剂量强心药物。

四、专家点评

肺移植术后左心室舒张功能障碍患者的围手术期管理困难，在术后，继续应用连续血液滤过，并应用 VAV-ECMO 支持，同时通过超声心动图观察左心室功能，通过支气管镜和血气分析观察肺功能，逐渐降低 ECMO 支持条件，术后 3 天撤出 VA-ECMO，术后 7 天撤出 VV-ECMO，术后 13 天撤出有创通气，关键技术难点在患者心肺功能综合评估及机械辅助带来并发症的防治。

（病例提供：王大鹏　无锡市人民医院）

（点评专家：巨春蓉　广州医科大学附属第一医院　杜鑫淼　四川大学华西医院）

参考文献

[1]Gallo de Moraes A, Vakil A, Moua T.Patent foramen ovale in idiopathic pulmonary arterial hypertension：Long-term risk and morbidity[J].Respir Med, 2016, 118：53-57.

[2]Dehghani H, Boyle AJ.Percutaneous device closure of secundum atrial septal defect in older adults[J].Am J Cardiovasc Dis, 2012, 2（2）：133-142.

[3]Bîrsan T, Kranz A, Mares P, et al.Transient left ventricular failure following

bilateral lung transplantation for pulmonary hypertension[J]. Heart Lung Transplant, 1999, 18：304-309.

[4]Feltracco P, Serra E, Barbieri S, et al. Anesthetic concerns in lung transplantation for severe pulmonary hypertension[J]. Transplant Proc, 2007, 39 (6): 1976-1980.

[5]Gille J, Seyfarth HJ, Gerlach S, et al. Perioperative anesthesiological management of patients with pulmonary hypertension[J]. Anesthesiol Res Pract, 2012, doi: 10. 1155/2012/356982.

[6]Bittner HB, Lehmann S, Rastan A, et al. Outcome of extracorporeal membrane oxygenation as a bridge to lung transplantation and graft recovery[J]. Ann Thorac Surg, 2012, 94：942-950、955.

[7]Porteous MK, Lee JC, Lederer DJ, et al. Clinical risk factors and prognostic model for primary graft dysfunction after lung transplantation in patients with pulmonary hypertension[J]. Annals ATS, 2017, 14：1514-1522.

[8]Gorter TM, Verschuuren EAM, van Veldhuisen DJ, et al. Right ventricular recovery after bilateral lung transplantation for pulmonary arterial hypertension[J]. Interact Cardiovasc Thorac Surg, 2017, 24：890-897.

病例 14　肺移植围手术期非结核分枝杆菌（NTM）感染并术后偶发小细胞肺癌

一、病历摘要

（一）一般资料

患者男性，63 岁。

主诉：咳嗽、咳痰伴呼吸困难 3 年余，加重 1 个月。

现病史：3 年前无明显诱因出现咳嗽、咳痰，伴呼吸困难。就诊于当地医院，行胸部 CT 等相关检查，诊断为"特发性肺纤维化（IPF）"，给予尼达尼布 150 mg 每天 2 次口服治疗。1 年来需要间断吸氧。1 个月来呼吸困难症状明显加重，无发热、胸痛等症状。既往有高血压病史 10 余年，未规律服用药物治疗。吸烟 45 包 / 年。父亲因食管癌死亡。

患者 2022 年 9 月 5 日入我科进行肺移植术前评估，针对肺部原发疾病、基础状态和合并症分别进行评估。肺部原发疾病诊断为特发性肺间质纤维化。经评估存在以下情况：①日常活动严重受限；② 6 分钟步行试验过程中脉氧饱和度＜ 88%；③心脏二维超声提示肺动脉高压；④由于呼吸功能下降且因急性加重住院治疗；符合国际心肺移植学会（ISHLT）间质性肺疾病患者进入肺移植等待列表指征。术前感染相关评估如下，胸部 CT 提示（病例 14 图 1）：可见双肺胸膜下为主分布网格影，右肺上叶可见斑片状实变影伴有空洞，增强后可见病灶内密度不均，部分液化，左肺上叶可见高密度微小结节影，边界较清楚。T-SPOT：33 SFCs/$2.5×10^5$ PBMC（阳性）。支气管镜下见气管、左右主支气管及双侧各叶段支气管管腔通畅，黏膜光滑。于右肺上叶前段行支气管肺泡灌洗，灌洗液涂片革兰染色、抗酸染色阴性，培养阴性；灌洗液二代测序结果提示：鸟型分枝杆菌复合体，序列数 899。肿瘤标志物结果提示：CA-199 242.15 KU/L（参考值＜ 35 KU/L），CA-242 37.01 KU/L（参考值＜ 20 KU/L）。结合影像学特征，考虑特发性肺纤维化合并非结核分枝杆菌感染；给予抗感染治疗，方案为：阿奇霉素＋乙胺丁醇＋左氧氟沙星。治疗的同时等待供体。

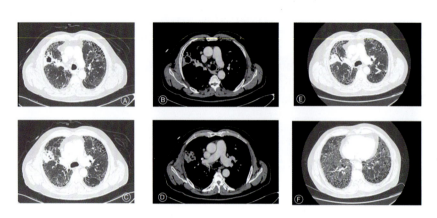

病例 14 图 1　胸部 CT

注：A、B、C、D、E、F. 双肺胸膜下为主分布网格影。A、B、C、D、F. 右肺上叶可见斑片状实变影伴有空洞，增强后可见病灶内密度不均，部分液化。E. 左肺上叶可见高密度微小结节影（箭头所指），边界较清楚。

患者于 2022 年 9 月 16 日匹配到供体，行右侧单肺移植手术，术中及术后给予他克莫司联合泼尼松行免疫抑制治疗。术后针对分枝杆菌感染给予"阿奇霉素＋乙胺丁醇＋左氧氟沙星"方案治疗。术后规律行气管镜检查治疗，术后第 5 天肺泡灌洗液二代测序复检提示未检出鸟型分枝杆菌。右肺肺组织病理提示：上叶伴大片坏死伴脓肿形成，约 2.5 cm×2.5 cm×2 cm，抗酸染色查见较多阳性杆菌，但 TB-DNA 阴性，考虑非结核分枝杆菌感染（病例 14 图 2）。病理支持非结核分枝杆菌感染，继续上述方案抗感染治疗。

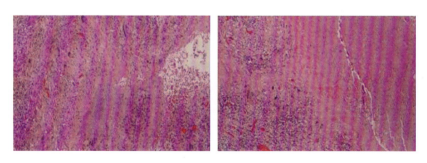

病例 14 图 2　右肺肺组织病理

注：上叶伴大片坏死伴脓肿形成，约 2.5 cm×2.5 cm×2 cm，抗酸染色查见较多阳性杆菌，但 TB-DNA 阴性，考虑非结核分枝杆菌感染，请结合临床其他检查。脓肿周边肺组织大量慢性炎细胞浸润伴多核巨细胞反应，肺间质纤维组织增生／纤维化伴淋巴细胞浸润，肺泡腔内大量组织细

胞聚集，灶性细支气管化生，胸膜纤维组织增生伴慢性炎细胞浸润；中叶／下叶肺间质较多纤维组织增生伴较多淋巴细胞浸润，肺泡腔内较多组织细胞聚集，支气管扩张、分泌物潴留，管壁平滑肌增生，支气管周围肺组织内多灶、片状细支气管化生，胸膜纤维组织增生。

肺门支气管断端及血管断端未见特殊；肺门淋巴结（0/6）未见特殊。分子病理结果：TB-DNA（PCR）阴性。特殊染色结果：PAS（-）、抗酸（发现较多阳性杆菌），六胺银（-）。

肺移植术后与术前影像对比，如病例 14 图 3 所示。

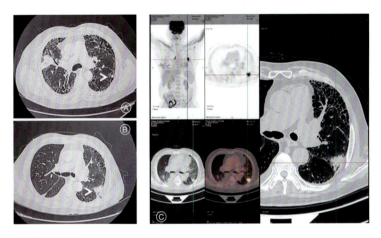

病例 14 图 3　肺移植术后与术前影像对比

注：B. 为移植术后 6 个月胸部 CT，箭头所示左肺上叶结节较术前（A 图箭头所示）明显增大。C.PET-CT 提示左肺上叶见后段软组织肿块伴代谢增高，考虑肺原发恶性病变，建议活检。

（二）体格检查

患者术后 6 个月复诊。体格检查：体温 36.6℃，心率 101 次／分，呼吸 20 次／分，血压 105/60mm Hg，SpO_2 100%。右肺呼吸音清楚，左肺可闻及 Velcro 啰音。腹壁柔软，无明显压痛，无反跳痛，腹部未触及包块，移动性浊音阴性，双下肢无水肿。

（三）辅助检查

术后 6 个月随访时辅助检查结果。

1. 血常规　血红蛋白 69 g/L，白细胞 $6.63×10^9$/L，中性粒细胞 80.4%。

2. 血生化　肝功能正常，血肌酐 196 μmol/L，尿素 19.88 mmol/L。

3. 凝血功能　正常。

4. 感染标志物　C- 反应蛋白 105.88 mg/L。

5. 影像学表现胸部 CT　①结合病史，"右单肺移植术＋右全肺切除术＋胸膜粘连烙断术＋心包开窗术"术后改变；②左肺上叶结节，较前增大，不除外恶性可能，建议密切观察；③左肺间质性纤维化，肺气肿、肺大疱，大致同前；④纵隔淋巴结肿大。

6. 肺功能　FEV_1 2.12 L（74.2%），MVV 103.85 L/min，轻度限制性肺通气功能障碍，小气道功能减低。肺总弥散量重度减少，单位弥散量中度减少，残气量正常、残气量 / 肺总量正常。建议定期复查。

7. 术后病理诊断　病理诊断：（左肺上叶结节）结合形态学及免疫组化，符合小细胞癌；肿物大小约 3.5 cm×3.5 cm×2.5 cm；癌组织侵犯脏层胸膜，可见脉管癌栓，未见明确神经侵犯；免疫组化（靶细胞）结果显示：CK8/18（+），CK（AE1/AE3）（+），CD56（+），CgA（个别 +），SYN（+），Ki67（约 90%+），Napsin A（-），TTF-1（+），CK5/6（-），P40（-），P53（-）RB（-），INSM1（部分 +）。特殊染色结果：弹力纤维（外弹力板断裂）。

二、诊疗经过

1. 诊断依据

（1）本病例中受者术前胸部 CT 提示双肺间质纤维化基础上，右肺上叶空洞性病变。T-SPOT：33（阳性）SFCs/$2.5×10^5$ PBMC；肺泡灌洗液 tNGS 回示：鸟型分枝杆菌复合体，序列数 899；术后病理提示：上叶伴大片坏死伴脓肿形成，抗酸染色查见较多阳性杆菌，但 TB-DNA 阴性，考虑非结核分枝杆菌感染。

（2）对照 2021 年 ATS/IDSA NTM 肺病诊断标准，其中临床标准（要求全部符合），包括呼吸系统症状如慢性咳嗽、呼吸困难或咯血；胸部 X 线提示结节或空洞性病变，或者胸部 CT 提示多发结节、支气管扩张；排除其他诊断。微生物学标准（符合其中一条）包括：两次咳出痰标本分别培养出同一菌种；或至少一次支气管镜标本培养阳性；或肺组织活检病理符合分枝杆菌感染，同时肺活检标本或痰、气管镜标本培养 NTM 生长。该患者诊断非结核分枝杆菌肺病成立。

2. 鉴别诊断

（1）肺结核：NTM 肺病患者大部分首次误诊为肺结核。因为 NTM 肺病无论是临床症状还是影像学表现，均与肺结核非常相似，两者鉴别对于治疗及预后意义重大。NTM 肺病全身中毒症状等较肺结核轻。完整的病史和详细的体格检查对于 NTM 病和结核病的鉴别诊断具有重要价值，但最终能够区分两者依赖于细菌培养和分子生物学检测。培养不仅能够提供定性结果，还可以定量分析。对于培养阳性的菌株，利用硝基苯甲酸（p-nitrobenzoic acid，PNB）/ 噻吩 -2- 羧酸肼（thiophene-2-carboxylic acid hydrazide，TCH）生长试验初步鉴定菌种，再用基因芯片或生物化学方法对分离的 NTM 做进一步菌种鉴定。随着分子生物学的发展，现在已研发出比传统检验更快速、更可靠的菌种鉴定技术，主要是通过鉴定细菌的 DNA 序列标志确定细菌种类。其方法主要包括定量聚合酶链反应（polymerase chain reaction，PCR）技术、质谱分析技术、基因芯片阵列方法、色谱与分子生物学结合分析法等。PCR 技术是核心，通过对核酸探针、核酸测序、核酸扩增等方法直接对菌株进行鉴定；色谱与分子生物学技术结合可以分析分枝杆菌脂肪酸的组成。

（2）肺曲霉病：易患因素包括慢性消耗性疾病、高龄、饮酒、营养不良、糖尿病、长期糖皮质激素治疗、放疗及肺部基础病（囊性纤维化、慢性阻塞性肺疾病、非活动性肺结核、尘肺及结节病等）。症状包括咳嗽、咳痰、发热及非特异性症状，可伴有咯血；半乳甘露聚糖（GM）试验阳性相对少见；胸部 CT 表现为单侧或双侧团块状实变，伴或不伴空洞及相邻的胸膜增厚，可为多发结节密度增高影，也可发展为空腔内曲霉球伴空腔周围肺组织损害。病理检查可见类似非活动性结核的肉芽肿性炎症改变。显微镜下观察菌丝形态，典型表现为 45° 分枝的有隔菌丝。血清 GM 对中性粒细胞缺乏宿主的侵袭性曲霉感染敏感性和特异性较高，cutoff 值为 0.5，对高危患者尤其是恶性血液病患者有早期诊断价值。分子生物学诊断方法包括血、支气管肺泡灌洗液、脑脊液和活检组织的检测。组织学检查包括经支气管或经皮肺活检标本送检，最有诊断价值的是见到典型曲霉菌菌丝。

（3）肺诺卡菌病：易患因素包括激素应用、免疫抑制剂应用、广谱抗生素应用、肿瘤、移植患者。肺诺卡菌病是诺卡菌感染最常见的临床类型，表现为咳嗽、气短、胸痛、咯血、发热。胸部影像学表现无特异性，可表现为多发脓肿样改变，结节影，小叶间隔增厚，实变影。病理表现为化脓性炎症和坏死，表现为融合性支气管肺炎、肺实变、坏死性肺炎、伴空洞形成，极少形成干酪性坏死。痰液涂片为弱抗酸阳性，革兰染色呈阳性细长弯曲有分枝的菌丝。

3. 治疗措施 2020年美国胸科协会（American thoracic society，ATS）、ERS、欧洲临床微生物与感染性疾病学会（European Society of Clinical Microbiology and Infectious Diseases，ESCMID）、美国感染病学会（infectious disease society of America，IDSA）联合发布的NTM病治疗指南明确指出：建议确诊的NTM肺病应立即启动治疗，特别是痰涂片抗酸杆菌染色阳性和肺部空洞的患者。鸟-胞内分枝杆菌复合体（MAC）居NTM病的病原菌之首。大环内酯类药物是治疗MAC病疗效确切的唯一抗菌药物，因此，MAC病的基础药物必须包括克拉霉素或阿奇霉素。对于肺部有结节性病灶或支气管扩张及不能耐受每天治疗的患者，推荐采用每周3次的治疗方案：克拉霉素1000 mg（或阿奇霉素500～600 mg）、利福平600 mg和乙胺丁醇25 mg/kg。对于有纤维空洞的MAC肺病或严重的结节性病灶及支气管扩张症患者，建议每天治疗方案：阿奇霉素250～500 mg/d或克拉霉素500～1000 mg/d（体重＜50 kg时用500 mg/d）、利福平450～600 mg/d（体重＜50 kg时用450 mg/d）和乙胺丁醇15 mg/（kg·d）口服；治疗开始3个月应用阿米卡星肌内注射、静脉滴注或雾化吸入，疗程持续至痰培养阴转后至少1年。

值得注意的是，该患者胸部CT所示左肺上叶尖后段结节的性质。当右肺空洞性病灶诊断倾向非结核分枝杆菌肺病，以"一元论"的思路判断，左肺上叶尖后段结节也考虑为感染。但通过移植术后半年的随访，该处病变进行性增大，最终通过胸腔镜活检证实为小细胞肺癌。这样的结果虽然存在一定的合理性，但也确实出乎意料。移植后新发肿瘤尚无统一的治疗标准，目标是平衡免疫抑制，既要防止实体器官排斥反应，也要避免加速肿瘤进展。移植术后应当对受者的免疫功能进行监测，尽可能减少免疫抑制剂的负荷，将免疫抑制方案控制在最低水平。

三、病例讨论

通常来说活动性的NTM感染是移植的禁忌证，但是对于NTM定植或NTM病的潜在受者是否进行手术的决策是微妙的。目前对于存在NTM感染潜在受者的选择、临床结局预测的相关数据很少，多数基于病例报道，结论不统一，但可以肯定的是肺移植术后NTM的定植或感染对预后存在不利影响。2018年梅奥诊所发表了一项针对肺移植受者非结核分枝杆菌感染的单中心研究，结果提示，15年间共诊断9例龟分

枝杆菌 / 脓肿分枝杆菌感染患者，发病率为 1.74%（9/516），发病时间范围为术后 3 天至 13 个月。对于术后数天即发生的 NTM 感染，其感染来源值得思考，究竟是供体来源抑或是受体自身术前即存在的感染？从本例患者的诊治过程来看，移植术前诊断为 NTM 肺病，针对性的抗感染治疗仅 10 天，术后维持规范的针对 NTM 感染的治疗方案，在 6 个月的随访过程中未发现感染反复的迹象。至笔者投稿时随访时间为术后 10 个月，也未发现 NTM 感染复发的表现。

另外，针对本例患者需讨论的另一个问题是移植后并发肺癌。移植后恶性肿瘤是受者术后 5 ~ 10 年死亡的第二大常见原因。在各大实体器官移植中，肺移植后肿瘤的标准化发病率最高，且肿瘤发生率随着移植受者生存时间的延长而增加，故与年龄相匹配的癌症筛查是移植前评估的必要项目。复发率或死亡率高的恶性肿瘤是移植手术的绝对禁忌证。有恶性肿瘤病史的患者必须通过检查确认没有残余病灶或转移。不同的肿瘤对肺移植决策的影响是不同的。根据恶性肿瘤的类型和分期，如果复发风险很低、无转移可以考虑进行手术。由于终末期肺病和肺癌的影像学表现相互重叠，肺移植患者中术前存在的肺癌可能无法被诊断。近年来，移植术中切除的肺发现肺癌的比例已增加到了 2.5%。据 Lashari BH 等人研究显示，在 2013 年 1 月至 2021 年 8 月，共随访了 905 例肺移植（594 例单肺 /311 例双肺），累计随访患者时间为 2298.67 年（至 2021 年 8 月），36 例诊断为肺癌，其中腺癌 8 例（22.2%）、鳞癌 10 例（27.8%）、小细胞癌 3 例（8.3%）、非特指型非小细胞肺癌（NSCLC NOS）2 例（5.6%）、平滑肌瘤 1 例（2.8%），最终得出结论，肺移植后罹患肺癌较无肺癌患者生存期显著缩短。

四、专家点评

通过此例患者，我们可以总结，对于肺移植潜在受者的术前评估，感染性疾病的评估非常重要。只有通过详细的评估才能明确是否存在肺移植的禁忌证和预后不佳的高危因素。建议感染性疾病的筛查包括结核分枝杆菌感染、细菌感染、非结核分枝杆菌感染、真菌（非曲霉）感染、伯克霍尔德菌复合体感染、病毒感染。此病例提示我们，受者术前即存在非结核分枝杆菌肺病可能并非肺移植术的绝对禁忌证，术前针对 NTM 抗感染治疗的疗程也值得在临床实践中进一步探索。

另外，与年龄相匹配的癌症筛查是移植前评估的必要项目，尤其是肺癌、终末期肺病和肺癌的影像学表现相互重叠增加了肺癌筛查的难度，除详尽的病史、体格检查、肿瘤标志物检测外，PET-CT检查在某些经过筛选的潜在受者的评估中应用可能是合理的。

（病例提供：张文平　万启飞　河南省人民医院）

（点评专家：巨春蓉　广州医科大学附属第一医院

郭　璐　四川省医学科学院·四川省人民医院　吴　波　无锡市人民医院）

参考文献

[1]Leard LE, Holm AM, Valapour M, et al.Consensus document for the selection of lung transplant candidates：An update from the International Society for Heart and Lung Transplantation[J].J Heart Lung Transplant，2021，40（11）：1349-1379.

[2]Friedman DZP, Doucette K.Mycobacteria：Selection of Transplant Candidates and Post-lung Transplant Outcomes[J].SEMIN RESP CRIT CARE，2021，42（3）：460-470.

[3]Daley CL, Iaccarino JM, Lange C, et al.Treatment of nontuberculous mycobacterial pulmonary disease：an official ATS/ERS/ESCMID/IDSA clinical practice guideline[J].Eur Respir J，2020，56（1）：2000535.

[4]Friedman DZP, Doucette K.Mycobacteria：Selection of Transplant Candidates and Post-lung Transplant Outcomes[J].SEMIN RESP CRIT CARE，2021，42（3）：460-470.

[5]Osmani M.Mycobacterium abscessus infections in lung transplant recipients：15-year experience from a single institution[J].Transpl Infect Dis，2018，20（2）：e12835.

[6]International Society for Heart and Lung Transplantation.The International Thoracic Organ Transplant Registry of the International Society for Heart and Lung Transplantation：Thirty-ninth adult lung transplantation report-2022；focus on lung transplant recipients with chronic obstructive pulmonary disease[J].J Heart Lung Transplant，2022，41（10）：1335-1347.

[7]Leard LE.Consensus document for the selection of lung transplant candidates：An update from the International Society for Heart and Lung Transplantation[J].J Heart Lung Transplant，2021，40（11）：1349-1379.

病例 15　肺移植术后并发急性左心衰竭及难治性快心室率心房纤颤

一、病历简介

（一）一般资料

患者女性，66 岁，身高 160 cm，体重 60.0 kg，BMI 23.4。

主诉：活动后胸闷 2 年，再发 5 个月，加重 3 天。

现病史：2019 年（2 年前）无明显诱因出现活动后胸闷，河南科技大学第一附属医院诊断为"特发性肺纤维化"，予以"吡非尼酮"治疗，症状反复发作，进行性加重。2021 年 2 月 25 日（3 天前）前受凉活动后胸闷显著加重，稍动即喘，伴端坐呼吸，伴咳嗽、咳少量白痰。2021 年 2 月 28 日以"间质性肺疾病、呼吸衰竭？"收入我院。本次入院拟行"同种异体肺移植术（双肺）"。

既往史：高血压 10 年，最高血压 180/100 mmHg，未规律服药，控制尚可；对磺胺过敏。

（二）体格检查

体温 36.5℃，脉搏 102 次 / 分，呼吸 24 次 / 分，血压 130/82 mmHg。体型肥胖，神志清楚；口唇发绀，呼吸急促，双肺可闻及 Velcro 啰音。双下肢指凹性水肿。

（三）辅助检查

术前检查（2021 年 3 月 9 日）：

1. 血气分析　pH 7.40，PO_2 82 mmHg，PCO_2 72 mmHg，Lac 0.8 mmol/L。

2. 血常规　白细胞 $9.2×10^9$/L，血红蛋白 147 g/L，血小板 $141×10^9$/L。

3. 血生化　肝功能：谷丙转氨酶 146 U/L（0～40 U/L），谷草转氨酶 48 U/L（0～40 U/L），谷氨酰转肽酶 800 U/L（0～58 U/L），碱性磷酸酶 113 U/L（35～105 U/L）；心肌酶：肌钙蛋白 0.046 μg/L（0～0.034 μg/L），磷酸肌酸激酶同工酶 2.67 ng/mL（0～2.37 ng/mL），N 端脑利钠肽 3408.14 pg/mL（0～285 pg/mL）；结核及病毒全套、肿瘤标志物等均无明显阳性结果。

4．感染指标　炎症及真菌指标正常，痰培养阴性。

5．心电图（ECG）　窦性心动过速，频发房性早搏、频发二联律，广泛前壁 T 波改变。

6．心脏彩超　右心大、右室壁增厚，肺动脉主干增宽，肺动脉瓣中度关闭不全，主动脉瓣轻度关闭不全，三尖瓣轻度关闭不全，肺动脉高压（46 mmHg、右房压按照 15mm Hg 计算），右心功能低下，左室舒张功能不全，EF 60%。

7．床旁胸片　如病例 15 图 1 所示。

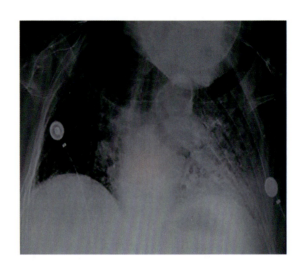

病例 15 图 1　床旁胸片

二、诊疗经过

1．入院诊断

（1）间质性肺疾病特发性间质性肺病。

（2）呼吸衰竭。

（3）高血压。

2．治疗措施　2021 年 3 月 10 日行"同种异体双侧肺移植术＋胸膜粘连烙断术"，术中予以 VA-ECMO 支持治疗，甲泼尼龙 500 mg 预处理。术后病情稳定，生命体征：心率 99 次 / 分、血压 120/62 mmHg（降压）、SpO_2 100%、呼吸 15 次 / 分、体温 36.0℃；血气分析：pH 7.52，PO_2 340 mmHg、PCO_2 40 mmHg、Lac 1.2 mmol/L。

术后常规予以三联免疫抑制治疗，初始给予"美罗培南＋卡泊芬净＋更昔洛韦"预防感染，整个治疗过程，肺部情况恢复顺利，但心血管并发症频发。

术后第1天（2021年3月11日）患者在VA-ECMO以及镇静镇痛状态下，出现生命体征骤变，心率99次/分、血压74/52 mmHg、SpO_2 100%、呼吸21次/分、体温36.1 ℃、pH 7.42、PO_2 65 mmHg、PCO_2 41 mmHg、Lac 5.3 mmol/L。2021年3月11日超敏肌钙蛋白T 0.488 ng/mL（0～0.034 ng/mL），N端脑纳肽前体2052.0↑pg/mL（0～285 pg/mL），肌酸激酶同工酶（质量法）35.70↑ng/mL（0～2.37 ng/mL），肌红蛋白1111.00 ng/mL（0～100 ng/mL）；尤其是血压下降明显，给予联合大剂量血管活性药物，血压仍有较大起伏；随后血压突然降至43/35 mmHg、床旁心电监护可见频发房颤，给予完善ECG提示：窦速、频发房性早搏、ST-T改变。心脏彩超示：EF值约为27%、左室壁搏动幅度普遍减弱、左心功能减低（收缩＋舒张），右心功能不全，肺动脉压32 mmHg，给予胺碘酮转复、艾司洛尔控制心室率及多巴酚丁胺强心治疗，血压、心率未有明显好转，与心内科反复沟通病情考虑患者出现"急性左心衰竭"并制订治疗方案，当天下午给予主动脉气囊反搏（IABP）辅助左心功能；定期心脏彩超监测EF值的动态变化，稳定在55%～60%，血管活性药物、抗心律失常药物用量进行性下降，术后第4天（2021年3月14日）撤除ECMO。

术后第5天（2021年3月15日）出现难治性快心室率心房纤颤，影响血流动力学，再次请心内科会诊后给予"逐渐减少胺碘酮用量，增加强心、β受体阻滞剂等降低心率药物应用"，术后第10天（2021年3月20日）心率及血压趋于稳定，逐渐过渡为口服"胺碘酮片、地高辛片、倍他乐克缓释片"及继续小剂量"艾司洛尔"泵入，病情进一步控制，于术后第13天（2021年3月23日）在小剂量升压药物的使用下撤除IABP；术后第21天（2021年3月31日）心率突然下降至33次/分。心内科会诊示：考虑地高辛中毒，建议降低胺碘酮用量，停用地高辛，单独使用β受体阻滞剂控制心室率，至此难治性快心室率心房纤颤临床控制。

患者于2021年5月20日转出ICU，并于2021年6月28日出院。院外规律复诊，未再出现心律失常以及心力衰竭。该患者双肺移植术后早期出现急性左心衰竭（术后第1天、快速纠正）、难治性快心室率心房纤颤（术后第5天至术后第10天病情最为关键），严重影响血流动力学稳定，危及患者生命安全。

（1）药物情况

1）镇痛镇静：丙泊酚、右美托咪啶、咪达唑仑、舒芬太尼、瑞芬太尼。

2）血管活性药物：多巴酚丁胺、去甲肾上腺素、肾上腺素、间羟胺。

3）抗心律失常药物：地高辛、胺碘酮、艾司洛尔。

（2）心肌酶：如病例15图2所示。

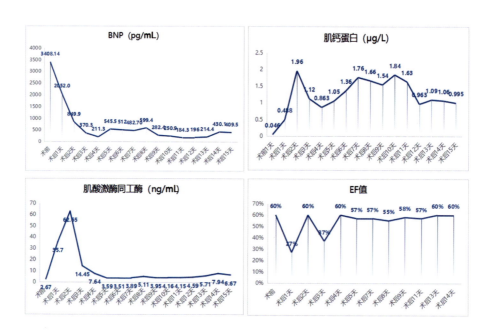

病例15图2　心肌酶

三、病例讨论

1. 患者为什么在术后第1天就突然出现心力衰竭？我们从以下从三个方面进行分析。

（1）复盘治疗经过，修正入院诊断，存在基础心脏疾病

初步诊断：①间质性肺疾病：特发性间质性肺病；②呼吸衰竭；③高血压。

1）提示：低氧血症、二氧化碳潴留；双肺病理结果：普通型间质性肺炎改变，以及根据结缔组织结果未提示结缔组织疾病的存在；特发性肺间质纤维化、2型呼吸衰竭诊断明确。

2）术前患者临床表现：近半年卧床，端坐呼吸，基本生活无法自理，伴双下肢水肿；长期口服呋塞米，术前呋塞米联合螺内酯。生化检查提示：转氨酶升高、心肌酶升高、BNP 升高；心电图示：窦性心动过速，频发房性早搏、频发二联律、广泛前壁 T 波改变；心脏彩超示：右心大、右室壁增厚，肺动脉主干增宽，肺动脉瓣中度关闭不全，主动脉瓣轻度关闭不全，三尖瓣轻度关闭不全，肺动脉高压（46 mmHg、右房压按照 15 mmHg 计算），右心功能低下，左室舒张功能不全 EF 60%。补充诊断：右心功能衰竭、射血分数保留型心力衰竭。射血分数保留型心力衰竭是一组高度异质性的以左心室舒张功能受损为主的疾病，根据《射血分数保留的心力衰竭诊断与治疗中国专家共识（2023）》所述射血分数保留的心力衰竭的病因分型依据，该患者存在肺动脉高压、伴或不伴右心室功能障碍，病因分型为右心和肺动脉疾病相关射血分数保留型心力衰竭。

3）根据《中国肺动脉高压诊断与治疗指南（2021 年版）》探讨形成肺动脉高压的原因。该指南在临床将肺动脉高压分为五大类：①动脉性 PH；②左心疾病所致 PH；③肺部疾病（或）低氧所致 PH；④慢性血栓栓塞性 PH 和（或）其他肺动脉阻塞性病变所致 PH；⑤原因未明和（或）多因素所致 PH。根据肺动脉高压诊断流程，该患者存在特发性间质性肺纤维化终末期及高血压的病史，结合临床症状、心电图及彩超结果，应该在左心疾病以及肺部疾病之间进行鉴别，最终考虑患者为肺部疾病所致的肺动脉高压，但该患者毕竟存在高血压病史，术前未完善冠状动脉 CTA 的检查，对心脏结构与功能评估方面存在不足，不能完全排除冠状动脉粥样硬化性疾病对肺动脉高压的影响，目前的肺移植受体术前完善冠状动脉 CTA 检查。最终修正术前诊断为"特发性肺间质纤维化 2 型呼吸衰竭、肺动脉高压（肺部疾病及左心疾病）、心律失常、右心功能衰竭、射血分数保留的心力衰竭"。

（2）探索术后急性心力衰竭的原因

1）准确定义心力衰竭：心力衰竭是多种原因导致心脏结构和（或）功能的异常改变，使心室收缩和（或）舒张功能发生障碍，从而引起的一组复杂临床综合征，主要表现为呼吸困难、疲乏、液体潴留等。该患者术后第 1 天在 VA-ECMO（动脉静脉模式的体外心肺膜氧合）及镇静镇痛状态下，突发出现"血压下降、频发房颤、EF 值 27%、心肌酶及 BNP 较术前未有升高，心电图及彩超不典型，左心功能减低（收缩＋舒张）、右心功能不全、肺动脉压 32 mmHg"。按照《中国心力衰竭诊断和治疗指南 2018》对心力衰竭的定义以及分类，"急性心力衰竭"诊断明确。急性心力衰竭的发生可以是新发，但大部分见于慢性心力衰竭的急性发作。该患者存在慢性心力衰竭的客观现实，因此该患者术后为慢性心力衰竭的急性发作。

2）筛查慢性心力衰竭的急性发作的原因：心力衰竭病因可分为心肌病变（应激）、心脏负荷异常（肺部疾病）、心律失常，常见病因为急性心肌梗死。该患者发病时心肌酶以及 BNP 较术前未有升高，心电图以及彩超不典型，请心内科会诊后排除急性心肌梗死的可能性。结合该患者处于围手术期，不排除急性应激性心肌病的可能性，根据《Takotsubo 心肌病发病机制研究进展》所示 Takotsubo 心肌病（心碎综合征、急性应激性心肌病）的临床特征为"区域性室壁运动异常，其中以左室壁常见，在心室收缩期可见左心室明显的向外膨胀突出，就像充气的气球一样"。根据《International Expert Consensus Document on Takotsubo Syndrome（Part Ⅰ）：Clinical Characteristics, Diagnostic Criteria, and Pathophysiology》所提供的诊断标准"①可逆性的左室功能障碍，右室功能可以受累，左室壁运动异常区域通常超过血管分布区域、极少与血管分布区域一致；②情绪和（或）生理可以作为应激源，但非必要因素；③神经系统疾病（蛛网膜下腔出血、癫痫发作等）和嗜铬细胞瘤可以诱发 Takotsubo 心肌病；④大部分患者存在新发 ECG 异常（ST 段抬高／降低、T 波倒置、QT 间期延长）；⑤大部分患者存在心肌标志物（肌钙蛋白、肌酸激酶）中度升高，BNP 显著升高；⑥ Takotsubo 心肌病可以伴发典型的冠心病；⑦排除感染性心肌炎存在；⑧绝经后妇女为发病主要人群"，以及临床分型（室壁运动异常的分布）"①心尖气球样扩张；②心室中间型；③心室基底部型；④心室局灶型"；该患者表现为"心脏彩超示左室壁搏动幅度普遍减弱、心肌酶及 BNP 较术前未有升高、心电图 Q-T 间期轻度延长但并具备独特性"，综合考虑并不符合应激性心肌病的诊断标准，排除 Takotsubo 心肌病，因为病情危重未行冠脉造影（包括心室造影）及心肌磁共振检查进行确诊检查和排除检查。再次联合心内科会诊意见，最终考虑为心脏负荷异常所致慢性心力衰竭的急性发作。

（3）肺移植术后为什么会出现急性心力衰竭？

肺移植术后左心衰竭不多见，左心衰竭是低生存率的潜在原因。肺动脉高压患者常合并右心室功能不良，会进一步导致左心衰竭。这是由于右心室舒张导致室间隔偏移向左侧，不利于左心室灌注，导致左心室退化；左心室的前负荷长期减少会导致顺应性下降，心肌僵硬；尽管肺移植后右心室扩张消失，室间隔偏移消失，导致左心室灌注充盈的正常化，但是仍存在功能损害的情况；当前负荷恢复后，左心室并不能适应新的血流动力学状况，从而发生左心衰竭。肺移植术后左心衰竭的首发症状是突发呼吸功能不全合并血流动力学不稳定，胸部 X 线提示肺外周水肿，同时肺毛细血管楔压（PCWP）＞ 18 mmHg（1 mmHg ＝ 0.133 kPa），肺移植术后曾降低的肺动脉压再次升高；早期心输出量减低，超声心动图可发现左心室饱满、扩张，室壁运动减弱，收缩性减低，右心室变小；可同时合并低氧血症、代谢性酸中毒。该患者术后第 1 天发生，仍处于呼吸机及 VA-ECMO（动脉静脉模式的体外心肺膜氧合）的使用状态，主要临床表现为"血流动力学不稳定、左室壁弥漫性搏动下降、EF 值断崖式下降、乳酸升高、肺动压升高"。肺移植术后左心衰竭多发生在患者苏醒期，对于高危人群术后可常规给予强心、限制性容量管理、血管扩张剂减轻心脏负荷、控制心律失常等，给予镇静状态下延长呼吸机及 ECMO（体外心肺膜氧合）的使用时间，使左心室逐步适应新的血流动力学状况。心功能恶化的早期诊断和积极治疗是改善预后的关键。该患者术后已给予常规药物治疗以及严格的容量管理，并未撤除呼吸机及 ECMO；但好在及时发现病情变化，给予复合 IABP 加强左心辅助功能，术后第 4 天撤除 IABP、第 13 天撤除 ECMO，最终患者平安度过此次急性心力衰竭；为什么已经做了提前预防处理仍会出现急性心力衰竭，考虑该患者老年女性、术前存在心力衰竭及心律失常、双肺移植手术时间长、心脏代偿功能差、术后出现难治性快心室率心房纤颤等。

2. 根据患者术后出现难治性快心室率心房纤颤，探讨肺移植术后房性心律失常的预防及治疗措施。

肺移植术后早期心房颤动发生率较高，Dizon 等人认为其与手术应激、局部异常兴奋灶发放冲动、水肿及神经体液机制激活有关，术后心房的电和结构重构使新发心房颤动得以维持，术前增大的左心房为心房颤动折返环提供了空间，有利于术后心房颤动的发生。一篇关于肺移植术后房性心律失常不良后果的荟萃分析中提到其发生率为 19% ～ 46%，主要心律失常表现形式为房颤，常见不良临床后果有死亡率增加、ICU 入住时间长、住院时间延长、脑卒中、气管切开、晚期及长期心律失常状态等；相关危险因素为高龄、术前罹患房性心律失常、COPD、左房增大、术后药物（β 受体阻滞剂、血管紧张素转化酶抑制剂）治疗缺失、冠心病等，此外特意提到特发性肺间质纤维化、双肺移植术的独特性，但是并没有研究显示，双肺移植术后房性心律失常发生率多于单肺移植；治疗措施以控制心室率、抗心律失常、电复律为主，并且治疗多以多种措施联合使用，侧面证实了治疗的困难性，常用药物为β受体阻滞剂、钙通道拮抗剂、地高辛、胺碘酮、电复律等。该荟萃分析并没有提出最佳治疗方案，但建议灵活使用β受体阻滞剂、钙通道拮抗剂、胺碘酮预防治疗，术后48小时无出血风险可给予抗凝治疗。该患者术后第1天，出现房性心律失常，快速纠正；术后第5天至第10天出现难治性快心室率心房纤颤，给予β受体阻滞剂、胺碘酮静脉泵入疗效欠佳，最终请心内科会诊加用地高辛，多种药物、多种剂型联合使用，最终过渡为倍他乐克缓释片、胺碘酮口服应用。

四、专家点评

该患者术后早期出现血流动力学不稳定，考虑存在急性左心衰竭；多次和心内科磋商治疗方案，及时给予留置主动脉球囊反搏泵治疗，同时继续联合体外心肺膜氧合，辅助呼吸机、药物治疗，最终渡过危险期。在此过程中，我们同时对病情抽丝剥茧，研判每一次病情变化，深究病因，最终诊断为慢性心力衰竭的急性发作，诱因为特发性肺间质纤维化所致的右心功能不全、射血分数保留型心力衰竭在肺移植术后血流动力学重新分布所造成的心脏负荷改变，尤其是左心室前负荷骤然增加。该患者是我们中心第1例肺移植术后急性左心衰竭，也是第1例肺移植术后IABP联合ECMO的病例。

肺移植术后心房纤颤是最常见的心血管并发症，但该患者在静脉应用大量β受体阻滞剂、胺碘酮的情况下，心室率仍难以控制，严重影响血流动力学的稳定，最终在心内科的联合救治下，心室率控制、血压稳定。该患者术前存在房性心律失常、双肺移植、左房增大等高危因素；对于肺移植患者应在术前及术后早期做好心律失常方面的预防治疗，期望会降低术后心房纤颤发生和治疗难度。

（病例提供：常　薇　冯　敏　赵高峰　郑州大学第一附属医院）

（点评专家：巨春蓉　广州医科大学附属第一医院

郭　璐　四川省医学科学院·四川省人民医院　吴　波　无锡市人民医院）

参考文献

[1] 周京敏，王华，黎励文. 射血分数保留的心力衰竭诊断与治疗中国专家共识 2023[J]. 中国循环杂志，2023，38（04）：375-393.

[2] 熊长明.《中国肺动脉高压诊断与治疗指南（2021版）》解读——左心疾病所致肺动脉高压[J]. 中国实用内科杂志，2022，42（02）：128-130.

[3] 王岚，易群.《中国肺动脉高压诊断与治疗指南（2021版）》解读——肺部疾病和（或）低氧所致肺动脉高压[J]. 中国实用内科杂志，2022，42（01）：55-59.

[4] 中华医学会心血管病学分会心力衰竭学组，中国医师协会心力衰竭专业委员会，中华心血管病杂志编辑委员会. 中国心力衰竭诊断和治疗指南 2018[J]. 中华心血管病杂志，2018，46（10）：760-789.

[5] 冯炎青，申宇娟，边云飞. Takotsubo 心肌病发病机制研究进展 [J]. 中西医结合心血管病电子杂志，2016，4（24）：22-23.

[6] Ghadri JR. International Expert Consensus Document on Takotsubo Syndrome (Part I)：Clinical Characteristics, Diagnostic Criteria, and Pathophysiology[J]. Eur Heart J, 2018, 39（22）：2032-2046.

[7] 赵晓刚，姜格宁. 肺移植术后心血管系统并发症 [J]. 中华胸心血管外科杂志，2008，24（4）：284-286.

[8] Dizon JM. A comparison of atrial arrhythmias after heart or double-lung transplantation：insights into the mechanism of post-operative atrial fibrillation[J]. J Am Coll Cardiol, 2009, 54（22）：2043-2048.

[9] Waldron NH. Adverse outcomes associated with postoperative atrial arrhythmias after lung transplantation：A meta-analysis and systematic review of the literature[J]. Clin Transplant, 2017, 31（4）. 323-336

病例 16 肺移植术后应激性心肌病

一、病历摘要

（一）一般资料

患者女性，67岁。

主诉：间断性胸闷、咳嗽3年余，加重1周。

现病史：3年余前无明显诱因出现间断性胸闷、咳嗽，少量白痰，活动后加重，无心悸、胸痛、低热、乏力、盗汗，就诊于北京某院。胸部CT提示：双肺间质纤维化，双侧胸膜毛糙，未正规治疗，自行在家氧疗。1周前上述症状加重入院。

既往史及个人史：糖尿病15年，胰岛素控制血糖。无高血压、心脏病史；无脑血管疾病史；无吸烟、酗酒史。

（二）体格检查

略。

（三）辅助检查

心脏评估心电图检查提示：部分导联T波低平。超声心动图估测肺动脉收缩压为61 mmHg，左心室射血分数（LVEF）为65%，三尖瓣少中量反流，左室收缩功能正常，舒张功能下降。冠状动脉CTA提示：前降支、左回旋支及右冠散发粥样斑块形成，管腔轻中度狭窄。未做右心导管检查。评估后进入移植等待名单并于1个月后找到匹配供肺。

供者的基线特征如下：27岁男性，血型相合。无吸烟史，无胸部外伤史。胸片无明显浸润影，氧合指数（PaO_2/FiO_2）467 mmHg。

完善术前准备，在VV-ECMO支持下为该患者进行了"右单肺移植术＋左肺减容术"。移植肺冷缺血时间3小时，术中血压稳定，给予巴利昔单抗20 mg诱导免疫。术后麻醉状态，带ECMO及气管插管转入ICU。

术后当天患者气管插管机械通气，出入量适当负平衡状态下，血压稳定。但心电监护仪（Ⅱ导联）显示患者出现ST段抬高。急查12导联ECG提示：①左前分支阻滞；②前间壁 r 波递增不良；③Ⅰ、aVL、V_2、V_3 导联 ST 段略抬高（病例 16 图 1）。急查肌红蛋白、肌钙蛋白与术前相比呈升高趋势。床旁心脏彩超提示：左室壁节段性运动异常，主动脉瓣退行性变并轻度关闭不全，三尖瓣轻度关闭不全，三尖瓣环位移减低（提示右心功能减低），左心功能下降（收缩＋舒张），LVEF 49%（病例 16 图 2）。

二、诊疗经过

1. 入院诊断

（1）肺间质纤维化。

（2）呼吸衰竭。

（3）2 型糖尿病。

2. 诊断思路　肺移植后心电图新发异常改变，多数导联 ST 段异常抬高，心肌酶、肌钙蛋白升高，心脏超声节段性搏动异常。需要与下述疾病鉴别诊断：

（1）急性心肌梗死：多发生于老年患者，多有基础冠心病病史，有高血压、糖尿病、血脂异常等高危因素，冠脉 CTA 或造影可见到冠脉中 - 重度狭窄的证据，同时伴有心肌酶、肌钙蛋白的升高，心电图 ST 段抬高或者压低，或者新出现 Q 波。超声可见室壁新发节段性运动不良。需要观察心电图、心肌酶学的动态演变。

（2）急性心肌损伤：肺移植术后发生概率高，术中心脏牵拉、血管吻合等，术后酸碱、电解质等内环境变化等引起心肌细胞损伤，可见心电图及心肌酶学异常改变。心电图改变无冠脉分布的特点，心肌酶常轻度增高。多于术后 1 周内恢复正常。

（3）应激性心肌病：多发生于停经后女性，大手术或严重心理应激状态下，突然出现的心功能不全，表现为胸闷、气促、呼吸困难，以及烦躁、焦虑等精神症状。超声心动图可见典型表现为心脏球形变、壶腹样改变等。心电图可见 T 波异常改变等多种心电图异常，但不具有冠脉供血分布的特点。

3. 诊断依据及治疗　患者多为老年女性，有糖尿病史，虽术前冠脉 CTA 检查未发现管腔重度狭窄，仍不排除急性前间壁心肌梗死可能，遂给予阿司匹林和氯吡格雷双联抗血小板治疗，给予低分子肝素抗凝治疗，强化他汀类药物，并维持收缩压 100 mmHg 以上。动态监测患者心肌酶、心肌损伤标志物、proBNP 等生化指标，可见肌酸激酶同工酶、超敏肌钙蛋白 T、乳酸脱氢酶轻度升高，肌红蛋白呈下降趋势（病例 16 表 1，前三行）。术后第 1 天上午监测心脏超声与术后当天相比无明显变化（病例 16 图 3），患者血流动力学稳定，逐步降低 ECMO 流量达到撤机标准后撤除 ECMO。术后第 1 天下午，评估达到拔管标准后拔除气管插管，改为高流量呼吸支持治疗。撤除 ECMO、有创通气治疗后当天，患者心电图显示明显变化，出现广泛导联 ST 段略抬高，广泛导联 T 波宽大，呈巨大倒置样改变，Q-T 间期显著延长（病例 16 图 4）。床旁心脏彩超也出现重大改变，提示患者左室壁前壁、前间壁下段球形改变并节段性运动异常（病例 16 图 5）。复查肌酸激酶同工酶、超敏肌钙蛋白 T、肌红蛋白、乳酸脱氢酶均呈下降趋势，但 proBNP 明显升高（病例 16 表 1，第四行）。患者血压有下降趋势，考虑为心功能不全所致，给予稳定内环境、稳定电解质平衡、限制液体入量、左西孟旦强心、呋塞米利尿治疗，患者术后 3 天内出入水量呈负平衡，之后 1 周内出入水量基本平衡（病例 16 图 6）。经过治疗，患者心脏功能逐渐好转，监测患者血肌酸激酶同工酶、超敏肌钙蛋白 T、肌红蛋白逐渐下降，BNP 前体短暂升高后亦呈下降趋势（病例 16 表 1）。术后第 10 天复查心脏超声已无节段性搏动异常及前间壁下段球形变（病例 16 图 7）。术后 13 天转出 ICU。随访期间患者心电图亦改善（病例 16 图 8）。

回顾患者病史、心电图、心肌酶学、超声心动图变化及转归情况，考虑患者诊断为应激性心肌病。

辅助检查及出入水量：如病例 16 图 1 至病例 16 图 8、病例 16 表 1 所示。

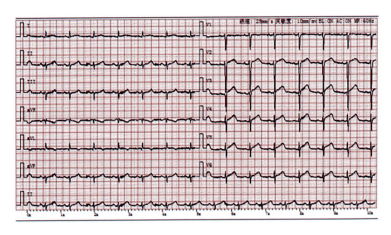

病例 16 图 1 心电图（术后当天）

注：①提示左前分支阻滞；②前间壁 r 波递增不良；③ST 段 I、aVL、V₂、V₃ 导联略抬高。

超声所见：

2D及M型特征：

1.各房室内径及大动脉根径在正常范围。

2.左室前壁心尖段、正心尖段及室间隔中下3/5变薄，较薄处6.5mm，运动低平，余室壁厚度及搏动幅度在正常范围。

3.主动脉瓣增厚、回声增强，余瓣膜形态、回声、运动正常。

4.房室间隔连续性完整。

5.EF约49%。

6.三尖瓣环位移约16mm。

CDFI：1.房室水平未见明显分流。

2.二尖瓣口：E/A<1，主动脉瓣口可及少量反流信号；三尖瓣口可见少量反流信号，流速2.0m/s，估测肺动脉压21mmHg（右房压按5mmHg计算）；余瓣口未见异常血流信号。

超声提示：

左室壁节段性运动异常

主动脉瓣退行性变并轻度关闭不全

三尖瓣轻度关闭不全

三尖瓣环位移减低（提示右心功能减低）

左心功能下降（收缩+舒张）

病例 16 图 2 超声检查（术后当天）

超声所见：

2D及M型特征：

1.各房室内径及大动脉根径在正常范围。

2.室间隔中下段变薄、左室前壁中下段及正心尖段变薄，心尖段为著，较薄处6mm，运动低平，余室壁厚度及搏动幅度在正常范围。

3.主动脉瓣增厚、回声增强，余瓣膜形态、回声、运动正常。

4.房室间隔连续性完整。

5.EF约49%。

6.三尖瓣环位移约20mm。下腔静脉内径约16mm。

CDFI：1.房室水平未见明显分流。

2.二尖瓣口：E/A<1，二尖瓣口可及中量反流信号，反流面积约9.3cm²；主动脉瓣口可及少量反流信号；三尖瓣口可见少-中量反流信号，反流面积约5.5cm²，流速3.8m/s，估测肺动脉压62mmHg（右房压按5mmHg计算）；余瓣口未见异常血流信号。

超声提示：

左室壁节段性运动异常

二尖瓣中度关闭不全

主动脉瓣退行性变并轻度关闭不全

三尖瓣轻-中度关闭不全

肺动脉高压（中度）

左心功能下降（收缩+舒张）

病例 16 图 3 超声检查（术后第 1 天上午）

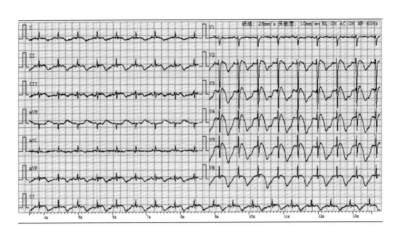

病例 16 图 4 心电图（术后第 1 天下午）

注：①窦性心动过速；②前间壁 r 波递增不良，前壁导联 ST 段抬高，不排除心肌梗死；③ QRS 波肢体导联低电压；④多数导联 T 波倒置，U 波倒置；⑤ Q-Tc 间期显著延长。

超声所见：

2 D 及 M 型特征：

1. 双房增大（左房36mm，右房41mm×52mm），肺动脉环径25mm，主干约31mm，主动脉根径及右心室内径在正常范围。

2. 右室壁搏动稍减低，左室壁前间壁前壁至心尖部膨隆，略呈球形，搏动幅度减低，较宽约51mm，余室壁厚度及搏动幅度在正常范围。

3. 各瓣膜形态、回声、运动正常。

4. 房室间隔连续性完整。

5. EF约58%。

6. 三尖瓣环位移约15mm。

CDFI：1. 房室水平未见明显分流。

2. 二尖瓣口：E/A<1，二尖瓣可及少中量反流信号；主动脉瓣口可及少量反流信号；三尖瓣口可见大量反流信号，反流束达房顶部，流速3.0m/s，估测肺动脉压50mmHg（右房压按15mmHg计算）；余瓣口未见异常血流信号。

超声提示：

左室壁前壁、前间壁下段球形改变并节段性运动异常（心碎综合征？）

二尖瓣轻-中度关闭不全

主动脉瓣退行性变并轻度关闭不全

三尖瓣重度关闭不全

肺动脉高压（中度）

左心收缩功能下降

病例 16 图 5 超声检查（术后第 1 天下午）

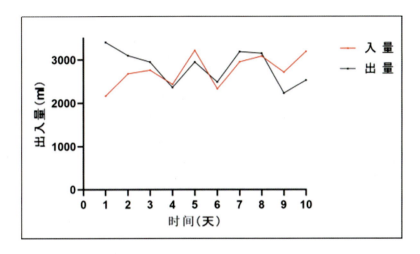

病例 16 图 6　术后出入水量

超声所见：

２D 及 M 型特征：

1. 肺动脉增宽，肺动脉瓣环内径约26mm，主干内径约29mm，余房室内径及大动脉根径在正常范围。
2. 室间隔增厚，余室壁厚度及搏动幅度在正常范围。
3. 主动脉瓣增厚、回声增强，余瓣膜形态、回声、运动正常。
4. 房室间隔连续性完整。
5. EF约60%。

CDFI：1. 房室水平未见明显分流。
　　　2. 二尖瓣口：E/A<1，三尖瓣口可见中量反流信号，流速3.5m/s，估测肺动脉压55mmHg（右房压按5mmHg计算）；余瓣口未见异常血流信号。

超声提示：

室间隔增厚
三尖瓣中度关闭不全
主动脉瓣退行性变
左室舒张功能下降
肺动脉高压（中度）

病例 16 图 7　超声检查（术后第 10 天）

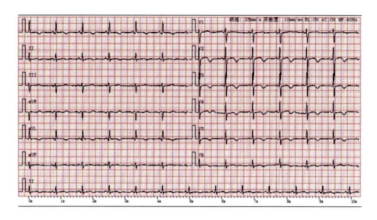

病例 16 图 8　心电图（术后 1 个月）

病例 16 表 1　术后心肌酶、肌钙蛋白、proBNP 变化趋势

术后时间	CKMB（μg/mL）	hs-cTnT（μg/L）	MYO（ng/mL）	LDH（U/L）	proBNP（pg/mL）
0h	17.36	0.214	1389	397	114
4h	24.58	0.405	571	542	219
12h	18.01	0.561	314	470	1785
1.5d	7.16	0.394	223	407	8247
2d	6.22	0.316	158	310	8611
2.5d	4.93	0.278	196	305	6642
3d	2.38	0.219	63	282	5583
4d	1.91	0.24	32	357	2793
5d	3.94	0.19	30	210	2066
6d	5.12	0.173	34	246	1482
7d	3.99	0.122	27	/	1115
8d	5.28	0.106	31	305	1641
9d	4.12	0.122	33	310	1727

注：CKMB：肌酸激酶同工酶；hs-cTnT：超敏肌钙蛋白 T；MYO：肌红蛋白；LDH：乳酸脱氢酶；proBNP：心房利钠肽前体。

三、病例讨论

应激性心肌病也被称为 Takotsubo 心肌病、心碎综合征和心尖球形综合征，是一种急性、短暂、可逆的心血管事件，常累及左心室，表现为左心室游离壁、室间隔收缩运动异常，室壁运动异常常累及多个节段。心电图表现出急性动态变化，最常见的心电图异常是 ST 段抬高、T 波倒置，以及左束支传导阻滞，也可发生室颤、尖端扭转型室速等恶性心律失常。需与急性冠状动脉综合征进行鉴别。

虽然应激性心肌病的确切病理生理目前机制尚不清楚，但儿茶酚胺介导的心肌休克包括急性多支冠状动脉痉挛和冠状动脉微循环功能障碍被认为起到了关键作用。过度的负向情绪刺激或躯体压力下，交感神经活动引起过量儿茶酚胺分泌。因此有人认为过量的儿茶酚胺和心肌损伤直接相关。

目前我们仍使用梅奥诊所的诊断标准：①一过性左心室收缩功能障碍。室壁运动异常通常是节段性的，且超过单支冠脉供血的范围。也有少数患者例外，为局部型（在单支冠脉供血范围内）和整体型；②无冠状动脉梗阻或斑块破裂的证据；③ ECG 出现新的异常（T 波改变、QT 间期延长等）、肌钙蛋白轻度升高；④无嗜铬细胞瘤或心肌炎。上述 4 条标准需全部符合才能考虑患者为应激性心肌病。

多种影像学检查手段可为应激性心肌病提供诊断价值，如心室腔造影、心脏 MRI、核素显像等。应激性心肌病发病时可累及单个或多个左室壁节段，所以心室腔造影可呈现出不同形态（病例 16 图 9）。MRI 扫描可发现病变心肌水肿的特殊影像（病例 16 图 10）。核素显像在应激性心肌病发病时心肌血流灌注、心肌葡萄糖代谢、心肌脂肪酸代谢以及神经受体显像均可表现受损，但一般急性期后两个月，患者血流灌注受损和代谢减低均可完全恢复（病例 16 图 11）。

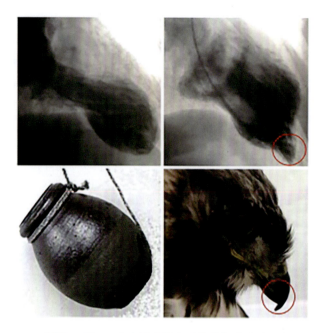

病例 16 图 9　心室腔造影心脏收缩期（文献图）

注：A. 左室心尖部受累，章鱼壶样变；B. 左室中段受累，心尖部鹰嘴样变。

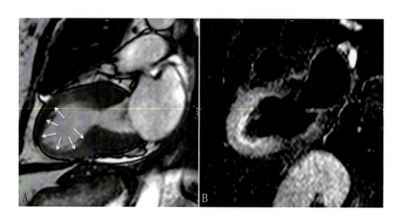

病例 16 图 10　MRI 心脏扫描（文献图）

注：A. 收缩期心尖球形变；B. 左室壁中下段、心尖部水肿改变。

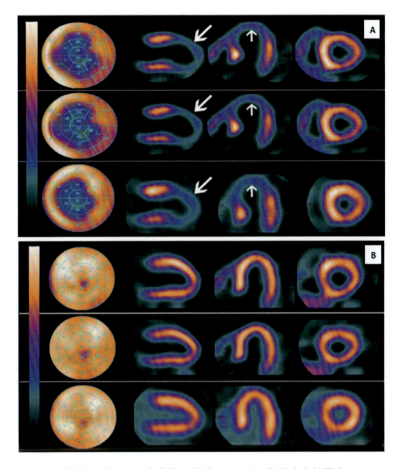

病例 16 图 11　应激性心肌病 PET-CT 表现（文献图）

注：A. 应激性心肌病发病期 PET-CT 表现心尖部血流灌注受损；B. 3 个月后复查心脏血流灌注完全恢复。

因应激性心肌病为排除性诊断，且临床表现与急性冠脉综合征类似，故应激性心肌病需与急性冠脉综合征进行鉴别诊断。如有条件，在发病时进行冠脉造影可明确是否存在严重的冠脉狭窄或破裂。如果发现冠脉疾病，但室壁运动异常不在病变冠脉的供血范围内，仍可做出应激性心肌病的诊断。这是因为，在国际应激性心肌病登记研究中，应激性心肌病合并冠状动脉疾病的发生率为 15.3%。当患者 ECG 的表现与心肌生物标志物升高程度不相称时，也要怀疑是否为应激性心肌病。

患者在承受严重的内科疾病或围手术期压力时可诱发应激性心肌病。器官移植会使得患者产生严重应激，已有许多器官移植患者围手术期发生严重应激性心肌病的报道，在肝脏移植中更多见，在肺移植中也有报道。一例患者在双肺移植后第 1

天拔除气管插管，第四天因突发肺水肿、呼吸衰竭再次气管插管，后继发循环衰竭需给予 VA-ECMO 辅助治疗。心脏超声提示左室收缩功能显著下降，冠脉 CTA 与术前相比无明显变化，左室造影提示收缩期心尖部球形变，诊断应激性心肌病，最终因感染、多脏器功能不全于术后数月后死亡。另一例患者在双肺移植术后第 1 天突发心源性休克，床旁超声提示左心收缩功能严重下降，冠脉 CTA 无异常，心电图提示不符合冠脉血管分布的 ST/T 改变，由心源性休克诱发了急性肺水肿，经治疗后预后良好。上述患者均排除了围手术期心肌梗死、容量过负荷相关心力衰竭、心肌炎等疾病，根据肺移植病史，起病突然，超声表现、心室腔造影、冠脉 CTA 检查、心电图动态变化以及疾病演变过程最终诊断应激性心肌病。我们的患者为老年女性，处于双肺移植围手术期，发生心脏事件当天早些时间撤除了 VV-ECMO，随后又拔除了气管插管，手术刺激、反复操作所造成的躯体疼痛刺激和不适，清醒后的情绪反应可能都是诱发因素。患者术前冠状动脉 CTA 检查无严重冠状动脉狭窄，超声心动图、ECG 动态改变不符合急性心肌梗死的特点，肌钙蛋白 T 轻度升高与 ECG 的变化不成比例。我们给予镇痛药物减轻患者疼痛，家属留陪协助患者心理康复，给予稳定内环境、稳定电解质平衡、严格限制液体入量等综合性治疗后，患者心脏功能恢复。术后第 13 天顺利转出 ICU。出 ICU 时复查 ECG 时仅遗留 T 波改变，心脏超声提示左心室收缩功能恢复至术前水平且未遗留局灶性搏动异常。1 年后随访患者未再发生类似事件。故考虑诊断为应激性心肌病。

我们的患者在撤除 ECMO 及拔除气管插管后突发应激性心肌病，文献中发现肺移植术前、术中、术后的阶段都有发生应激性心肌病的报道。说明应激性心肌病容易发生在肺移植围手术期的任何时间点。鉴于此病发生突然，且往往有严重的身体或情绪刺激作为诱因，在肺移植患者中发生时往往情况危急，需要 IABP 甚至 ECMO 的辅助以度过严重心功能不全的阶段，有些患者尽管完成了肺移植手术，但是应激性心肌病所导致的循环剧烈波动、心功能不全的问题又进一步影响了移植肺的康复，最后引起不良预后。所以，对老年人，尤其是老年女性，我们在肺移植中要时刻警惕应激性心肌病的发生，在围手术期阶段及时发现并稳定好患者情绪，对移植手术造成的身体疼痛给予充分的重视，从而尽量降低应激性心肌病的发生概率。

应激性心肌病的住院患者死亡率为 4%，急性发作后存活患者通常在 1～4 周恢复左室功能。短期预后良好，许多病例报告无后遗症。然而目前尚无关于应激性心肌病患者长期预后的数据。应激性心肌病发生后存活的患者每年仍面临 2% 复发的风险，药物治疗在降低复发风险方面的疗效尚不清楚。

目前对应激性心肌病尚无特效的药物治疗方法，对引起左室流出道狭窄的患者使用 β 受体阻滞剂可能有效，但对 QT 间期延长的患者在使用时须警惕。因应激性心肌病可能与儿茶酚胺的过度分泌有关，因此在给予强心药物时应尽量避免儿茶酚胺类药物，有报道可以使用左西孟旦。我们的患者在诊断应激性心肌病时亦不能排除冠心病的可能，因我们的患者在发生血流动力学、心电图和心脏超声改变后未进行冠脉 CTA 的检查，且合并有肌红蛋白、肌钙蛋白的升高，不能排除是否存在小面积心肌梗死的可能，因此我们在刚开始出现心脏问题时使用了抗血小板和抗凝治疗的药物，肌红蛋白和肌钙蛋白也在 3 天内迅速下降至接近正常水平。文献报道也有两者同时发生的情况。所以对于老年或合并心脑血管疾病高发因素的患者，要警惕应激性心肌病合并冠心病的可能。

此患者由于早期发现了心电图的异常变化，及时处理并严密监测，未发生恶性心律失常、心源性休克，未引起其他脏器功能障碍，移植肺恢复良好。也给我们以警示，应激性心肌病虽发生率低，但在肺移植患者中一旦发生，往往引起不良后果，需要我们时刻保持注意。

四、专家点评

肺移植术后应激性心肌病较少见。发生后需与冠心病、各种原因心肌损伤、肺栓塞等鉴别。肺移植术后容量管理、水盐平衡及电解质水平、围手术期感染、术前肺心病、术后心理疼痛等因素均可能影响术后的心脏功能，出现各种心电图改变、心肌酶学改变、心脏超声改变，需严密监测上述指标，尽量减少各种操作带来的不适和刺激，稳定心脏功能才能有助于患者顺利康复。

（病例提供：常思远　常　薇　冯　敏　郑州大学第一附属医院）

（点评专家：吴　波　无锡市人民医院　郭　璐　四川省医学科学院•四川省人民医院）

参考文献

[1]Matta A.Takotsubo cardiomyopathy[J].Rev Cardiovasc Med, 2022, 23（1）: 38.

[2]Prasad A, Lerman A, Rihal CS.Apical ballooning syndrome（Tako-Tsubo or stress cardiomyopathy）:a mimic of acute myocardial infarction[J].Am Heart J,2008,155(3): 408-417.

[3]Matta A.Takotsubo cardiomyopathy[J].Rev Cardiovasc Med, 2022, 23（1）: 38.

[4]Placido R.The role of cardiovascular magnetic resonance in takotsubo syndrome[J].J Cardiovasc Magn Reson, 2016, 18（1）: 68.

[5]Ghadri JR.A PET/CT-follow-up imaging study to differentiate takotsubo cardiomyopathy from acute myocardial infarction[J].Int J Cardiovasc Imaging, 2014, 30（1）: 207-209.

[6]Bedanova H, Orban M, Nemec P.Postoperative left ventricular apical ballooning: Transient Takotsubo cardiomyopathy following orthotopic liver transplantation[J]. Am J Case Rep, 2013, 14: 494-497.

[7]Omosule A.Takotsubo Cardiomyopathy After Double-Lung Transplantation: Role of Early Extracorporeal Membrane Oxygenation Support[J].J Cardiothorac Vasc Anesth, 2019, 33（9）: 2503-2507.

[8]Yazicioglu A.An uncommon cause for grade 3 primary graft dysfunction after lung transplantation: Takotsubo cardiomyopathy[J].Turk Gogus Kalp Damar Cerrahisi Derg, 2018, 26（3）: 487-491.

[9]Singh T.Takotsubo Syndrome: Pathophysiology, Emerging Concepts, and Clinical Implications[J].Circulation, 2022, 145（13）: 1002-1019.

[10]Ghadri JR.First case of atypical takotsubo cardiomyopathy in a bilateral lung-transplanted patient due to acute respiratory failure[J].Eur Heart J Acute Cardiovasc Care, 2015, 4（5）: 482-485.

[11]Michel-Cherqui M.Management of takotsubo cardiomyopathy in a lung transplant recipient[J].Transplantation, 2010, 90（6）: 692-694.

[12]Kassegne L.Acute Cardiac Failure Due to Takotsubo Cardiomyopathy Secondary to a Phone Call for Lung Transplantation:A Case Report[J].Transplant Proc,2019,51（9）: 3167-3170.

[13]Ghadri JR.International Expert Consensus Document on Takotsubo Syndrome（Part Ⅰ）: Clinical Characteristics, Diagnostic Criteria, and Pathophysiology[J].Eur Heart J, 2018, 39（22）: 2032-2046.

病例 17　心肺联合移植——术后血胸

一、病历摘要

（一）一般资料

患者男性，32 岁，身高 170 cm，体重 50 kg，BMI 17.3。

主诉：间断呼吸困难 30 年余，加重 1 天。

现病史：患者 30 年前无明显诱因出现呼吸困难伴气促，无咳嗽、咳痰、发热、盗汗等不适。于当地医院就诊，诊断为"室间隔缺损"，建议手术治疗。因经济原因未治疗，后其呼吸困难等症状逐渐加重。2020 年 8 月多学科会诊建议行心肺联合移植。1 天前患者病情加重，于 2021 年 1 月收入院，拟行同种异体心肺联合移植术。

既往史：既往无其他特殊病史。

（二）体格检查

胸廓无畸形，双侧对称，双侧胸廓呼吸活动度一致。双肺呼吸音粗，未闻及明显干、湿性啰音。心前区隆起，心尖搏动移位（距左锁骨中线 4 cm），心浊音界扩大，心前区有异常搏动，心率 80 次 / 分，心律不齐，心脉率一致，听诊可闻及双期杂音，腹部平软，无压痛，肝脾肋下未及，移动性浊音阴性，双下肢水肿。双侧肢体肌力 V 级，生理反射存在，病理征未引出。

（三）辅助检查

血常规：白细胞计数 2.14×10^9/L，血红蛋白 152 g/L，血小板计数 89×10^9/L。

肝功能：丙氨酸氨基转移酶 11 U/L，门冬氨酸氨基转移酶 25 U/L，总胆红素 21 μmol/L ↑，直接胆红素 10 μmol/L ↑，总蛋白 65 g/L，白蛋白 41 g/L。

感染指标：CRP 0.99 mg/L，PCT 0.086 ng/mL，ESR 1 mm/h。

痰培养：未检出。

血流动力学：心率 90 次 / 分，呼吸 22 次 / 分，血压 105/70 mmHg，CVP 19 cmH$_2$O，MAP 70 mmHg。

病原菌：结核痰涂片及结核分枝杆菌特异性细胞免疫反应阴性；肺肿瘤标志物、GM 试验、病毒抗体以及类风湿因子结果阴性。

术前心电图检查（2021 年 1 月 3 日）（病例 17 图 1）：心房颤动；外侧壁导联 ST 段抬高，T 波高尖。

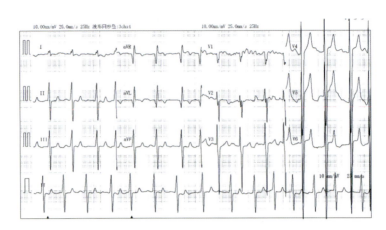

病例 17 图 1　术前心电图检查（2021 年 1 月 3 日）

术前心脏超声检查（2021 年 1 月 3 日）（病例 17 图 2）：先天性心脏病——室间隔缺损（膜周部＋肌部），室水平双向分流（艾森曼格综合征）。

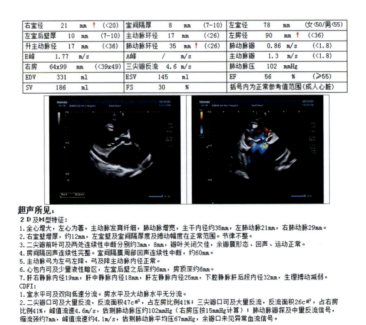

病例 17 图 2　术前心脏超声检查（2021 年 1 月 3 日）

全心增大，二尖瓣前叶裂合并极重度关闭不全，三尖瓣重度关闭不全，肺动脉高压（重度），肺动脉瓣中量反流，心包积液（少量）心律不齐，肝瘀血，肺动脉压力 102 mmHg。

胸部 CT 平扫（病例 17 图 3）：①病史提示"室间隔缺损"；②全心增大，心包少许积液；③肺动脉高压（重度）；④双肺少许炎症；⑤少量腹腔积液；⑥肝脏体积略增大；⑦胆囊炎可能。

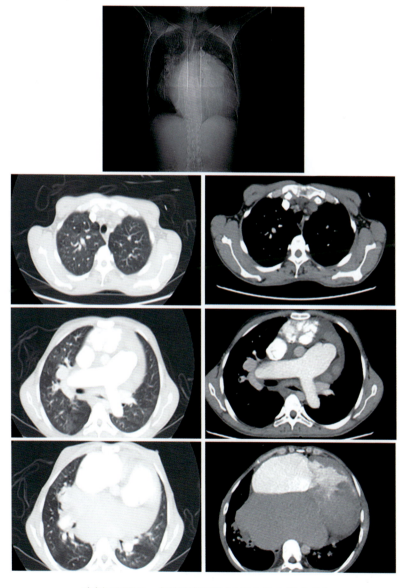

病例 17 图 3　术前胸部 CT（2021 年 1 月 3 日）

二、诊疗经过

1. 入院诊断

（1）先天性心脏病（室间隔缺损）。

（2）重度肺动脉高压。

（3）二尖瓣、三尖瓣重度关闭不全。

（4）全心增大。

（5）心房颤动。

2. 入院后完善心肺移植相关检查，肺移植指征明确，结合既往先天心脏病史，可考虑手术方式有两种：①室间隔封堵或修补并双肺移植术；②心肺联合移植。请全院会诊明确手术方案：患者室间隔缺损较大（约 60 mm），左向右分流全心增大（右室径 21 mm，左室径 78 mm；左房径 90 mm，右房径 64 mm×99 mm）。二尖瓣、三尖瓣重度关闭不全（三尖瓣反流 4.6 m/s；E 峰 1.77 m/s）；重度肺动脉高压（约 102 mmHg，估测肺动脉平均压 67 mmHg），考虑行室间隔、二尖瓣、三尖瓣修补再行双肺移植，手术风险极大。综合分析，排除手术禁忌后于 2021 年 1 月 5 日行"同种异体心肺联合移植术（心脏＋双侧肺移植）＋临时起搏器植入术＋胸膜粘连烙断术"，术中予以 VA-ECMO 支持治疗，巴利昔单抗 20 mg 免疫诱导，甲泼尼龙 500 mg 冲击治疗，术中心肺移植前放置漂浮导管因心脏太大未置入，心肺移植术后测肺动脉压 21 mmHg。

术后第 1 天激素给予甲强龙 100 mg q8h，静脉滴注；术后第 1 天撤除 VA-ECMO，为稳定心脏移植术后心脏泵血功能及冠状动脉血供，给予小剂量肾上腺素及硝酸酯类药物扩冠治疗；容量管理在循环稳定前提下以负平衡为主。

治疗策略：心肺移植术后通常应用多巴酚丁胺、肾上腺素和去甲肾上腺素等正性肌力药物，维持收缩压为 90～110 mmHg，必要时应用硝酸甘油以降低后负荷。由于术后早期心排血量主要是心率依赖性，必要时应用临时起搏器或异丙肾上腺素将心率维持在 90～110 次/分。移植术后前 48～72 小时需加强利尿，减轻右心前负荷，减轻肺部渗出。

术后第 2 天脱离呼吸机，拔除气管插管，给予高流量吸氧序贯无创机械通气；每天气管镜治疗，气管镜吸痰及观察气道黏膜及吻合口情况，气管镜下可见右下叶中等量黄脓痰，左下叶少量黄色脓稠痰，甲强龙给予 40 mg q12h，随后逐渐减量至口服泼尼松，2 周后逐渐减量至 20 mg/d。血常规示淋巴细胞绝对值 0.16×10⁹/L，他克莫司给予 0.5 mg q12h，后逐渐加量。于术后第 4 天给予"巴利昔单抗 20 mg，静脉滴注"。复查胸部 CT（2021 年 1 月 7 日）提示：双侧液气胸，双肺炎症，双肺膨胀不全。术后给予"美罗培南＋替加环素＋卡泊芬净＋更昔洛韦"预防感染。

治疗策略：心肺移植术后除维持血流动力学稳定外，术后早期每天行纤维支气管镜检查，及时吸取气道分泌物，同时观察吻合口情况及气道黏膜有无缺血等表现。动态行床旁胸片或胸部 CT 检查，出现异常时及时行镜检、支气管肺泡灌洗及肺组织活检，有胸腔积液时及时利尿、必要时胸腔穿刺引流，促进肺的有效复张，促进肺功能的恢复。围手术期动态监测超声心动图，了解右心房及三尖瓣，左心室及心包积液等情况，评估心功能和诊断心脏排斥反应。

2021 年 1 月 12 日患者间断胸闷，CT 示双侧液气胸，双肺炎症，双肺膨胀不全，较前积气积液增多，炎症稍好转。给予留置右侧胸腔引流管，双侧气胸明显，给予胸腔穿刺引流，患者胸闷缓解。为有效预防肺部真菌感染，序贯给予泊沙康唑口服混悬液 5 mL，qid，待泊沙康唑浓度稳定后停用卡泊芬净。

2021 年 1 月 15 日患者胸闷加重，纤维支气管镜可见双肺大量淡黄色水样液体；BNP 持续升高，心脏彩超提示右心比例略大，左心功能正常，双侧胸腔积液较前增多，给予胸腔穿刺引流，共计 1100 mL（病例 17 图 4），予以限液、强心、利尿、扩血管应用。患者 BALF 检查提示：铜绿假单胞菌（CRPA），感染指标并未明显升高，体温可。抗菌药物停用"美罗培南、替加环素"，调整为"哌拉西林他唑巴坦及莫西沙星"。

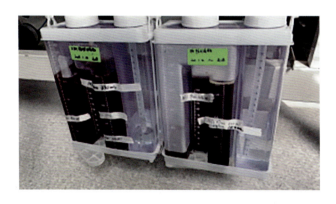

病例 17 图 4　术后双侧胸腔引流情况（2021 年 1 月 15 日）

治疗策略：心肺联合移植患者在围手术期可能发生不同程度的急性全心功能不全，影响因素包括长时间供体缺血、心肌保护不良及低血容量、低灌注、心脏压塞、败血症、心动过缓等，应及时给予相应处理。心肺移植术后早期即可发生肺水肿，第3天达高峰，第4～7天开始减轻，第7～21天消退。围手术期常有胸腔积液，并有PGD导致的肺顺应性减低，处理上强调限制液体输入量，尤其严格控制晶体溶液的输注，合理应用利尿剂。

2021年1月20日患者仍有闷气，体温升高（38.5℃），患者CT显示双肺实变和不张进一步加重，局部有包裹，不排除感染进一步加重，调整抗生素为"头孢他啶阿维巴坦＋哌拉西林"，体温有所下降。行超声引导下左侧及右侧胸腔穿刺置管术，引流出暗红色血性液，双侧予以局部应用尿激酶促进粘连分解。于2021年1月12日至2021年1月29日多次行胸腔穿刺引流术，胸腔积液逐渐呈黄色，间或略微浑浊，无凝块。常规生化检查提示：蛋白定性弱阳性；多次测体液有核细胞（48～698）×10^6/L；葡萄糖5.72～10.09 mmol/L；胸水乳酸脱氢酶161～439 U/L，血清乳酸脱氢酶198～283 U/L；碱性磷酸酶631 U/L；胸水总蛋白38.4～54.9 g/L；血清总蛋白57～72.5 g/L；淀粉酶13～44 U/L；乳酸2.1～3.0 mmol/L；病原菌检查提示阴性。综合上述结果胸腔积液考虑介于渗漏之间。同时给予限液、强心、利尿、控制心率；胸腔包裹性积液，间断尿激酶局部应用，间断复查胸部CT指导引流管调整。

经上述积极治疗，患者BNP一度下降。2021年1月24日后BNP再次持续升高，观察心肌酶及心脏彩超未有明显变化；考虑BNP持续升高与肺部感染所致脓毒性心肌病相关。

感染方面：患者CT示肺部感染加重、胸腔积液包裹性且反复存在，纤维支气管镜下肺内黄色水肿液或黄色黏稠痰液、双下肺不张，既往BALF培养为铜绿假单胞菌（CRPA），根据目前治疗情况、肺内分泌物性状及经过，不排除CRPA可能。2021年1月28日给予"黏菌素联合头孢他啶阿维巴坦"抗细菌治疗，为有效预防肺部真菌感染，停用"泊沙康唑"更改为"伏立康唑"。

凝血方面：患者术前凝血功能正常，术后第1天常规应用低分子量肝素钙针，2050 U q12h，皮下注射。术后第4天停用低分子肝素，至出ICU时未用抗凝药物。

治疗策略：心肺移植患者围手术期血液凝血状态及侵入性操作应用，术后血栓形成风险大,术后第 1 天常规予以低分子肝素抗凝,并动态监测凝血功能及超声检查。超声未见明显静脉血栓形成,血栓弹力图及凝血功能未见明显异常。予以抗凝治疗两天后复查凝血指标(2021 年 1 月 7 日):凝血酶原时间 17.70 秒,凝血酶原时间活动度 48.00%,活化部分凝血活酶时间 34.30 秒,纤维蛋白原测定 3.06 g/L,D- 二聚体 1.67 mg/L。患者血红蛋白呈现缓慢下降趋势,CT 提示液气胸形成。综合考虑停止抗凝药物应用。其后规律监测凝血功能除 D- 二聚体略高(0.40 ～ 1.67 mg/L),其余时间监测均稳定在正常范围内。

2021 年 1 月 31 日患者尿少,血肌酐升高,BNP 升高,给予间断 CRRT;经积极治疗,患者感染指标较前有所下降,胸腔引流液持续减少,尿量增多,于 2021 年 2 月 8 日停止 CRRT 后转出 ICU。

相关影像学检查,如病例 17 图 5 至病例 17 图 7 所示。

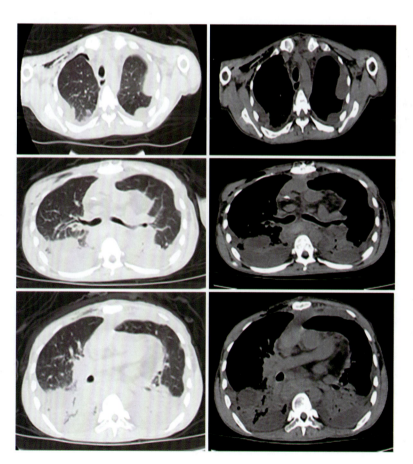

病例 17 图 5　术后胸部 CT(2021 年 1 月 19 日)

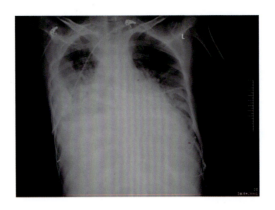

病例 17 图 6　术后 DR（2021 年 1 月 28 日）

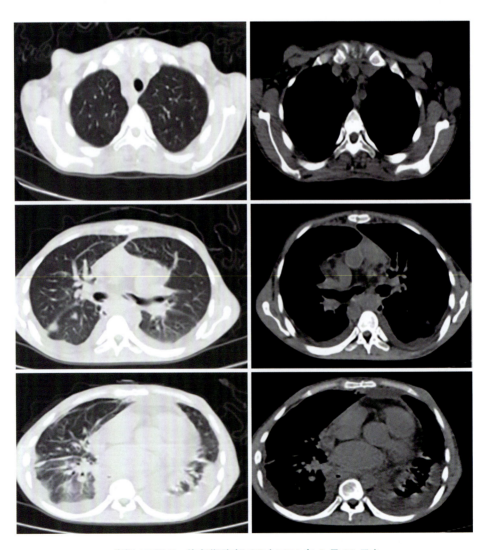

病例 17 图 7　恢复期胸部 CT（2021 年 2 月 28 日）

三、病例讨论

心肺联合移植（HLTx）是目前治疗终末期心肺疾病患者的最佳治疗方法。特发性肺动脉高压（IPAH）是 20 世纪 80 年代 HLTx 的主要适应证。最近研究表明双肺移植（DLTx）后右心室功能障碍得到解决，且由于心脏及肺移植经验的增加，许多终末期心肺疾病能通过心脏或肺移植治疗，双肺移植（DLTx）成为终末期 IPAH 的首选。

目前，HLTx 的主要适应证是先天性心脏病（CHD），其次是后天性心脏病合并肺动脉高压和（或）先天性肺病。尽管 HLTx 后的早期移植存活率仍低于肺移植，但患者的谨慎选择与手术技术进步相结合使得 HLTx 生存率明显升高。国际心肺移植学会（ISHLT）注册数据显示，心肺移植后的存活率正在提高，但其存活率在 3 个月时仍为 71%，1 年时为 63%，5 年时为 44%，10 年时为 31%。通过适当的患者选择和手术专业知识，这些结果应该会进一步改善。

在内皮素受体拮抗剂（ERA）、前列环素类（PGIs）等最新的药物治疗下，如果没有禁忌证，目前很多指南建议生存期＜ 2 年或更短的预期寿命可以考虑心肺联合移植。

该患者为青年男性，诊断为"室间隔缺损"30 年，现在出现心室水平双向分流——艾森曼格综合征，全心增大，合并重度肺动脉高压（102 mmHg），属于心脏疾病引起的不可逆肺部病变，具备心肺联合移植的适应证。

自 20 世纪 80 年代第一次 HLTx 手术以来，存活率稳步提高，解释这些存活率提高的因素包括改善了 HLTx 患者的选择、外科技术的进步、开发了更好的免疫抑制方案来预防排斥反应，以及对与发病率和死亡率相关的因素的新见解。

HLTx 受体的术后处理类似于双肺和单肺移植患者。心肺移植术后移植心脏、肺脏呈去神经支配状态。移植心脏因为失去交感神经调节，术后受者的心率、心肌收缩力及冠状动脉管径均不受自主神经系统正常调控，且心脏受缺血再灌注损伤的影响，左、右心室呈水肿状态，舒张期顺应性下降，因此，必须严密监测血流动力学，提高循环灌注压以保证有效心搏出量。

同移植心脏一样，心肺联合移植术后不可避免地出现不同程度的肺水肿，主要原因在于肺的缺血再灌注损伤、淋巴系统的破坏及手术创伤等。由于淋巴系统受损，淋巴回流障碍，术后早期胸腔引流量明显增加。

本病例患者术后一周出现双侧液气胸，气胸明显考虑为手术后胸膜轻微损伤或胸腔引流管进入胸腔气体，经积极闭式胸腔引流后好转；后期患者多次胸闷，BNP持续升高，中等量胸腔积液，心脏彩超提示：右心比例略大，纤维支气管镜可见双肺大量淡黄色水样液体，考虑移植后淋巴回流障碍，心脏、肺脏呈水肿状态，心脏舒张期顺应性下降，相对性心功能不全所致，经积极限液强心利尿扩血管等治疗后好转。

HLTx后的大多数感染性并发症涉及肺部，并且在频率上与双肺移植（DLTx）或单肺移植（SLTx）后记录的并发症相当。在HLTx受者中，对感染性并发症的治疗和预防性治疗与肺移植后治疗接近，移植肺脏去神经后表现为咳嗽咳痰反射明显减弱或消失，且黏液纤毛系统受损，支气管肺分泌物易蓄积致感染，因此术后需鼓励患者主动咳嗽咳痰或机械排痰，必要时需每天进行支气管肺泡灌洗。

HLTx后的排斥反应可能是心脏、肺部或两者的慢性排斥反应。临床观察性研究显示冠状动脉血管病变（CAV）发生率低于HLTx后闭塞性细支气管炎综合征（BOS），在一项研究中，HLTx后1年、3年、5年和10年的CAV发生率分别为3%、7%、9%和27%，而BOS分别为8%、27%、42%和62%。因为肺脏是机体唯一与外界相通的内脏器官，免疫网络复杂，所吸入的感染源或抗原容易启动机体免疫反应，使同种异体抗原表达上升，诱发免疫反应，所以移植肺脏的排斥反应发生率较高。

免疫抑制方案的确定，一般认为心肺移植术后全身免疫抑制强度稍大于单纯心脏移植或肺脏移植，但弱于后两者之和；最常用的依然是三联疗法，即钙调神经磷酸酶抑制剂（如环孢素、他克莫司）、嘌呤抑制剂（如硫唑嘌呤、吗替麦考酚酯）和糖皮质激素的联合使用。有文献报道在受者返回ICU后开始术后免疫抑制治疗：术后24小时内口服他克莫司[0.1 mg/（kg·d），分2次服用]，维持血药谷浓度值为12～15 ng/mL；同时口服吗替麦考酚酯1000 mg/次，2次/天；静脉注射甲泼尼龙125 mg/次，3次/天，随后逐渐减量至口服泼尼松，2周后逐渐减量至20 mg/d。

临床研究显示，肺脏而不是心脏是大多数术后并发症的起源，包括感染、急性和慢性排斥反应。HLTx后心脏或肺部的急性细胞排斥反应比心脏移植或肺移植后更少见。很多临床研究显示急性细胞排斥反应涉及肺部的频率高于心脏。心脏的急性细胞排斥反应可能与肺排斥反应同步或不同步，但并不常见，通常发生在早期。为确诊心脏和肺脏排斥反应，必要时心内膜心肌活检和支气管肺组织活检更加准确。但最近有一些证据表明，单独使用超声心动图监测同种异体心脏功能与常规心肌活检结果相似。

最初 30 天内最常见的死亡原因是移植后移植物失功、技术并发症和感染，而闭塞性细支气管炎综合征（BOS）和慢性肺移植功能障碍（CLAD）仍然是 1 年后死亡的主要原因。HLTx 前需要机械通气或循环支持的患者比不需要的患者表现更差。疾病的严重程度（移植前重症监护、机械通气或透析）、供体糖尿病、CMV 错配、既往受体输血史、中心容积、供体 - 受体身高差、胆红素升高、心输出量低，以及较高的肌酐与死亡率密切相关。

四、专家点评

本例是心肺联合移植的典型病例，心肺联合移植术前心肺的评估应该充分，包括血流动力学、心脏磁共振成像、漂浮导管等检查，确定需要心肺联合移植而非单纯双肺移植。本例患者移植术后出现血性胸腔积液，注意排查术后血胸的高危因素，重视患者抗凝管理情况。

（病例提供：冯　敏　常　薇　赵高峰　郑州大学第一附属医院）

（点评专家：巨春蓉　广州医科大学附属第一医院

郭　璐　四川省医学科学院·四川省人民医院　陈文慧　中日友好医院）

参考文献

[1]Yoshiya Toyoda，Yasuhiro Toyoda.Heart-lung transplantation：adult indications and outcomes[J].J Thorac Dis，2014，6（8）：1138-1142.

[2]Jérôme Le Pavec1，Sébastien Hascoët，et al.Heart-lung transplantation：current indications，prognosis and specific considerations[J].J Thorac Dis，2018，10（10）：5946-5952.

[3] R eitz BA，Wallwork JL，Hunt SA，et al. Heart-lung transplantation：successful

therapy for patients with pulmonary vascular disease[J].N Engl J Med,1982,306(10): 557-564.

[4]Shruti Gadre, MDa, Jason Turowski, er al.Overview of Lung Transplantation, Heart-Lung Transplantation, Liver-Lung Transplantation, and Combined Hematopoietic Stem Cell Transplantation and Lung Transplantation[J].Clin Chest Med, 2017, 38 (4): 623-640.

[5]Idrees JJ, Pettersson GB.State of the Art of Combined Heart-Lung Transplantation for Advanced Cardiac and Pulmonary Dysfunction[J].Curr Cardiol Rep, 2016, 18：36.

[6]Yusen RD, Edwards LB, Dipchand AI, et al.The Registry of the International Society for Heart and Lung Transplantation：Thirty-third Adult Lung and HeartLung Transplant Report-2016；Focus Theme：Primary Diagnostic Indications for Transplant[J].J Heart Lung Transplant, 2016, 35：1170-1184.

[7] 杨超，彭桂林.心肺联合移植11例单中心经验 [J].中华移植杂志（电子版），2019，13（4）：284-287.

[8]Pinderski LJ, Kirklin JK, McGiffin D, et al.Multiorgan transplantation：is there a protective effect against acute and chronic rejection[J]？J Heart Lung Transplant，2005，24：1828-1833.

[9]Pinderski LJ, Kirklin JK, McGiffin D, et al.Multi-organ transplantation：is there a protective effect against acute and chronic rejection[J]？J Heart Lung Transplant，2005，24（11）：1828-1833.

[10]Technology CM.829-Non Invasive Monitoring of Acute Allograft Rejection in Heart Transplantation：Long-term Outcomes of the "No Biopsy Approach."Available online：https：//cslide-us.ctimeetingtech.com/ishlt2018/attendee/ eposter/ poster/819.

[11]Weill D, Benden C, Corris PA, et al.A consensus document for the selection of lung transplant candidates：2014—an update from the Pulmonary Transplantation Council of the International Society for Heart and Lung Transplantation[J].J Heart Lung Transplant, 2015, 34 (1)：1-15.

[12]Christie JD, Edwards LB, Kucheryavaya AY, et al.The Registry of the International Society for Heart and Lung Transplantation：29th adult lung and heart-lung transplant report—2012.International Society of Heart and Lung Transplantation[J].J Heart Lung Transplant, 2012, 31 (10)：1073-1086.

病例 18　慢性阻塞性肺疾病单肺移植术后纵隔摆动

一、病历摘要

（一）一般资料

患者女性，55 岁。

主诉：反复咳嗽、气喘 15 年，加重 5 年。

现病史：患者 15 年前开始间断出现咳嗽，咳少许白色泡沫痰，痰量不多，并渐感气喘明显。近 5 年来气喘逐渐加重，静息状态下气喘明显，多次当地医院诊断为"慢性阻塞性肺疾病、肺大疱"。1 周前至我院门诊，查胸部 CT：双肺气肿（左肺为著），肺大疱，双肺间质性改变，纵隔右偏，心影饱满，肺动脉增宽。拟行肺移植手术，今为进一步治疗而收住我科。病程中，患者无发热、畏寒，无咯血、胸痛，无恶心、呕吐，无腹痛、腹泻，食纳、夜眠欠佳，大小便如常。

既往史：否认高血压、糖尿病、冠心病等慢性疾病。按国家计划免疫预防接种。否认肝炎、肺结核、疟疾、菌痢等传染病史；否认药物、食物过敏史。2011 年 9 月上海长海医院全麻下行"直肠癌经腹前切除＋末端回肠造口术"；否认输血史。

个人史：出生并生长于当地。否认日本血吸虫病疫水接触史；否认吸烟、饮酒史；否认工业毒物、放射性物质接触史；否认冶游史。

月经婚育史：已绝经。已婚，配偶、子女体健。

（二）体格检查

体温 36.5℃，脉搏 96 次 / 分，呼吸 25 次 / 分，血压 138/99 mmHg。神志清，静息状态下呼吸促，吸气性三凹征阳性，两肺语颤对称，无胸膜摩擦感、皮下捻发感等。叩诊清音。两肺呼吸音低，未闻及湿性啰音。心脏：心前区无隆起，心尖搏动位置、范围和强度正常。无震颤和摩擦感。叩诊心界无扩大。心率 96 次 / 分，心律齐，未闻及病理性杂音，P2 ＜ A2。脉搏节律规则，无奇脉和交替脉等。无毛细血管搏动、射枪音、Duroziez 双重杂音、水冲脉和动脉异常搏动。腹软、无压痛，双下肢无水肿。

（三）辅助检查

胸部 CT（本院，2018 年 8 月 13 日）：双肺气肿（左肺为著），肺大疱，双肺间质性改变，纵隔右偏，心影饱满，肺动脉增宽。肺功能（本院，2018 年 8 月 13 日）：FEV_1 0.74 L，占预计值 29.0%；FVC 2.04 L，占预计值 68.3%，FEV_1/FVC 36.07。DLCO SB 1.87，占预计值 23.1%，DLCO/VA 0.64，占预计值 40.5%。ABO 血型（本院，2018 年 8 月 13 日）：B 型，Rh（+）。PRA（本院，2018 年 8 月 16 日）：一类、二类阳性率均为 0。

胸部 CT（2018 年 8 月 13 日）（病例 18 图 1）：双肺气肿（左侧为著），肺大疱，双肺间质性改变，纵隔右偏，心影饱满，肺动脉增宽。

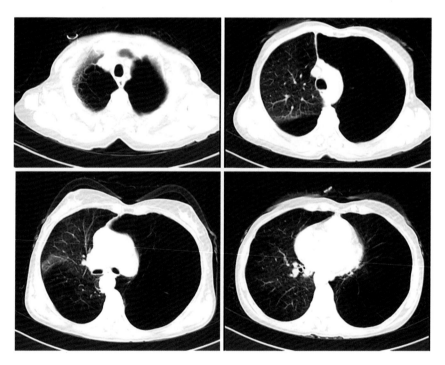

病例 18 图 1　胸部 CT（2018 年 8 月 13 日）

心脏超声（2018 年 8 月 27 日）（病例 18 图 2）：右房、右室稍增大，右室壁不增厚，连续多普勒据三尖瓣反流估测肺动脉收缩压 61（53 ＋ 8）mmHg，肺动脉压力中度增高。

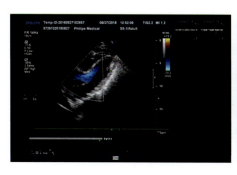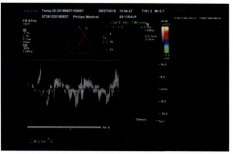

病例 18 图 2　心脏超声（2018 年 8 月 27 日）

二、诊疗经过

入院后完善检查，给予低流量吸氧，头孢噻利抗感染，布地奈德＋异丙托溴铵雾化等治疗；完成肺移植评估后于 2018 年 8 月 28 日行左单肺移植术，手术历时 2 小时 54 分钟，左肺冷缺血时间 6 小时 5 分钟，术中出血 500 mL，术后入 ICU 加强治疗，给予呼吸机辅助呼吸，抗感染，抗排异，去甲肾上腺素 10 ～ 50 μg/min 升压，镇静、镇痛等治疗，患者两肺顺应性不对称，患者右肺气肿，过度通气，纵隔摆动，循环不稳定，血压波动，给予更换双腔气管插管，分肺通气（左单肺潮气量 300 mL，PEEP 10 cmH$_2$O 半小时，然后双肺低潮气量，PEEP 5 ～ 10 分钟，如此循环往复）。但患者循环仍不稳定。2018 年 8 月 30 日胸片提示纵隔向左移位明显，予 2018 年 8 月 30 日在全麻下行"右肺减容术（右下肺叶切除）"，术后患者循环氧合情况较前好转，继续呼吸机辅助通气，逐步降低呼吸机条件，2018 年 8 月 31 日通过 SBT 试验，予以脱机拔管，拔管后序贯高流量吸氧应用，每天纤维支气管镜吸痰清理气道。患者术后予以雷贝拉唑抑酸、氨溴索化痰、乌司他丁抑制炎症反应，并他克莫司联合甲强龙免疫抑制处理，甲强龙到疗程后改为泼尼松。在抗感染方面，予以亚胺培南西司他丁联合万古霉素、卡泊芬净覆盖革兰阳性菌、阴性菌、真菌处理，患者痰培养全耐药鲍曼不动杆菌，但无阳性菌依据，停用万古霉素，加用替加环素抗感染。2018 年 9 月 5 日转入移植科继续治疗，予"他克莫司、泼尼松"抗排异治疗，"注射用亚胺培南西司他丁钠、替加环素"抗感染，"卡泊芬净"预防真菌，补充白蛋白，雷贝拉唑保护胃黏膜等治疗。2018 年 9 月 6 日患者纤维支气管镜提示移植肺大量黄脓痰，痰培养提示泛耐药鲍曼不动杆菌 +++，停用替加环素，调整为"多黏菌素＋

注射用亚胺培南西司他丁钠"抗感染治疗。患者心率偏快，予"右美托嘧咪定、瑞芬太尼"镇静、镇痛治疗。因患者肺移植术中发现左肺动脉主干有陈旧性血栓，予肝素钠抗凝治疗。患者术后早期感染重，咳嗽乏力，分别于2018年9月5日、9月6日、9月7日、9月8日每天行纤维支气管镜检查及吸痰，后病情好转后逐渐延长纤维支气管镜检查间隔时间。9月14日转入普通病房继续治疗。9月14日患者贫血，输悬浮少白红细胞300 mL。9月19日患者纤维支气管镜提示感染较前好转，吻合口伪膜好转，同时调整为依诺肝素抗凝。9月21日停用亚胺培南西司他丁钠、多黏菌素，后痰培养提示嗜麦芽窄食单胞菌、鲍曼不动杆菌。调整为"头孢哌酮钠舒巴坦钠＋舒巴坦"抗感染治疗，患者吻合口未愈合，仍有伪膜覆盖，予两性霉素B雾化吸入治疗。治疗后病情稳定，予出院。

休克原因及治疗方法如病例18图3、病例18图4所示。

休克原因分析

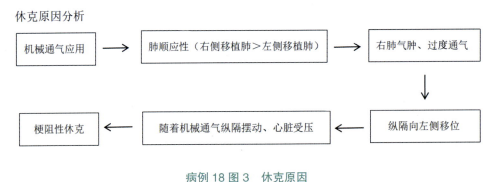

病例18图3 休克原因

治疗方法

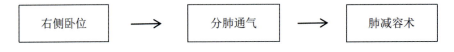

病例18图4 治疗方法

胸片（2018年8月28日）：左肺移植术后，左肺渗出性改变、左侧胸膜反应、右肺气肿（术后首次）（病例18图5）。

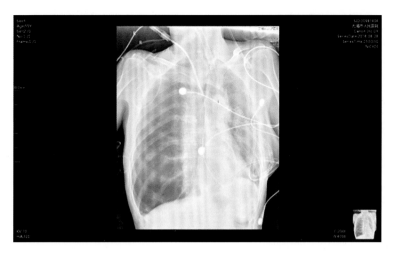

病例 18 图 5 胸片（2018 年 8 月 28 日）

胸片（2018 年 8 月 29 日）：左肺移植术后改变，左肺渗出性改变，右肺气肿（术后第 1 天）（病例 18 图 6）。

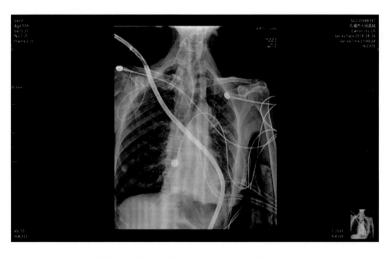

病例 18 图 6 胸片（2018 年 8 月 29 日）

胸片（2018 年 8 月 30 日）：左肺移植术后改变，左肺渗出性改变，较前（2018 年 8 月 29 日）相仿，心影增大（术后第 2 天）（病例 18 图 7）。

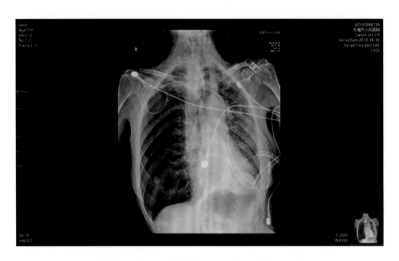

病例 18 图 7　胸片（2018 年 8 月 30 日）

　　胸片（2018 年 8 月 31 日）：左肺移植术后改变，左肺渗出性改变，较前（2018年 8 月 30 日）相仿，（左肺移植术后第 3 天、右肺下叶切除术后 1 天）（病例 18 图 8）。

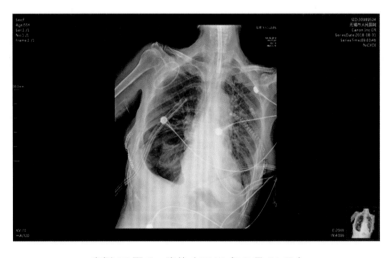

病例 18 图 8　胸片（2018 年 8 月 31 日）

　　胸片（2018 年 9 月 1 日）：左肺移植术后改变、左肺渗出性改变，较前（2018年 8 月 31 日）稍吸收、右肺术后，右侧气胸、心影增大（左肺移植术后第 4 天、右肺下叶切除术后 2 天）（病例 18 图 9）。

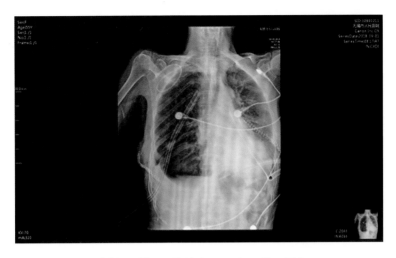

病例 18 图 9　胸片（2018 年 9 月 1 日）

胸片（2018 年 9 月 5 日）：左肺移植及右肺术后改变，左肺渗出性改变，双侧胸腔积液、卧位心影增大（病例 18 图 10）。

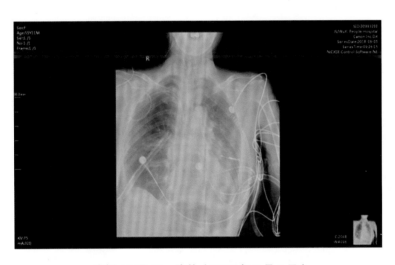

病例 18 图 10　胸片（2018 年 9 月 5 日）

分肺通气应用的双腔气管插管（病例 18 图 11）。

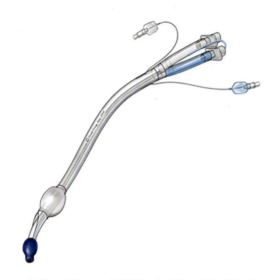

病例 18 图 11　分肺通气应用的双腔气管插管

手术切除的右肺下叶肺大疱，如病例 18 图 12 所示。

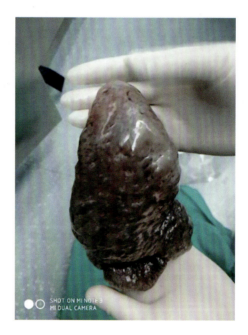

病例 18 图 12　手术切除的右肺下叶肺大疱

三、病例讨论

肺移植为终末期 COPD 患者提供了一种有效的治疗方法，双肺移植为主，占 60% 以上；因单肺移植导致患者术后自体肺过度充气、通气（V）和灌注（Q）严重不匹配，导致高顺应性肺气肿自体肺的通气更大，并增加了同种异体移植物的灌注。缺血再灌注损伤继发的同种异体移植物顺应性受损进一步加重了 V/Q 不匹配。近年来，随着再灌注后同种异体移植物管理的改善，发现单肺移植是安全的，V/Q 不匹配的影响被最小化。肺顺应性的差异可导致急性自体肺过度充气，在正压通气的情况下，急性自体肺过度充气的特征是血流动力学不稳定，进而影响心输出量，静脉回流减少和纵隔向移植侧转移，导致移植肺受压迫、肺不张、低氧血症和高碳酸血症。研究表明，急性自体肺过度充气的发生率为 15% ~ 30%。尽量减少急性自体肺过度充气影响的方法包括使用双腔气管插管进行独立肺通气、间歇性断开气管插管，以允许自体肺排空并恢复血流动力学稳定、早期撤机拔管，减少潮气量和呼吸频率以及增加吸气流速。自体肺过度充气（急性和慢性）对移植受者移植后生理学的潜在有害影响为 COPD 受者选择双肺移植提供了理由。国外研究认为 COPD 患者单肺移植与双肺移植远期生存率差异不显著；近年来 COPD 患者选择单肺移植数量增多，对单肺移植围手术期管理提出挑战，术后管理方面如何根据单肺移植术后特殊病理生理情况制订个体化方案尤为重要；对单肺移植 COPD 患者术后通常采取限制性液体管理、侧卧位通气（移植肺高位、自体肺低位），尽早撤出有创通气及分肺通气等方法，如自体肺过度充气仍无法改善，采取自体肺减容手术。

四、专家点评

本例患者为 COPD 单肺移植患者，术后出现自体肺过度膨胀，出现梗阻性休克，实施分肺通气，术后 3 天再次出现纵隔摆动，心脏受压，实施肺减容术。临床医生通过对 CPOD 肺移植术后病理生理的进一步分析、理解，对临床治疗起到一定指导作用。

（病例提供：王大鹏　无锡市人民医院）

（点评专家：巨春蓉　广州医科大学附属第一医院

郭　璐　四川省医学科学院·四川省人民医院　杜鑫森　四川大学华西医院）

参考文献

[1]Stevens PM, Johnson PC, Bell RL, et al.Regional ventilation and perfusion after lung transplantation in patients with emphysema[J].The New England journal of medicine, 1970, 282：245-249.

[2]Weill D, Torres F, Hodges TN, et al.Acute native lung hyperinflation is not associated with poor outcomes after single lung transplant for emphysema.The Journal of heart and lung transplantation：the official publication of the International Society for Heart[J].Transplantation, 1999, 18：1080-1087.

[3]Yonan NA, el-Gamel A, Egan J, et al.Single lung transplantation for emphysema：Predictors for native lung hyperinflation[J].The Journal of heart and lung transplantation：the official publication of the International Society for Heart Transplantation, 1998, 17：192-201.

[4]Siddiqui FM, Diamond JM.Lung transplantation for chronic obstructive pulmonary disease：past, present, and future directions[J].Curr Opin Pulm Med, 2018, 24（2）：199-204.

[5]Sachse M, Naito S, Oelschner C, et al.Mechanical Circulatory Support in Lung Transplant Recipients[J].Early and Long-Term Survival, 2022, （4S）：S375-S375.

病例 19 双肺移植术后重度 PGD 患者的诊治

一、病历摘要

（一）一般资料

患者男性，46 岁。

主诉：反复咳嗽、咳痰、气喘 15 年，加重 1 周。

现病史：患者 15 年前始反复出现咳嗽、咳痰，为阵发性连声咳，咳较多黏液脓痰，有时伴有发热，曾多次在外院查胸部 CT 等，诊断为弥漫性泛细支气管炎、支气管扩张伴感染、呼吸衰竭，予积极抗感染、解痉平喘等治疗后症状可好转，平时长期口服"阿奇霉素、甲泼尼龙片"，吸入"布地奈德福莫特罗、噻托溴铵"等治疗。近 2 年来气喘呼吸困难逐渐加重，生活不能自理，卧床为主，平时予间断无创呼吸机应用，多次查血气分析提示 2 型呼吸衰竭；一周前感咳嗽、咳痰、气喘加重，为求进一步诊治及肺移植评估，来我院就诊收入病房。病程中，患者无胸痛，无出冷汗，无脓臭痰，无气急，无头痛。

既往史：平素体质一般。按国家计划免疫预防接种。否认肝炎、疟疾、菌痢等传染病史；否认药物、食物过敏史；否认手术及外伤史；否认输血史。

婚姻史：已婚，配偶体健，子女体健。

个人史：出生并生长于本地，无到过其他地方病或传染病流行地区及其接触情况，无重大精神病史。生活习惯及嗜好：从不吸烟，无醉酒记录，无麻醉毒品应用史。职业及工作条件：无工业毒物、粉尘、放射性物质接触史。冶游史：无婚外性行为、下疳、淋病、梅毒病史等。

（二）体格检查

体温 36.9℃，脉搏 105 次 / 分，呼吸 22 次 / 分，血压 117/81 mmHg。体型消瘦，神志清晰，平车入室，急性病容，检查欠合作，口唇无发绀，无颈静脉怒张，气管位置居中，胸廓对称，两侧呼吸运动相等，无肋间隙增宽或变窄。两肺语颤对称，无胸膜摩擦感、皮下捻发感等，叩诊清音。两肺呼吸音粗，可闻及干湿啰音。心前区无隆起，心尖搏动位置、范围和强度正常，无震颤和摩擦感，叩诊心界无扩大。心率 105 次 / 分，心律齐，腹部对称、平坦，未扪及包块，腹软，无压痛、反跳痛、肿块。肝脏肋下未及，脾脏肋下未及，肠鸣音 5 次 / 分，双下肢无水肿，四肢肌力正常。双侧肱二头肌腱反射正常，双侧膝腱反射正常，双侧巴氏征、克氏征阴性。

（三）辅助检查

肺功能（2017 年 10 月 10 日台州市人民医院）：极重度混合性肺通气功能障碍、阻塞为主，弥散功能中度降低。

胸部 CT（2018 年 8 月 20 日台州市人民医院）：两肺弥漫性病变，两肺支气管扩张。

血气分析（2018 年 8 月 20 日台州市人民医院）：pH 7.36、PCO_2 70 mmHg，PO_2 83 mmHg。

血常规（2018 年 9 月 11 日本院）：白细胞 $5.48×10^9/L$，中性粒细胞百分比 58.8%，C- 反应蛋白＜ 0.5 mg/L。

胸部 CT（2018 年 9 月 13 日本院）（病例 19 图 1）：两肺多发支气管扩张，伴感染，部分黏液栓形成，两肺气肿、纵隔淋巴结稍大、两侧局部胸膜增厚。

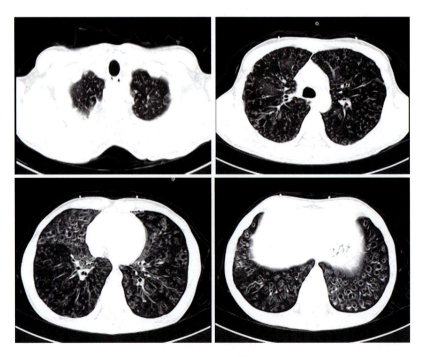

病例 19 图 1　胸部 CT（2018 年 9 月 13 日本院）

二、诊疗经过

入院后完善检查，给予"哌拉西林钠他唑巴坦＋莫西沙星抗感染、氨溴索化痰、奥美拉唑抑酸护胃"，无创呼吸机与面罩吸氧交替使用等治疗，完成肺移植前评估，积极术前准备，2018 年 10 月 30 日在全麻下行"两侧前胸横断胸骨 shell 切口双肺移植术"，左肺冷缺血时间为 6 小时 5 分钟，右肺冷缺血时间为 8 小时 16 分钟。术中失血 1000 mL，输血 600 mL。患者术后入 ICU 生命体征不平稳，心率 122 次 / 分，血压 64/46 mmHg，呼吸 20 次 / 分，SpO_2 86%。血气分析：pH 7.037，PO_2 79.4 mmHg，PCO_2 53.1 mmHg，BE -16.9 mmol/L，HCO_3^- 14.2 mmol/L，SO_2 89.9%，乳酸 13.7 mmol/L。入 ICU 后出现重度移植物失功，休克，给予肌松剂应用，增加 PEEP 等措施应用治疗效果不佳，紧急行 VV-ECMO 置入术，并应用 CRRT 超滤，患者出现严重休克，给予红细胞、血浆扩容，去甲肾上腺素微泵升压等治疗，给予"美罗培南＋万古霉素＋卡泊芬净＋多黏菌素"联合抗感染、"他克莫司＋甲强龙"免疫抑制、氨溴索化痰、艾司奥美拉唑抑酸、人血白蛋白等胶体扩容、丙种球蛋白支持等治疗，术后 14 小时入量 8766 mL［红细胞 4000 mL、血浆 2000 mL、白蛋白 200 g（1000 mL）、醋酸钠林格液 2000 mL］出量 6090 mL（尿量 2630 mL，胸腔引流：右侧上管 0 mL，右侧下管 115 mL，左侧上管 115 mL，左侧下管 3230 mL 淡血性渗出液），肾上腺素 0.15 μg/（kg·min），去甲肾上腺素 5 μg/（kg·min），VV-ECMO（转速 3375 转 / 分，流量 3.41 升 / 分）。患者术后第 2 天（11 月 1 日）入量 6231 mL（红细胞 1000 mL、血浆 575 mL、白蛋白 80 g、醋酸钠林格液 2000 mL）出量 3315 mL（尿量 1320 mL，胸腔引流：右侧上管 10 mL、右侧下管 1320 mL、左侧上管 185 mL、左侧下管 480 mL），肾上腺素 0.10 μg/（kg·min），去甲肾上腺素 0.7 μg/（kg·min），VV-ECMO（转速 3000 转 / 分，流量 3.0 升 / 分）患者循环情况逐步好转，去甲肾上腺素微泵逐步减量，术后第 3 天（11 月 2 日）入量 4622 mL（红细胞 400 mL、血浆 400 mL、白蛋白 60 g）出量 4145 mL（尿量 2200 mL，胸腔引流：右侧上管 10 mL、右侧下管 920 mL、左侧上管 295 mL、左侧下管 720 mL）VV-ECMO（转速 3000 转 / 分，流量 3.0 L/min）肾上腺素停用，去甲肾上腺素减量至 0.5 μg/（kg·min），患者血小板减少，出现凝血紊乱，给予输注血小板，补充纤维蛋白原、凝血酶原复合物等，患者肺功能逐步好转，氧合及通气功能有所改善。11 月 5 日通过 ECMO 自主呼吸试验后成功撤出 ECMO。11 月 6 日通过 SBT 试验后顺利脱机拔管，予无创呼吸机辅助通气。11 月 8 日转入移植科继续治疗，予无创呼吸机辅助通气，予"万古霉素＋美罗培南＋多黏菌素 B＋卡泊芬净＋更昔洛韦"抗感染治疗。11 月 9 日患者行气管镜示：双侧吻合口以下大量伪膜，右下叶大量黄脓痰。考虑气道真菌感染，加用泊沙康唑抗真菌治疗，患者肺部感染重，两侧气道大量黄脓痰，停用他克莫司，调整为环孢素抗排异治疗。11 月 11 日至 11 月 18 日每天行纤维支气管镜检查。患者多次痰培养提示泛耐药鲍曼不动杆菌。11 月 13 日停用美罗培南，调整为"多黏菌素 B＋注射用头孢哌酮钠舒巴坦钠"抗感染治疗。11 月 24 日因患者出现尿崩，停用多黏菌素，调整为"亚胺培南西司他丁钠＋头孢哌酮钠舒巴坦钠＋舒巴坦"抗感染。12 月 6 日患者痰培养提示耐碳青霉烯铜绿假单胞菌，抗生素调整为"特治星＋依替米星"，患者感染症状好转后于 2018 年 12 月 20 日出院，后定期来院复查。

胸片（2018 年 10 月 30 日本院）（病例 19 图 2）：肺移植术后，两肺渗出改变，左侧胸壁皮下气肿，气胸待排。

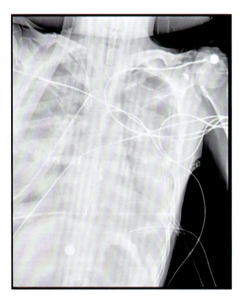

病例 19 图 2　胸片（2018 年 10 月 30 日本院）

胸片（2018 年 10 月 31 日本院）（病例 19 图 3）：肺移植术后，两肺渗出改变、两侧气胸，两肺组织压缩均为 20%～30%，左侧胸壁皮下气肿。

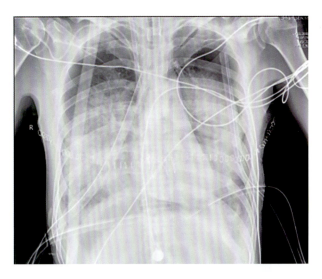

病例 19 图 3 胸片（2018 年 10 月 31 日本院）

胸片（2018 年 11 月 1 日本院）（病例 19 图 4）：双肺移植术后引流状态，两侧气胸（右侧约 20%、左侧约 30%），两肺渗出改变。

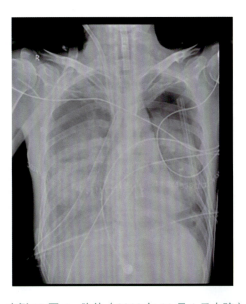

病例 19 图 4 胸片（2018 年 11 月 1 日本院）

胸片（2018 年 11 月 2 日本院）（病例 19 图 5）：双肺移植术后引流状态，左侧少量气胸，较前（2018 年 11 月 1 日）稍吸收；两肺渗出改变，较前相仿。

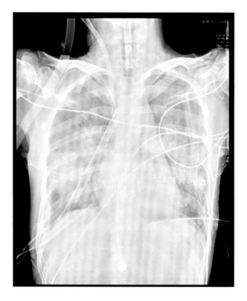

病例 19 图 5　胸片（2018 年 11 月 2 日本院）

胸片（2018 年 11 月 3 日本院）（病例 19 图 6）：双肺移植术后引流状态；两侧少量气胸，较前（2018 年 11 月 2 日）右侧气胸新发、左侧气胸范围稍减小；两肺渗出改变，较前（2018 年 11 月 3 日）稍有吸收。

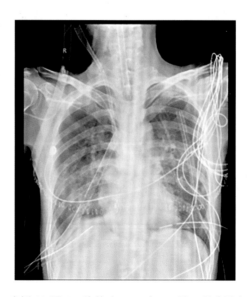

病例 19 图 6　胸片（2018 年 11 月 3 日本院）

胸片（2018 年 11 月 4 日本院）（病例 19 图 7）：双肺移植术后引流中；两肺渗出改变，较前稍有吸收。

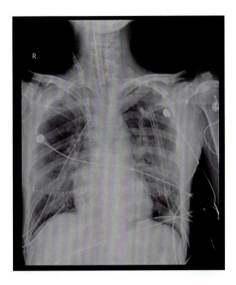

病例 19 图 7　胸片（2018 年 11 月 4 日本院）

胸片（2018 年 11 月 5 日本院）（病例 19 图 8）：双肺移植术后引流中、两肺渗出改变，较前（2018 年 11 月 4 日）相仿。

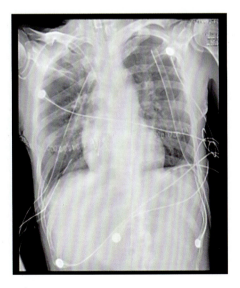

病例 19 图 8　胸片（2018 年 11 月 5 日本院）

胸片（2018年11月6日本院）（病例19图9）：双肺移植术后引流中；两侧少量气胸、两肺渗出改变，较2018年11月5日胸片相仿。

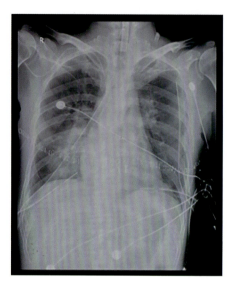

病例19图9　胸片（2018年11月6日本院）

胸片（2018年11月7日本院）（病例19图10）：双肺移植术后引流中，两侧少量气胸、两肺渗出改变，较2018年11月6日胸片相仿。

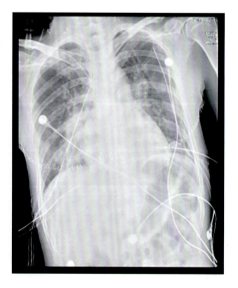

病例19图10　胸片（2018年11月7日本院）

胸片（2018 年 11 月 8 日本院）（病例 19 图 11）：双肺移植术后引流中，两侧少量气胸，同前相仿。

两肺渗出改变，较 2018 年 11 月 7 日胸片部分吸收。

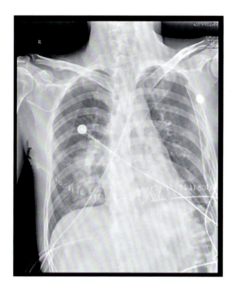

病例 19 图 11　胸片（2018 年 11 月 8 日本院）

患者肺移植术后 72 小时氧合指数和乳酸水平变化及 ICU 期间炎症指标变化，如病例 19 图 12、病例 19 图 13 所示。

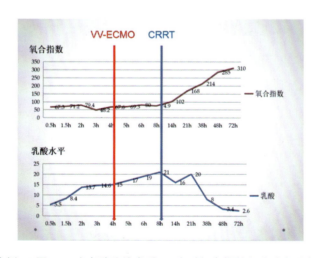

病例 19 图 12　患者肺移植术后 72 小时氧合指数和乳酸水平变化

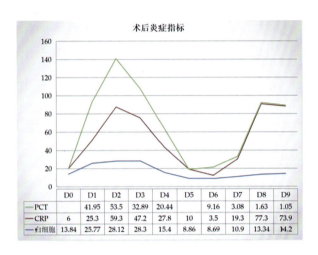

病例 19 图 13　患者肺移植术后 ICU 期间炎症指标变化

三、病例讨论

　　肺移植是治疗终末期肺疾病的唯一有效手段，不仅可以明显延长患者的生存时间，还能很大限度改善患者的生活质量。但国际心肺移植协会报告显示，肺移植受者的早期预后远不如其他实体器官移植受者，术后中位生存期仅 6.7 年，术后各种并发症是限制肺移植受者术后早期和长期存活的主要障碍；其并发症包括 PGD、急性排斥反应、慢性移植物失功和感染等，其中，PGD 的发生率高达 25%，严重影响患者的预后。国际心肺移植协会将肺移植后 PGD 定义为发生在移植后的前 72 小时的肺浸润和低氧血症。PGD 一旦发生其 1 个月内死亡率达 42%，是肺移植后 30 天内最常见的死亡原因。本例患者术后出现重度 PGD，氧合指数进行性下降，提高呼吸机支持条件氧合无改善，经气管插管处涌出大量水肿液，体液大量丢失在气道内，出现低血容量性休克及代谢性酸中毒，给予 VV-ECMO 辅助，患者氧合仍呈持续下降趋势，给予 CRRT 支持，CRRT 明显改善代谢性酸中毒，其间给予持续胶体输注，去甲肾上腺素最大剂量达到 5 μg/（kg·min），患者循环情况趋于稳定后，去甲肾上腺素减量应用，给予液体负平衡治疗，术后 3 天撤出 CRRT，术后 6 天撤出 VV-ECMO，术后 7 天撤出有创通气，术后 9 天转回移植科病房，后于术后 50 天康复出院。肺移植患者术后出现重度 PGD，气道内丢失大量体液后出现严重的休克，此类患者处理方面应使用缩血管药物加胶体输注维持血浆胶体渗透压，提供有效循环容量，另外酸碱平衡失调时应及时纠正酸中毒，必要时 CRRT 应用；提供胶体输注另外一个原因是患者往往因低血容量导致 ECMO 流量与转速不匹配，ECMO 管路抖动，无法发挥 ECMO 效能，患者处在这个病理阶段却十分依赖 ECMO 支持，重度 PGD 患者容量调整是肺移植术后早期管理的重要环节，希望更多的临床指南和专家共识出现。

四、专家点评

PGD 的治疗通常以类似于 ARDS 患者的方式进行。重要的策略包括肺保护性通气、限制过量补液、早期活动和治疗潜在感染。相比之下，PGD 治疗还包括早期开始 ECMO，重度 PGD 如不改善可以考虑行再移植术，ECMO 作为有效支持手段，应用时间过程势必带来感染、凝血异常等并发症，术后早期采取积极液体负平衡、俯卧位通气等治疗策略可以使患者受益。本例患者术后早期气道水肿液持续丢失导致严重低血容量性休克，如积极输液势必出现恶性循环，肺水肿会继续加重，造成肺血管阻力升高，导致右心衰竭。本例患者采取"ECMO + CRRT"支持，持续输注胶体溶液与缩血管药物联合使用，患者氧合逐步好转，代谢性酸中毒得到改善，乳酸水平下降，在循环稳定后再超滤负平衡改善肺水肿，患者成功撤出 ECMO、CRRT、有创呼吸机，并未出现系统并发症。处理核心矛盾是稳定循环、调整容量。由于肺血管通透性增高，导致体液丢失在气道内致使体循环有效容量不足，出现低血容量性休克，处理方法应围绕这一病理生理变化进行，有效体外支持的同时，积极改善酸碱平衡，避免休克组织低灌注对全身重要脏器造成的损害。

（病例提供：王大鹏　无锡市人民医院）

（点评专家：郭　璐　四川省医学科学院·四川省人民医院

黄　曼　浙江大学医学院附属第二医院　杜鑫森　四川大学华西医院）

参考文献

[1]Snell GI, Yusen RD, Weill D, et al.Report of the ISHLT Working Group on Primary Lung Graft Dysfunction, part Ⅰ:Definition and grading——A 2016 Consensus Group statement of the International Society for Heart and Lung Transplantation[J].J Heart Lung Transplant, 2017, 36:1097-1103.

[2]Christie JD, Carby M, Bag R, et al.Report of the ISHLT Working Group on Primary Lung Graft Dysfunction Part Ⅱ:Definition.A Consensus Statement of the International Society for Heart and Lung Transplantation[J].J Heart Lung Transplant, 2005, 24:1454-1459.

[3]Porteous MK, LeeJC.Primary Graft Dysfunction After Lung Transplantation[J].Clin Chest Med, 2017, 38:641-654.

[4]Rosenheck J, Pietras C, Cantu E.Early Graft Dysfunction after Lung Transplantation[J].Curr Pulmonol.Rep, 2018, 7:176-187.

[5]Suzuki Y, Cantu E, Christie JD.Primary graft dysfunction.Semin[J].Respir.Crit Care Med, 2013, 34:305-319.Cells, 2022, 11, 745.

[6]Forgie KA, Fialka N, Freed DH, et al.Lung Transplantation, Pulmonary Endothelial Inflammation, and Ex-Situ Lung Perfusion[J].A Review.Cells, 2021, 10:1417.

病例 20 俯卧位通气在肺移植术后移植物失功中的应用

一、病历摘要

（一）一般资料

患者男性，41 岁。

主诉：咳嗽、咳痰伴气喘 2 年，加重 2 个月。

现病史：患者入院前 2 年无明显诱因下逐渐出现咳嗽，伴有咳痰，为白色泡沫痰，活动后稍有气促，对油烟、异味、冷空气不敏感，夜间睡眠与白天无明显差异，无明显咳痰，无咯血、胸痛、发热、畏寒等；至苏州某中医院就诊，查胸部 CT 提示间质性肺病，予平喘、抗炎等对症处理，加用吡非尼酮抗纤维化。出院后开始长期家庭氧疗（3 L/min，10h/d）。1 年前，患者自觉咳嗽明显加重，伴有体力明显下降，活动后气促明显，就诊于苏州大学附属第二医院，经抗炎、平喘等治疗后好转出院。2 个月前患者自觉体力进一步下降，快步行走时感觉气喘明显，就诊于当地医院，查肌炎自身抗体谱阴性。胸部 CT：双肺间质性肺炎。予改为尼达尼布抗肺纤维化治疗，患者气喘好转不明显，不能离开氧气，现患者为求肺移植术入院。病程中，患者无发热，无畏寒、寒战，无胸痛、咯血，食纳、睡眠尚可，大小便正常，近期体重无明显下降。

既往史：平素体质良好。按国家计划免疫预防接种。否认高血压、糖尿病、冠心病等慢性病史；否认肝炎、肺结核、疟疾、菌痢等传染病史；否认药物、食物过敏史；否认手术、外伤史；否认输血史。

个人史：出生并生长于当地，无到过其他地方病或传染病流行地区及其接触情况，无血吸虫病疫水接触史、重大精神病史。生活习惯及嗜好：既往吸烟 20 余年，20 支 / 天，已戒烟 2 年；无长期饮酒史；无常用药品、麻醉毒品职业及工作条件无工业毒物、粉尘、放射性物质接触史。否认冶游史。

（二）体格检查

体温 36.6℃，心率 130 次 / 分，呼吸 29 次 / 分，血压 149/90 mmHg。神志清，呼吸促，胸廓对称无畸形。肺部：两侧呼吸运动相等，无肋间隙增宽或变窄。两肺语颤对称，无胸膜摩擦感、皮下捻发感等，叩诊清音。两肺呼吸音粗，两下肺可闻及 Velcro 啰音。心脏：心前区无隆起，心尖搏动位置、范围和强度正常，无震颤和摩擦感，叩诊心界无扩大。心率 130 次 / 分，心律齐，未闻及病理性杂音，P2 ＜ A2。腹软，无压痛、反跳痛，肝脾肋下未及，双下肢无水肿。

（三）辅助检查

胸部 CT（2022 年 12 月 1 日苏州大学附属第一医院）（病例 20 图 1）：双肺间质性肺炎，纵隔淋巴结稍大。

心脏超声（2023 年 3 月 2 日本院）（病例 20 图 2）：肺动脉压力中度增高，右室增大，右室游离壁及心尖部收缩活动稍减弱。

胸部 CT（2023 年 3 月 4 日本院）：两肺间质纤维化、肺大疱、纵隔淋巴结肿大、双侧胸膜增厚。

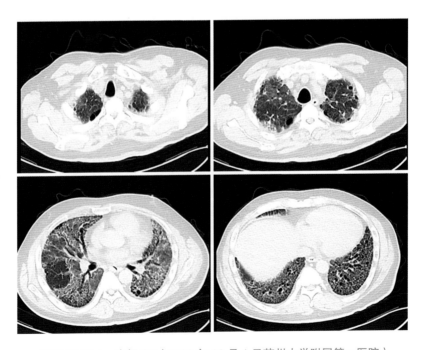

病例 20 图 1　胸部 CT（2022 年 12 月 1 日苏州大学附属第一医院）

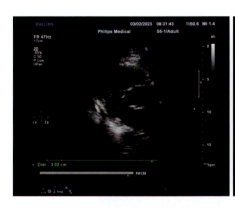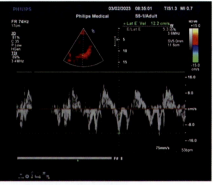

病例 20 图 2　心脏超声（2023 年 3 月 2 日本院）

二、诊疗经过

入院后完善检查，给予吸氧、尼达尼布抗纤维化等治疗，完成肺移植术前评估，2023 年 3 月 21 日在全麻 VV-ECMO 辅助下行双肺移植术，手术历时 6 小时 50 分钟，术中出血 1000 mL，左肺冷缺血时间 7 小时 10 分钟，右肺冷缺血时间 10 小时 10 分钟，术后入 ICU 加强治疗，患者出现重度移植物失功，给予 VV-ECMO（3 L/ 分）支持，补充白蛋白并利尿减轻肺水肿，去甲肾上腺素升血压，并行俯卧位通气治疗，并予亚胺培南西司他丁钠联合卡泊芬净抗感染，甲泼尼龙联合他克莫司免疫抑制，艾司奥美拉唑抑酸，经积极俯卧位通气患者氧合改善明显。患者俯卧位通气后呼吸机参数监测显示：驱动压下降，肺顺应性改善，肺脏超声显示患者 B 线明显减少，双侧下肺明显，俯卧位通气 18 小时，液体负平衡 600 mL，气管镜下气道水肿液体消退。撤出 ECMO 及有创通气，ECMO 支持 39 小时，有创呼吸机支持 44 小时，于 2023 年 3 月 24 日转回移植科病房继续治疗，给予高流量和无创呼吸机交替应用辅助通气。予两性霉素 B 预防真菌感染，更昔洛韦预防病毒感染。患者外送高通量测序（NGS）提示屎肠球菌，予利奈唑胺应用。痰培养提示嗜麦芽窄食单胞菌，予暂停亚胺培南西司他丁钠应用，改为头孢哌酮钠舒巴坦钠抗感染治疗。2023 年 4 月 6 日行气管镜检查可见伪膜形成，予加用泊沙康唑口服悬液抗真菌感染。后患者病情较前好转，根据药敏于 2023 年 4 月 13 日予抗生素降级至"头孢他啶＋米诺环素"应用，患者病情好转，2023 年 4 月 20 日出院。

床边胸片（2023 年 3 月 21 日）（病例 20 图 3）：双肺移植术后改变、双肺渗出性改变、左侧胸腔积液左颈部皮下积气（术后首次）。

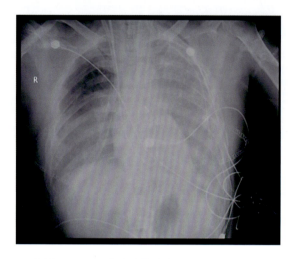

病例 20 图 3　床边胸片（2023 年 3 月 21 日）

床边纤维支气管镜下气道内吸出的水肿液，见病例 20 图 4。

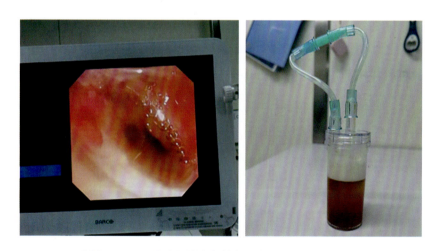

病例 20 图 4　床边纤维支气管镜下气道内吸出的水肿液

床边胸片（2023 年 3 月 22 日）（病例 20 图 5）：双肺移植术后改变、双肺渗出改变、双侧胸腔积液可能、双侧颈部及左侧胸壁皮下积气（术后第 2 天）。

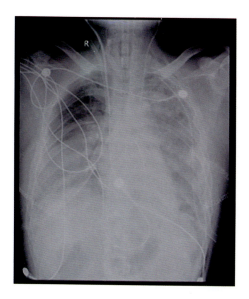

病例 20 图 5　床边胸片（2023 年 3 月 22 日）

床边胸片（2023 年 3 月 23 日）（病例 20 图 6）：双肺移植术后改变、双肺渗出改变、双侧颈部及左侧胸壁皮下积气（术后第 3 天）。

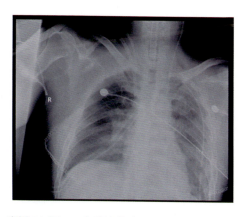

病例 20 图 6　床边胸片（2023 年 3 月 23 日）

床边胸片（2023 年 3 月 24 日）（病例 20 图 7）：双肺移植术后改变、双肺渗出改变、双侧颈部及左侧胸壁皮下积气（术后第 4 天）。

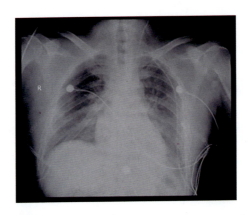

病例 20 图 7　床边胸片（2023 年 3 月 24 日）

俯卧位通气后患者呼吸力学参数的对比，见病例 20 表 1。

病例 20 表 1　俯卧位通气后患者呼吸力学参数的对比

潮气量（mL）	平台压（cmH$_2$O）	PEEP（cmH$_2$O）	驱动压（cmH$_2$O）
潮气量 65*6 mL/kg	平台压	PEEP	驱动压
俯卧位前	32	7	25
潮气量 65*5 mL/kg	平台压	PEEP	驱动压
俯卧位后 12 小时	28	7	21
潮气量 65*3 mL/kg	平台压	PEEP	驱动压
俯卧位后 24 小时	20	7	13

三、病例讨论

原发性移植物功能障碍（PGD）是一种在肺移植后 72 小时内发生的临床综合征，临床特征为进行性低氧血症，影像学特征为斑片状肺泡浸润。PGD 由缺血再灌注损伤引起，代表了供体和受体免疫因素之间的复杂相互作用，以及导致肺泡细胞损伤的急性炎症。肺移植术后的 PGD 仍然是围手术期的一个主要挑战，与显著的发病率和死亡率相关，从长远来看，PGD 引起的慢性炎症可导致慢性肺同种异体移植功能障碍的发展，这是肺移植后晚期死亡的重要原因。肺移植术后 PGD 诱导的难治性低氧血症和急性呼吸窘迫综合征具有相似的潜在病理生理学特征。PGD 的治疗以支持为主，类似于 ARDS 患者的治疗方法。重要的策略包括肺保护性通气、限制过量补液、ECMO 支持等。尽管应用 ECMO 支持可以帮助患者度过 PGD 高峰，但这种治疗会增加血栓、出血等并发症的风险，并增加患者的医疗费用。虽然积极利尿可以改善肺水肿，但是液体负平衡过多也增加了肾前性肾损伤的风险。

自 1976 年 Piehl 和 Brown 首次描述以来，俯卧位通气被越来越多地用于治疗急性呼吸窘迫综合征。此外，在当前的 2019 新型冠状病毒肺炎（COVID-19）大流行期间，俯卧位已成为 COVID-19 相关急性呼吸窘迫综合征患者的标准治疗策略，即使对非插管的低氧性呼吸衰竭患者也有良好的预后。俯卧位通气是一种低成本措施，可改善重度低氧血症患者的气体交换。俯卧位通气在呼吸功能改善方面，它可能与 ECMO 一样有效。国际心肺移植学会提出的 PGD 定义包括 ECMO 和吸入一氧化氮作为可能在气体交换中发挥作用的动作，但俯卧位并未包括在治疗推荐中。俯卧位机制是改变肺泡通气的分布，改变血流的再分配，改善局部通气和灌注的匹配，从而减少低通气／灌注低区。俯卧位对移植肺剪切力分布的有益影响可能会最大限度地减少移植物的机械通气损害。俯卧位应作为肺移植术后发生的重度 PGD 难治性低氧血症的有效治疗手段。对于肺移植术后出现重度 PGD 在排出俯卧位禁忌证情况下应积极行俯卧位通气。

四、专家点评

肺移植术后原发性移植物失功的患者在应用俯卧位通气后患者的氧合和肺顺应性显著改善，能够减少患者的 ECMO 支持时间及有创机械通气时间。本例患者为中年男性患者双肺移植术后出现重度移植物失功，给予限制性液体管理，同时给予 VV-ECMO 支持，经过俯卧位通气 18 小时后患者在术后 2 天内顺利撤出了 ECMO 及有创通气，缩短了呼吸支持时间和 ICU 住院时间，应用俯卧位通气减少 ECMO 及有创呼吸机的并发症，减少医疗负担，促进了患者快速康复，期待归纳更多俯卧位通气应用在肺移植术后 PGD 的资料，探索重度 PGD 治疗的新方法。

（病例提供：王大鹏　无锡市人民医院）

（点评专家：巨春蓉　广州医科大学附属第一医院

黄　曼　浙江大学医学院附属第二医院）

参考文献

[1]Brogan TV, Thiagarajan RR, Rycus PT, et al.Bratton SL.Extracorporeal membrane oxygenation in adults with severe respiratory failure：a multi-center database[J].Intensive Care Med, 2009, 35：2105-2114.

[2]Peek GJ, Mugford M, Tiruvoipati R, et al.CESAR trial collaboration. Efficacy and economic assessment of conventional ventilatory support versus extracorporeal membrane oxygenation for severe adult respiratory failure（CESAR）：a multicentre randomised controlled trial[J].Lancet, 2009, 374：1351-1363.

[3]Pelosi P, Brazzi L, Gattinoni L.Prone position in acute respiratory distress syndrome[J].Eur Respir J, 2002, 20：1017-1028.

[4]Piehl MA, Brown RS.Use of extreme position changes in acute respiratory failure[J].Crit Care Med, 1976, 4：13-14.

[5]Cotton S, Zawaydeh Q, LeBlanc S, et al.Proning during covid-19：Challenges and solutions[J].Heart Lung, 2020, 49：686-687.

[6]Weatherald J, Solverson K, Zuege DJ, et al.Awake prone positioning for COVID-19 hypoxemic respiratory failure：A rapid review[J].J Crit Care, 2021, 61：63-70.

[7]Gue′rin C, Reignier J, Richard JC, et al.PROSEVA Study Group.Prone positioning in severe acute respiratory distress syndrome[J].N Engl J Med, 2013, 368：2159-2168.

[8]Gattinoni L, Pesenti A, Carlesso E.Body position changes redistribute lung computed-tomographic density in patients with acute respiratory failure：impact and clinical fallout through the following 20 years[J].Intensive Care Med, 2013, 39：1909-1915.

[9]Snell GI, Yusen RD, Weill D, et al.Report of the ISHLT Working Group on Primary Lung Graft Dysfunction, part Ⅰ：Definition and grading——A 2016 Consensus Group statement of the International Society for Heart and Lung Transplantation[J]. J.Heart Lung Transplant, 2017, 36, 1097-1103.

[10]Gattinoni L, Taccone P, Carlesso E, et al.Prone position in acute respiratory distress syndrome.Rationale, indications, and limits[J].Am J Respir Crit Care Med, 2013, 188：1286-1293.

病例 21　肺移植术后肺栓塞急性右心衰

一、病历摘要

（一）一般资料

患者男性，55 岁。

主诉：咳嗽、咳痰 30 年，伴气喘 15 年，加重 5 天。

现病史：患者 30 年前开始出现咳嗽、咳痰，咳白色泡沫痰；15 年前开始出现活动后胸闷、气喘，未正规治疗；4 年前因病情逐渐加重，于上海肺科医院就诊，诊断为"慢性阻塞性肺疾病"，具体治疗不详；3 年前患者开始家庭氧疗（1～2L/min），吸氧不规律；2019 年 1 月患者气喘加重，开始 24 小时持续吸氧（1～2 L/min），2019 年 2 月至 2020 年 5 月患者频繁急性加重，平均每月住院治疗一次；2019 年 11 月开始间断无创呼吸机辅助通气；2020 年 8 月至今患者多次因"高碳酸血症"昏迷于外院抢救治疗，行气管插管机械通气、抗感染等治疗后好转。2020 年 11 月患者为行肺移植评估于我院移植科住院，经肺移植专家组讨论，患者有肺移植手术指征（① Bode 指数＞ 7；② FEV_1 ＜ 15%；③每年病情加重 3 次以上；④急性呼吸衰竭伴高碳酸血症），无明显禁忌证，予纳入肺移植等待名单。入院前 7 天患者无明显诱因再次出现气喘加重，当地医院治疗后好转，为进一步行肺移植术来我院，拟"慢性阻塞性肺病伴急性加重"收入我科。病程中，患者无发热，无恶心、呕吐，无腹痛、腹泻，饮食、睡眠稍差，大小便正常。

既往史：平素体质良好。按国家计划免疫预防接种。否认肝炎、肺结核、疟疾、菌痢等传染病史；否认药物、食物过敏史；否认手术及外伤史；否认输血史。

个人史：出生并生长于当地，无到过其他地方病或传染病流行地区及其接触情况，无重大精神病史。生活习惯及嗜好：吸烟约 5 年，平均 40 支 / 天，戒烟 30 年，无酒嗜好，无麻醉毒品应用史。职业及工作条件：无工业毒物、粉尘、放射性物质接触史。冶游史：无婚外性行为、下疳、淋病、梅毒病史等。否认发病前 14 天内有国内新型冠状病毒感染中高风险等地区、有病例报告地区的旅行史和居住史。否认发病前 14 天内与新型冠状病毒感染者（核酸检测阳性者）有接触史。否认发病前 14 天内接触过来自国内中高风险等地区、有病例报告社区的发热或有呼吸道症状的患者。否认近 14 天内，周围有聚集性新型冠状病毒感染 [2 周内在小范围如家庭、办公室、学校班级等场所，出现 2 例及以上发热和（或）有呼吸道症状的病例]。否认在本院入院前 14 天内，有发热或咳嗽等呼吸道症状。否认发病前 14 天内有境外新型冠状病毒感染高风险地区旅行史和居住史，或接触过境外返回的发热和（或）有呼吸道症状的患者。

（二）体格检查

体温 36.8℃，脉搏 98 次 / 分，呼吸 23 次 / 分，血压 140/83 mmHg。神志清晰，无黄染，双侧瞳孔等大等圆、对光反射灵敏，颈软、双侧对称，颈静脉无怒张，气管居中，胸廓对称，两侧呼吸运动相等，无肋间隙增宽或变窄。两肺语颤对称，无胸膜摩擦感、皮下捻发感等。叩诊过清音。两肺呼吸音粗，两肺可及散在湿啰音。心前区无隆起及凹陷，心尖搏动位于第 5 肋间左锁骨中线内 0.5 cm 处，搏动范围正常，心前区未触及震颤和心包摩擦感，心相对浊音界正常，心率 98 次 / 分，心律齐，各瓣膜区未闻及心脏杂音。腹部平坦，腹式呼吸存在，无腹壁静脉曲张，未见肠型及蠕动波，无压痛及反跳痛，未触及包块。肝脾肋下未触及，未触及胆囊，Murphy's 征阴性。腹部鼓音区正常，无移动性浊音。肝区无叩痛，脾浊音区正常，肾区无叩击痛，肠鸣音正常，未闻及血管杂音及摩擦音，双下肢无水肿。

（三）辅助检查

胸部 CT（病例 21 图 1）（本院，2020 年 11 月 8 日）：两肺散在磨玻璃样密度影，两侧支气管壁增厚，管腔稍扩张，两肺少许索条影，肺气肿、肺大疱。心电图（2020 年 11 月 9 日 16：51：06）：①窦性心动过速；②不完全性右束支传导阻滞。肝胆彩超（2020 年 11 月 9 日 16：51：06）：目前肝胆脾胰门静脉未见明显异常。泌尿系彩超（2020 年 11 月 9 日 16：51：06）：前列腺体积稍增大。心脏彩超（2020 年 11 月 9 日 16：51：06）：静息状态下超声心动图未见异常。6 分钟步行试验：步行距离 158m，步行期间 SpO_2 最低 74%（吸氧 2 L/min）。肺功能及弥散功能（2020 年 11 月 11 日）：FVC 1.22 L，占预计值 32.8%；FEV_1 0.25 L，占预计值 8.3%；FEV_1/FVC 20.32%；弥散无法完成。血气分析（检验科）（2020 年 11 月 15 日 14：57：00）：酸碱度（37℃）7.42、二氧化碳分压（37℃）70.5 mmHg、氧分压（37℃）

52.0mmHg、碳酸氢根浓度44.1mmol/L、标准碳酸氢根浓度40.4mmol/L↑、实际剩余碱16.7mmol/L↑、标准剩余碱18.3mmol/L↑、血氧饱和度84.6%↓、二氧化碳总量103.8 VOL%↑、体温36.5℃、吸入氧浓度21.0%。

血气分析（检验科）（2020年12月28日10：50：58）：酸碱度（37℃）7.40、二氧化碳分压（37℃）58.5mmHg、氧分压（37℃）56.0mmHg、碳酸氢根浓度35.2mmol/L、标准碳酸氢根浓度32.1mmol/L、实际剩余碱8.6mmol/L、标准剩余碱10.1mmol/L、血氧饱和度87.8%、二氧化碳总量83.0 VOL%、体温36.6℃、吸入氧浓度21.0%。

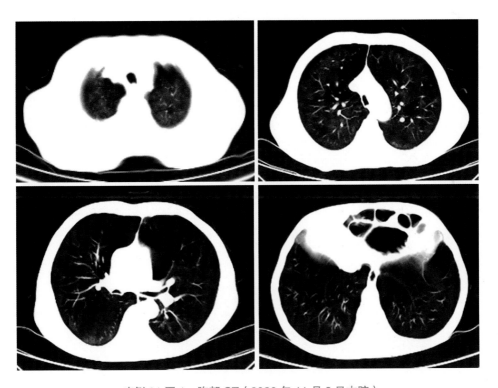

病例21图1　胸部CT（2020年11月8日本院）

心脏超声（2020年11月13日本院）（病例21图2）：静息状态下超声心动图未见异常。

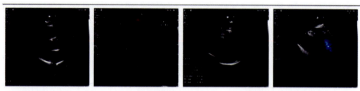

主动脉根部内径：29 (20~37)　　升主动脉内径：27　　　左房前后径：30 (19~40)

左室舒张末期内径：46 (35~56)　室间隔厚度：11 (6~11)　　左室后壁厚度：10 (6~11)

左室射血分数(EF)：57 (55%~75%)　心输出量(CO)：4 (4~6L)　短轴缩短率(FS)：29 (25%~45%)

二尖瓣环e速度：11 (＜10cm/s)　组织多普勒E/e'：7.5 (＞14)　左房容积指数：26 (＞34mL/m²)

超声所见：

1、左房、左室内径正常，左室壁不增厚，室壁运动分析：未见节段性收缩活动异常，二尖瓣瓣叶、瓣环不增厚，回声不增强，乳头肌和腱索形态活动未见异常，瓣叶开放不受限制，彩色血流多普勒检查：二尖瓣未见反流。

2、主动脉根部不增宽，主动脉瓣瓣叶、瓣环不增厚，回声不增强，开放不受限制，彩色血流多普勒检查：主动脉瓣未见反流。

3、右房、右室不增大，右室壁不增厚，右室流出道未见异常，肺动脉干及其分支左右肺动脉不增宽，彩色血流多普勒检查：三尖瓣和肺动脉瓣未见反流。

超声印象：

静息状态下超声心动图未见异常

病例 21 图 2　心脏超声（2020 年 11 月 13 日本院）

心电图（2020 年 11 月 13 日本院）（病例 21 图 3）：①窦性心动过速；②不完全性右束支传导阻滞。

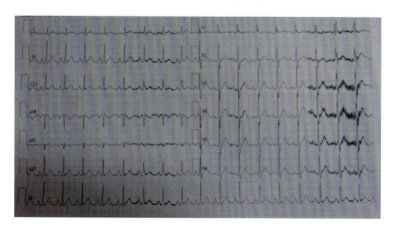

病例 21 图 3　心电图（2020 年 11 月 13 日本院）

二、诊疗经过

入院后完善检查，给予持续低流量吸氧，无创呼吸机辅助呼吸，美洛西林钠舒巴坦钠抗感染，氨溴索化痰，雾化辅助排痰等治疗，积极术前准备，2021 年 1 月 14 日在全麻 ECMO 辅助下行双肺移植术，右肺冷缺血时间 5 小时，左肺冷缺血时间 8 小时 8 分钟，术中出血 1200 mL，输血 1450 mL，手术时间 6 小时 55 分钟。术后入 ICU 加强治疗；给予呼吸机辅助通气，VV-ECMO 支持，设置转速 3200 转 / 分，流量 3.0 L/ 分。给予亚胺培南西司他丁钠、卡泊芬净联合抗感染治疗，他克莫司、甲强龙免疫抑制，氨溴索化痰，艾司奥美拉唑抑酸，人血白蛋白支持，维持内环境稳定等治疗。2021 年 1 月 15 日通过 ECMO 自主呼吸循环试验，予床边撤除 ECMO，患者生命体征平稳，2021 年 1 月 16 日患者神志清醒，呼吸节律、握力可，通过 SBT 试验后顺利脱机拔管，给予经鼻高流量吸氧下患者呼吸平稳。患者在拔出气管插管后 3 小时后出现烦躁、意识淡漠，诉头晕、出冷汗，诉胸闷、气促，血压下降，休克。当时心电监护示：心率 128 次 / 分、呼吸 23 次 / 分、血压 86/62 mmHg、SpO₂ 100%。患者神志清醒，给予醋酸钠林格液扩容，去甲肾上腺素升压效果不佳，血压仍呈下降趋势，最低降至 50 ～ 60/30 ～ 35 mmHg，出现意识淡漠，诉头晕，急查心脏超声示右心室涨满，收缩无力，检测 D- 二聚体 10 000 μg/L，不排除急性肺栓塞导致右心功能不全，给予肝素应用、肾上腺素强心、去甲肾上腺素升压等处理，肾上腺素最大剂量至 0.1 μg/ (kg·min)，去甲肾上腺素最大剂量至 3 μg/ (kg·min)，患者循环仍难以维持，给予经口气管插管、有创机械通气，患者出现室性心动过速，给予利多卡因应用，紧急行 VA-ECMO 支持，并继续给予强心、升压、纠酸等处理。经抢救治疗后患者生命体征逐步稳定，2021 年 1 月 19 日患者通过 ECMO 自主循环试验后顺利撤除 ECMO，1 月 20 日下午患者通过 SBT 试验后顺利脱机拔管，予高流量和无创呼吸机序贯。患者痰培养提示嗜麦芽窄食单胞菌，根据病情调整抗生素为"头孢他啶＋左氧氟沙星"抗感染。患者基础心率偏快，心电图提示窦性心动过速，予以右美托咪定和艾司洛尔应用，后予"磺胺甲噁唑（SMZ）＋左氧氟沙星＋头孢他啶"抗感染治疗，患者咳嗽咳痰无力，气管镜下大量黄脓痰，经痰液微生物二代测序及反复痰培养提示为"嗜麦芽窄食单胞菌""泛耐药鲍曼不动杆菌"。2021 年 1 月 23 日经多学科讨论予加用"硫酸多黏菌素 B"，采用"硫酸多黏菌素 B ＋头孢他啶＋ SMZ"方案抗细菌治疗，患者仍有反复发热，感染指标不稳定。气管镜下提示吻合口真菌感染，2021 年 1 月 23 日加用"两性霉素 B 脂质体雾化"，1 月 24 日加用"泊沙康唑口服混悬液"，予"泊沙康唑＋卡泊芬净＋两性霉素 B 脂质体（雾化）"抗真菌治疗。2021 年 1 月 26 日经疑难病例讨论后改为"硫酸多黏菌素 B＋注射用头孢哌酮钠舒巴坦钠＋利奈唑胺"抗感染治疗，患者咳黄脓痰逐渐减少，感染指标有好转，抗感染治疗有效。2021 年 1 月 27 日改用"伏立康唑"，予"泊伏立康唑＋卡泊芬净＋两性霉素 B 脂质体（雾化）"抗真菌治疗。2021 年 2 月 5 日经讨论后，考虑患者仍有咳嗽，咳黄脓痰，延长疗程继续使用"硫酸多黏菌素 B＋头孢哌酮钠舒巴坦钠＋利奈唑胺"方案抗感染治疗。对症治疗方面：患者有快速型心律失常，予"艾司洛尔"控制心室率，"盐酸氨溴索片"化痰，"依诺肝素钠"抗凝，"异丙托溴铵气雾剂＋乙酰半胱氨酸"雾化，"人血白蛋白"支持等治疗，2021 年 2 月 8 日患者好转出院。

胸片（2021 年 1 月 14 日）（病例 21 图 4）：两肺移植术后，两侧胸壁皮下积气、右肺渗出性改变可能、右侧胸腔积液、卧位心影增大。

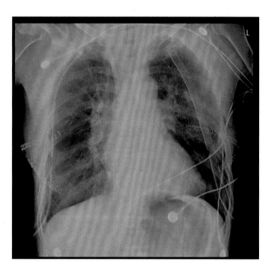

病例 21 图 4　胸片（2021 年 1 月 14 日）

胸片（2021 年 1 月 15 日）（病例 21 图 5）：两肺移植术后，右侧少量气胸、两肺渗出性改变、卧位心影增大。

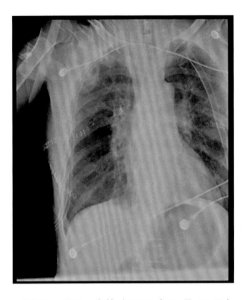

病例 21 图 5 胸片（2021 年 1 月 15 日）

心电图（2021 年 1 月 16 日）（病例 21 图 6）：宽 QRS 波型心动过速，ST 段（压低）T 波改变，Q-T 间期延长。

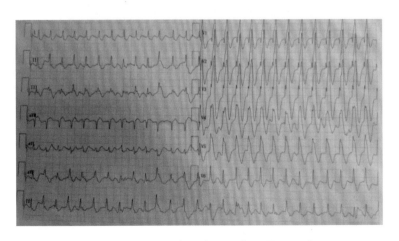

病例 21 图 6 心电图（2021 年 1 月 16 日）

心脏超声（2021 年 1 月 16 日）结果（病例 21 图 7）：右心明显增大，右室游离壁收缩活动欠佳。

| 主动脉根部内径：/ (20~37) | 升主动脉内径：/ | 左房前后径：/ (19~40) |
| 左室舒张末期内径：/ (35~56) | 室间隔厚度：/ (6 11) | 左室后壁厚度：/ (6~11) |

超声所见：

床边透声条件差，患者仅剑突下能探及部分切面，建议病情稳定后，到超声心动图室详细检查

左心大小正常，左室收缩活动未见异常、右心明显增大、右室游离壁收缩活动欠佳。

心包腔内未见明显液性暗区。

超声印象：

右心明显增大、右室游离壁收缩活动欠佳

目前心包腔内未见明显液性暗区

病例 21 图 7　心脏超声（2021 年 1 月 16 日）结果

食管心脏超声结果（2021 年 1 月 18 日）（病例 21 图 8）：左侧室壁收缩尚可。

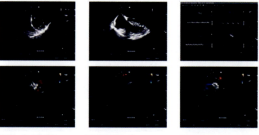

主动脉根部内径：/ (20~37)	升主动脉内径：/	左房前后径：/ (19~40)
左室舒张末期内径：/ (35~56)	室间隔厚度：/ (6~11)	左室后壁厚度：/ (6~11)
左室射血分数(EF)：/ (55%~75%)	心输出量(CO)：/ (4~6L)	短轴缩短率(FS)：/ (25%~45%)
二尖瓣环e速度：/ (<10cm/s)	组织多普勒E/e'：/ (>14)	左房容积指数：/ (>34mL/m²)

超声所见：

床边经食管超声探查：

1、四根肺静脉回流清楚，流速：左上74cm/s，左下48cm/s，右上71cm/s，右下57cm/s。

2、左室壁收缩活动尚可，右房右室不大。

超声印象：

床边经食管超声探查：

1、四根肺静脉回流清楚，流速：左上74cm/s，左下48cm/s，右上71cm/s，右下57cm/s

2、左室壁收缩活动尚可

病例 21 图 8　食管心脏超声结果（2021 年 1 月 18 日）

三、病例讨论

本例患者在肺移植术后 3 天发生急性右心衰竭，肺移植术后发生左心衰竭常见，发生急性右心衰竭少见；本例患者经紧急行 VA-ECMO 辅助，心功能恢复；心源性休克时床边心脏超声检查示：右室扩张，右心衰竭，行 VA-ECMO 辅助有效，患者心功能恢复，并行食管超声检查排除肺血管结构异常。实体器官移植本身被认为是血栓栓塞事件的独立危险因素。有几个促进血栓栓塞的潜在因素：手术创伤本身诱发炎症导致血栓前状态，液体失衡导致静脉血流减少。免疫抑制药物（如钙调磷酸酶抑制剂或皮质类固醇）的副作用会损害葡萄糖耐量并诱发移植后糖尿病，进一步增加血栓形成的风险。血栓栓塞并发症在肺移植术后患者的发生率很高（8.6%），并且与高凝状态异常、支气管循环缺失有关。患者发生肺栓塞后应用肝素抗凝后，应用 VA-ECMO 减轻右心负荷。肺栓塞死亡的主要原因是急性压力超负荷引起的右心衰竭。从这个意义上说，VA-ECMO 可能有助于高危肺栓塞患者恢复肺血流和维持患者的血流动力学稳定；对右心衰竭导致的心源性休克患者具有重要帮助作用。它作为一个桥梁，能够减轻右心负荷，促进右心功能恢复，同时为其他治疗提供时间，以减少血栓负担。

四、专家点评

肺移植术后出现急性右心衰竭比较少见，能够应用床边超声快速识别右心衰竭，并通过 VA-ECMO 维持患者的血流动力学稳定很重要，辅助过程中根据患者心脏超声、血管活性药物剂量及脉压差变化动态评估患者心脏功能恢复情况，并注意防治 ECMO 引起的并发症。通过提供 ECMO 支持来防止休克引起严重的器官衰竭，心源性休克患者应积极采取包括机械辅助在内的支持治疗。肺移植术后凝血功能监测十分重要，抗凝过度引起胸腔出血，甚至需要开胸手术二次止血，但如果抗凝不足常常出现深静脉血栓，甚至出现肺栓塞危及生命。

（病例提供：王大鹏 无锡市人民医院）

（点评专家：巨春蓉 广州医科大学附属第一医院 杜鑫淼 四川大学华西医院）

参考文献

[1]Kahan ES，Petersen G，Gaughan JP，et al.High incidence of venous thromboembolic events in lung transplant recipients[J].J Heart Lung Transplant，2007，26（4）：339-344.

[2]Parsa SA，Khaheshi I，Dousti A，et al.ST-elevation myocardial infarction 33 days after lung transplant in a patient with non-significant CAD before transplantation：a case report[J].J Clin Diagn Res，2016，10（5）：OD23-OD24.

[3]Ribeiro Neto ML，Budev M，Culver DA，et al.Venous thromboembolism after adult lung transplantation：a frequent event associated with lower survival[J].Transplantation，2018，102（4）：681-687.

[4]Stavrou EX，Schmaier AH.Chapter 15—Venous and arterial thrombosis.In：Willis MS，Homeister JW，Stone JR，editors.Cellular and molecular pathobiology of cardiovascular disease[M].Cambridge：Academic Press，2014，277-296.

[5]Huisman MV，Barco S，Cannegieter SC，et al.Pulmonary embolism[J].Nat Rev Dis Primers，2018，4：18028.

病例 22　肺移植术后特发性高氨血症

一、病历摘要

（一）一般资料

患者男性，68 岁，退休职员。

主诉：患者反复胸闷、气促 5 年余，加重 5 个月。

现病史：患者近 5 年余以来，反复出现胸闷、气促，5 个月前症状加重，伴咳嗽咳痰，行肺功能检查提示中重度限制性通气功能障碍，弥散功能重度降低。胸部高分辨 CT 提示双肺间质纤维化合并炎症。患者自测血氧饱和度低，近 5 个月长期家庭氧疗，口服吡非尼酮抗纤维化治疗，但胸闷、气促症状仍进行性加重。终末期肺病，穷尽内科治疗无效，1 个月前患者行肺移植前评估，手术指征明确，此次为行肺移植手术入院。2021 年 7 月 22 日，门诊拟"间质性肺病、呼吸衰竭"收入院。

既往史：高血压 6 年，（160 ～ 180）/90 mmHg，服用药物控制在正常范围。糖尿病 30 年，使用胰岛素，平素血糖控制在 6 ～ 10 mmol/L。无吸烟、饮酒史；否认肝炎、结核等传染病史；否认外伤史；否认药物、食物过敏史。

（二）体格检查

体温 37.1℃，心率 65 次 / 分，血压 124/56 mmHg，呼吸 16 次 / 分。神志清楚，查体合作，皮肤巩膜无黄染及瘀点瘀斑，浅表淋巴结无肿大，气管居中。双肺呼吸音清，双下肺可闻及 Velcro 啰音。心率 65 次 / 分，心律齐，各瓣膜区未闻及病理性杂音。腹部平坦，腹软，无压痛及反跳痛，肝脾肋下未触及，双肾叩击痛阴性，双下肢轻度水肿。神经系统查体阴性。

（三）辅助检查（主要时间段）

1. 转入普通病房前相关检查（2021 年 7 月 28 日）

（1）血常规：血红蛋白 90 g/L，白细胞 $8.2×10^9$/L，中性粒细胞 90%，血小板 $64×10^9$/L。

（2）血生化：肝功能正常。肌酐 95 μmol/L，血尿素氮 14.3 mmol/L。

（3）动脉血气：pH 7.45，PO_2 145 mmHg，PCO_2 40.6 mmHg，P/F 362.5 mmHg，Lac 2.8 mmol/L。

（4）凝血：凝血功能正常。

（5）感染指标：C- 反应蛋白 59.0 mg/L，降钙素原 0.27 ng/mL，白介素 -6（IL-6）50.99 pg/mL。

（6）FK506 浓度 3.8 ng/mL。

（7）甲状腺功能：正常。

2. 昏迷期间相关检查（2021 年 7 月 29 日至 7 月 31 日）

（1）血常规：血红蛋白 89 g/L，白细胞 16.4×10^9/L，中性粒细胞 94.8%，血小板 103×10^9/L。

（2）血生化：肝功能正常。肌酐 137 μmol/L，血尿素氮 18.9 mmol/L，Na 135 mmol/L。

（3）动脉血气：pH 7.47，PO_2 154 mmHg，PCO_2 40.1 mmHg，P/F 385 mmHg，Lac 2.1 mmol/L。

（4）凝血：凝血功能正常。

（5）感染指标：C- 反应蛋白 219.0 mg/L，降钙素原 0.7 ng/mL，IL-6 96.35 pg/mL。

（6）FK506 浓度 4.6 ng/mL。

（7）血氨 196 μmol/L。

（8）血糖 7.94 mmol/L。

（9）病原学：解脲支原体 DNA 阳性；痰培养提示解脲支原体感染（药敏报告阿奇霉素敏感，喹诺酮类中介）。

（10）头颅 CT 及 CTP：未见异常。

（11）肝脏 B 超：未见异常。

3. 患者意识恢复后相关检查（2021 年 8 月 1 日）

（1）血氨 24.0 μmol/L。

（2）FK506 浓度 3.8 ng/mL。

（3）病原学：解脲支原体 DNA 阴性；支原体培养阴性。

（4）头颅 MRI：阴性。

二、诊疗经过

1. 诊断依据　患者为老年男性，终末期肺病行肺移植术，术后早期病情稳定，术后第 6 天无明显诱因下突发意识障碍，头颅影像学不支持急性脑血管病变。实验室检查提示血氨水平异常升高，患者既往无肝脏基础疾病，发病时肝功能正常，其间未使用可导致血氨水平升高的药物，无先天遗传性高氨血症病史，考虑特发性高氨血症，PCR 及微生物培养证实解脲支原体感染。

2. 鉴别诊断

（1）颅内疾病：包括脑血管病、颅内占位性病变、颅脑外伤等。本例患者昏迷后进行影像学检查，如 CT、头颅 MRI 等，可基本排除上述疾病。颅内感染性病变，如脑膜炎、脑炎等，可进一步完善脑脊液化验。

（2）代谢性脑病：如肝性脑病、肺性脑病、肾性脑病、糖尿病相关性昏迷、低血糖昏迷、胰性脑病、甲亢危象、垂体性昏迷、黏液水肿性昏迷、水电解质紊乱及酸碱平衡失调等。通过排查相关化验，患者血氨水平异常升高，首先考虑高氨血症引起的昏迷；该患者既往无肝脏基础疾病，肝功能和肝脏 B 超均正常，考虑到特发性高氨血症。

（3）中毒性脑病：如感染中毒性的中毒性菌痢、中毒性肺炎、伤寒、药物、农药中毒、有害气体中毒、金属中毒等。考虑患者无特殊暴露史，他克莫司血药浓度在目标范围内，暂不考虑中毒性脑病。

3. 治疗措施与方案

（1）治疗策略

1）特发性高氨血症起病迅速，需要迅速诊断，常规的细菌培养周期长，药敏结果报告周期长。分子生物学检测的灵敏度和特异度都能满足临床需求，检测速度快、时间短，实时荧光定量 PCR 法可用于解脲支原体 DNA 检测，恒温扩增技术用于检测解脲支原体 RNA。

2）肺移植手术：2021 年 7 月 23 日患者在 VV-ECMO 支持下行双肺移植术，手术过程顺利，术后带 VV-ECMO 及气管插管入监护室。术后常规予以他克莫司联合甲强龙抗排异治疗。术后第 1 天撤离 ECMO 和创机械通气。术后第 5 天转入普通病房治疗。术后第 6 天，患者出现嗜睡，随即昏迷，格拉斯哥昏迷评分法（Glasgow Coma

Scale，GCS）评分 3 分，左右瞳孔直径均约 2 mm，对光反射迟钝，双侧巴氏征未引出。予以保护性气管插管后行头颅 CT 排除急性脑血管意外，转入监护室监护治疗并寻找昏迷原因。患者意识障碍发作前未使用镇静及安眠药物，血压稳定，当天他克莫司浓度为 4.6 ng/mL，血糖水平正常，无急性二氧化碳潴留，肝肾功能较前相仿，急诊行头颅 CT 及 CTP 检查基本排除急性脑血管意外。排查过程中发现患者血氨 196 μmol/L，肝功能和肝脏 B 超均正常，患者既往无先天遗传性高氨血症病史，且住院期间未使用过可导致血氨水平升高的药物，如丙戊酸钠。考虑到特发性高氨血症，并进行支原体培养和解脲支原体 DNA 检测。术后第 7 天，咽拭子解脲支原体核酸检测结果阳性，遂予阿奇霉素（0.5 g/ 次，1 次 / 天）＋莫西沙星（0.5 g/ 次，1 次 / 天）针对性抗感染治疗，并予床边 CRRT 清除血氨，鼻饲乳果糖酸化肠道，限制蛋白摄入。经过综合降血氨治疗，患者精神状态逐渐恢复，抗感染治疗第 10 天支原体培养阴性。术后随访半年，患者没有任何神经系统后遗症。

3）肺移植术后出现特发性高氨血症，早期启动抗生素经验性覆盖解脲支原体，一旦证实，敏感抗生素结合连续性血液净化治疗为主的综合降血氨方案可能是有效的。

（2）治疗方案及效果：在患者术后抗感染方案的基础上加用阿奇霉素（0.5 g/ 次，1 次 / 天）＋莫西沙星（0.5 g/ 次，1 次 / 天）针对性抗感染治疗，鼻饲乳果糖酸化肠道，限制蛋白摄入，早期启动连续性血液净化治疗。CRRT 持续 3 天，患者血氨水平下降至正常，神志转清，停用 CRRT 后血氨水平也无明显波动。抗感染治疗第 10 天，患者解脲支原体转阴性。

三、病例讨论

相较于其他器官移植，肺移植围手术期更易出现中枢神经系统并发症，尤其是脑卒中、脑病和继发性癫痫，严重影响预后。国外报道肺移植术后早期神经系统并发症发生率约为 10%，这些患者 90 天内死亡率为 15%，而其他患者 90 天内死亡率仅为 4%。

术后 ICU 住院的患者，中枢神经系统并发症因镇静镇痛药物使用，使得诊断和鉴别诊断非常复杂。脑血管意外是最常见的病因，包括脑出血、脑梗死、心脏来源的脑栓塞等。肺移植术后心房颤动、心肺旁路（CPB）支持设备的使用、ECMO

维持下抗凝被认为是脑卒中的相关风险因素。除了脑血管意外，还需考虑各种急性代谢性脑病，包括脓毒症相关脑病、肝性脑病和非肝因素特发性高氨血症、韦尼克脑病、尿毒症脑病、电解质紊乱引发的脑水肿。免疫抑制药物神经系统并发症并不少见，包括钙调神经磷酸酶抑制剂导致的可逆性后部脑病综合征（PRES）。此外，中枢神经系统机会性感染也常导致意识障碍，最常见的致病菌是真菌和病毒，包括疱疹病毒、EB 病毒、巨细胞病毒和隐球菌、曲霉菌、卡氏肺孢子菌等。

高氨血症是一种以血清氨浓度过高和进行性神经功能障碍为特征的代谢疾病，是肝功能衰竭和肝硬化常见的并发症，但也可能是与氨排泄有关的其他器官系统受损，或影响尿素循环和其他代谢途径的遗传缺陷所致。特发性高氨血症与肝脏疾病无关，是免疫功能低下患者的一种严重且致命的并发症，通常没有明确的病因。我们报道的患者并不存在肝脏损害，过高的血氨含量提示非肝脏性原因引起的高氨血症。据报道，肺移植术后发生特发性高氨血症的 30 天死亡率为 67%，死亡原因通常是高氨血症引起的脑水肿和严重神经症状。

解脲支原体是泌尿生殖道共生菌，可在婴幼儿呼吸道中定植，通常被认为是条件致病菌。在机体免疫功能低下时，特别是实体器官移植、获得性免疫缺陷综合征和血液恶性肿瘤的患者中，可引起播散性感染。Bharal 等人首先描述了解脲支原体全身性感染在高氨血症中的相关性。脲原体具有独特的代谢途径，通过胞质脲酶将尿素水解成二氧化碳和氨以获得能量，在血清氨水平升高后，肝脏将其转化为尿素，为微生物提供更多的能量，使脲原体增殖，这样的恶性循环导致持续高氨血症。相较于其他实体器官移植，肺移植受者解脲支原体感染的发生率更高，肺移植受者易出现播散性解脲支原体感染可能原因如下：①供体呼吸道解脲支原体定植；②肺移植受者免疫抑制状态通常较其他实体器官移植受者高；③解脲支原体 / 支原体敏感的抗生素包括大环内酯类药物、四环素类药物或氟喹诺酮类等并不是肺移植常用抗生素。特发性高氨血症起病迅速，需要迅速诊断，早期使用敏感抗生素联合 CRRT 清除血氨，乳果糖酸化肠道，限制蛋白摄入等方法降低血氨。Shigemura N 等人的研究中，4 例患者在肺移植后出现特发性高氨血症，尽管采取了包括持续的静脉 - 静脉血液透析、乳果糖和苯甲酸钠 / 苯乙酸钠等药物治疗方法，高氨血症仍进展非常快，3 人（75%）在移植后

30 天内死亡。我们猜测，这种不良后果可能与延迟启动抗菌治疗相关。

四、专家点评

结合本例患者的救治经验，我们建议肺移植术后患者，出现神经系统变化应完善血氨测定，必要时完善解脲支原体检查，在传统细菌培养的同时，采用实时荧光定量 PCR 法快速检测解脲支原体 DNA。一旦证实解脲支原体感染，早期敏感的抗生素联合连续性血液净化治疗为主的综合降血氨方案可能是有效的。

（病例提供：刘九玉　黄　曼　浙江大学医学院附属第二医院）

（点评专家：巨春蓉　广州医科大学附属第一医院　杜鑫森　四川大学华西医院

冯　敏　郑州大学第一附属医院）

参考文献

[1]Shigemura N, Sclabassi RJ, Bhama JK, et al.Early major neurologic complications after lung transplantation：incidence, risk factors, and outcome[J]. Transplantation, 2013, 95（6）：866-871.

[2]Pruitt AA, Graus F, Rosenfeld MR.Neurological complications of transplantation：part Ⅰ：hematopoietic cell transplantation[J].Neurohospitalist, 2013, 3（1）：24-38.

[3]Lichtenstein GR, Yang YX, Nunes FA, et al.Fatal hyperammonemia after orthotopic lung transplantation[J].Ann Intern Med, 2000, 132（4）：283-287.

[4]Bharat Ankit, Cunningham Scott A, Scott Budinger GR, et al.Disseminated Ureaplasma infection as a cause of fatal hyperammonemia in humans[J].Sci Transl Med, 2015, 7：284re3.

[5]Buzo Bruno F, Preiksaitis Jutta K, Halloran Kieran, et al.Association between Mycoplasma and Ureaplasma airway positivity, ammonia levels, and outcomes post-lung transplantation：A prospective surveillance study[J].Am J Transplant, 2021, 21（6）：2123-2131.

[6]Nowbakht Cima, Edwards Angelina R, Rodriguez-Buritica David F, et al.Mycoplasma hominisTwo Cases of Fatal Hyperammonemia Syndrome due to and in Immunocompromised Patients Outside Lung Transplant Recipients[J].Open Forum Infect Dis, 2019, 6：

ofz033.

[7]Roberts Scott C, Bharat Ankit, Kurihara Chitaru, et al.Impact of Screening and Treatment of Ureaplasma spp on Hyperammonemia Syndrome in Lung Transplant Recipients：A Single Center Experience[J].Clin Infect Dis, 2020, undefined：undefined.

[8]Tantengco Ourlad Alzeus G, De Jesus Federico Cristobal C, Gampoy Eloina Faye S, et al.Hyperammonemia syndrome associated with Ureaplasma spp.Infections in immunocompromised patients and transplant recipients：A systematic review andmeta-analysis[J].Clin Transplant, 2021, 35 (7)：e14334.

[9]Cannon Chase A, Corcorran Maria A, Shaw Kathryn W, et al.Hyperammonemia syndrome due to Ureaplasma infection after liver-kidney transplant[J].Transpl Infect Dis, 2020, 22 (3)：e13298.

[10]Matson Kristine M, Sonetti David A.Successful treatment of Ureaplasma-induced hyperammonemia syndrome post-lung transplant[J].Transpl Infect Dis, 2019, 21 (1)：e13022.

[11]Nosotti Mario, Tarsia Paolo, Morlacchi Letizia Corinna.Infections after lung transplantation[J].J Thorac Dis, 2018, 10 (6)：3849-3868.

第三章

肺移植术后并发症管理

病例 23　CRKP 的突变与反转——一例肺移植术后感染病例分享

一、病历摘要

（一）一般资料

患者男性，59 岁。

主诉：反复咳嗽、咳痰、气促 10 年余，活动后加重 1 年。

现病史：患者入院前 20 年余，反复出现咳嗽、咳痰、气紧，受凉及季节交替时出现，伴活动后加重，多次在当地住院治疗，诊断为"慢性阻塞性肺疾病急性加重、支气管哮喘"，予以抗感染、平喘及祛痰对症治疗好转。症状反复发作，近 1 年逐渐出现劳力下降，不能脱氧，需长期家庭氧疗与夜间无创呼吸机间断辅助，口服甲强龙 8～12 mg/d。在我院行肺移植评估，BODE 指数 9 分，经过肺移植团队评估，纳入肺移植手术等待名单。BALF 未培养出多重耐药菌，予以院外指导慢病管理及家庭康复治疗，此次为行肺移植手术，于 2023 年 4 月 21 日入院行肺移植术。

既往史及个人史：冠状动脉粥样硬化、高脂血症 5 年；因睡眠呼吸暂停低通气综合征（OSAHS）予以家用无创呼吸机治疗 1 年。吸烟指数 80 包 / 年。无传染病史。母亲有慢性支气管炎。

（二）体格检查

体温 36.5℃，心率 98 次 / 分，呼吸 20 次 / 分，血压 114/70 mmHg，SpO_2 100%（吸氧情况下），BMI 27.0 kg/m^2。双肺呼吸音低，未闻及干、湿性啰音。心界不大，心律齐，无病理性杂音，P2 ＝ A2。腹壁软，肝脾未扪及肿大，全腹无压痛、反跳痛，移动性浊音阴性，双下肢无水肿。

（三）辅助检查

略。

二、诊疗经过

手术时间：2023 年 4 月 21 日 12：30，持续 4 小时。

患者血型：AB RhD+，供肺血型：A RhD+；供体呼吸机带机时间：3 天；供肺病原学：肺移植术前不详；冷缺血时间：6 小时。

手术方案：右侧病肺全切除术＋右侧肺移植术＋胸腔粘连烙断术。

术后抗感染方案：亚胺培南／西司他丁 0.5 g ivgtt q6h，阿米卡星 0.2 g bid 雾化，（4 月 21 日至 28 日）两性霉素 B 5 mg qd 雾化；卡泊芬净 50 mg ivgtt qd（首剂 70mg ivgtt qd），更昔洛韦 0.25 g ivgtt qd 等抗感染治疗。

术中循环：总入量 1450mL：白蛋白 250 mL，羟乙基淀粉 130/0.4 氯化钠注射液（万汶）300 mL，FFP 600 mL，晶体液 300 mL。

出量：小便 1400 mL，出血 500 mL，旧肺内血液 400 mL，隐性丢失 500 mL。

平衡：负 1350 mL；肾上腺素浓度 0.01 ～ 0.06 μg/（kg·min）。

术后血乳酸 2.5 mmol/L，Hb 124 g/L，PaO_2 74 mmHg（FiO_2 50%）。

术后循环：稳定。

术后呼吸支持：4 月 22 日脱机拔管，无创序贯，于 4 月 25 日由外科 ICU 转入肺移植病房继续治疗。

术后诊断：①右单肺移植状态、免疫缺陷宿主；②慢性阻塞性肺疾病急性加重期（GOLD 4 级，E 组）；③支气管哮喘；④ OSAHS；⑤冠状动脉粥样硬化；⑥肥胖。

手术后感染指标及影像学变化，如病例 23 图 1、病例 23 图 2 所示。

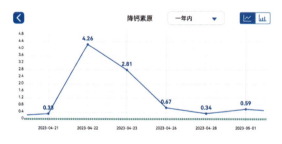

病例 23 图 1　术后降钙素原变化趋势

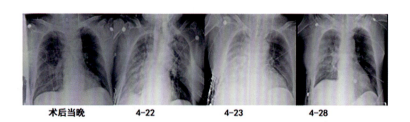

病例 23 图 2　术后 1 周影像学变化

2023 年 4 月 24 日，BLAF 病原学检查回复：检出耐碳青霉烯酶的肺炎克雷伯菌（CRKP），产 A 类酶，头孢他啶 / 阿维巴坦：敏感，亚胺培南 / 西司他丁：耐药（病例 23 表 1）。

病例 23 表 1　术后 BALF 病原学、耐药表型及药敏

送检日期	标本	培养鉴定结果	菌量	耐药表型&机制	抗菌药物	MIC (μg/mL)	抑菌圈直径 (mm)	结果解释
4月24日	BALF	肺炎克雷伯菌	>10⁴ CFU/mL	CRE/检出A类丝氨酸碳青霉烯酶	头孢他啶阿维巴坦		23	S
					替加环素	1		S
					多黏菌素B	0.5		S
					美罗培南	≥16		R
					亚胺培南	≥16		R
					厄他培南	≥8		R
					阿米卡星	≥64		R
					左氧氟沙星	≥8		R
4月27日	BALF				结果同上			
4月30日	BALF							

2023 年 4 月 28 日，患者气道分泌物增多，呈黄脓痰，较为黏稠（病例 23 图 3），抗感染治疗调整：亚胺培南 / 西司他丁改为头孢他啶 / 阿维巴坦 2.5 g ivgtt q8h；联合硫酸黏菌素 25 万 U bid 雾化（因雾化后出现气道高反应性不耐受，3 天后停药）。

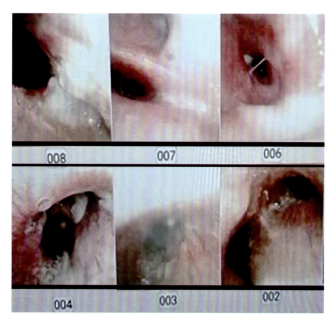

病例 23 图 3　术后 1 周气管镜下情况

追溯供肺支气管肺泡灌洗液培养：嗜麦芽窄食单胞菌，肺炎克雷伯菌（CRKP），药敏如病例23图4所示。

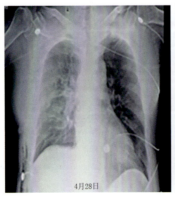

病例23图4　供体肺支气管灌洗液病原菌及药敏

2023年5月6日：

患者主诉：呼吸费力，不吸氧血氧饱和度85%。

查体：生命体征平稳，双下肺呼吸音稍低，左肺可闻及少许湿啰音，双肺无哮鸣音。床旁胸片及气管镜如病例23图5、病例23图6所示。

抗感染治疗：头孢他啶阿维巴坦使用10天后停用，改用多黏菌素B、替加环素，继续卡泊芬净联合泊沙康唑抗真菌治疗。连续监测BALF灌洗液及炎症指标，如病例23表2及病例23图7所示。

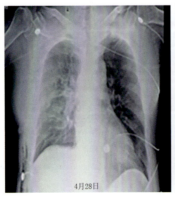
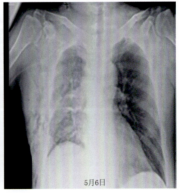

病例23图5　床旁胸片前后对比（2023年5月6日与4月28日）

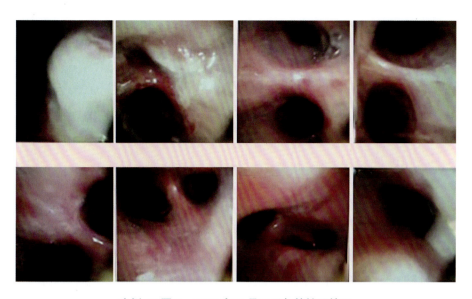

病例 23 图 6　2023 年 5 月 6 日气管镜下情况

病例 23 表 2　动态监测 BALF 病原学（2023 年 5 月 5 日至 16 日）

送检日期	标本	培养结果
5月5日	BALF	阴性
5月8日	BALF	阴性
5月10日	BALF	阴性
5月16日	BALF	阴性

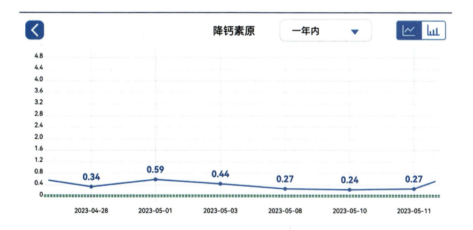

病例 23 图 7　动态降钙素原监测（2023 年 4 月 28 至 6 月 11 日）

2023 年 5 月 11 日：

患者主诉：左侧胸背部剧烈疼痛，食欲减退伴间断恶心、呕吐。

查体与辅助检查：心率 110 次 / 分，血氧饱和度 90%（不吸氧），肺底可闻及湿啰音。

胸片：右肺渗出稍增加。右侧引流口渗液增多，有脓性分泌物（病例 23 图 8）。

气管镜：气道内较多的黄脓黏液痰（病例 23 图 9）。

右侧胸腔引流管渗出液由清亮变为浑浊（病例 23 图 10）。

血肌酐进行性升高：114 μmol/L（67 ～ 107 μmol/L）。

抗感染治疗：多黏菌素 B、替加环素改为头孢他啶阿维巴坦，加用利奈唑胺 600 mg q12h 覆盖阳性菌（脓胸）；继续应用"卡泊芬净＋泊沙康唑"加强抗真菌治疗。

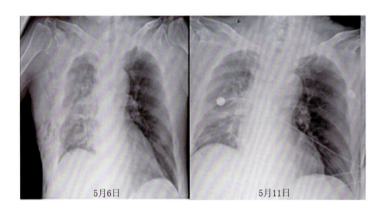

病例 23 图 8　床旁胸片前后对比（2023 年 5 月 6 日、5 月 11 日）

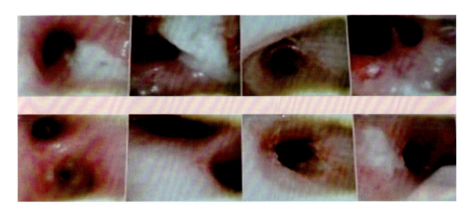

病例 23 图 9　2023 年 5 月 11 日支气管镜下情况

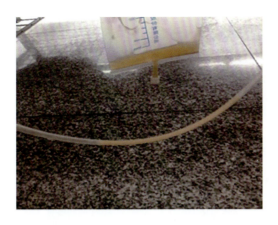

病例 23 图 10　右侧胸腔引流管渗出液

2023 年 5 月 27 日：

患者再次主诉：胸闷、气紧，血氧饱和度 88% ～ 90%（吸氧浓度 30%）。

查体：右侧敷料未见渗液；双下肺呼吸音稍低，左肺可闻及少许湿啰音。

辅助检查：血常规、DIC、心肌酶、BNP、降钙素原未见明显异常。

床旁胸片未见改善（病例 23 图 11）。

气道内仍有大量脓痰（病例 23 图 12）。

接检验科电话，怀疑感染 KPC 突变株，联合药敏试验，亚胺培南与头孢他啶阿维巴坦有协同效应，同时菌株送测序：后证实为 KPC-33（病例 23 图 13）。根据药敏结果，加用亚胺培南／西司他丁（1 g ivgtt q8h）联合头孢他啶阿维巴坦加强对耐药菌的协同作用，停用利奈唑胺。

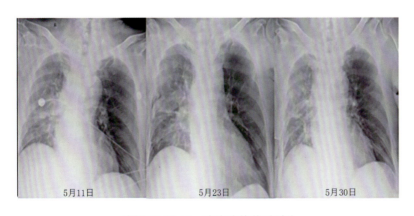

5月11日　　　　5月23日　　　　5月30日

病例 23 图 11　床旁胸片前后对比

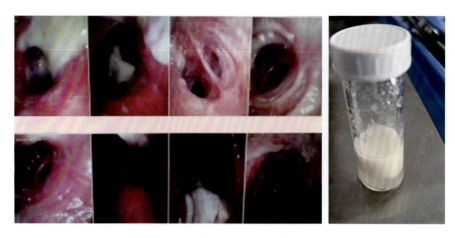

病例 23 图 12　2023 年 5 月 27 日支气管镜下情况

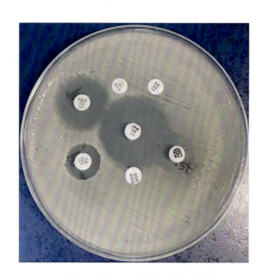

病例 23 图 13　联合药敏试验

2023 年 6 月 5 日：

主诉：患者无胸闷、胸痛等不适，排痰顺畅。

查体：左肺可闻及少许湿啰音，双肺无哮鸣音。

抗感染治疗：患者连续使用头孢他啶 / 阿维巴坦钠共 26 天，炎症指标较前下降（病例 23 图 14），气道内脓痰减少（病例 23 图 15）。经过多学科讨论，停用头孢他啶 / 阿维巴坦钠，继续亚胺培南 / 西司他丁 1 g　q8h 抗细菌，维持抗真菌治疗，继续监测炎症指标。

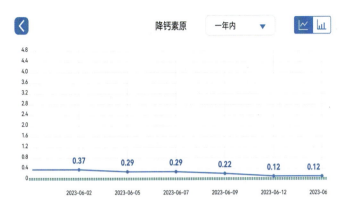

病例 23 图 14　降钙素原的动态改变

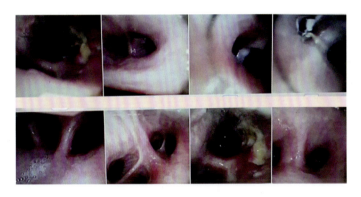

病例 23 图 15　2023 年 6 月 5 日支气管镜下情况

实验室检查：停用头孢他啶阿维巴坦 3 天后，KPC-2 再次出现（病例 23 图 16、病例 23 表 3）。

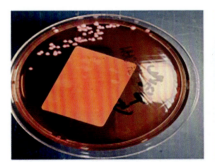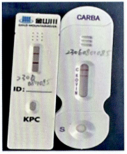

病例 23 图 16　病原学鉴定及药敏情况

病例 23 表 3　BALF 病原学、耐药表型及药敏（2023 年 6 月 8 日至 12 日）

送检日期	标本	培养鉴定结果	耐药表型&机制	抗菌药物	MIC（μg/mL）	抑菌圈直径（mm）	结果解释
6月8日	BALF	KPN	CRE/检出A类丝氨酸碳青霉烯酶（KPC-2）	头孢他啶阿维巴坦		23	S
				替加环素	2		S
				多黏菌素B	0.5		S
				美罗培南	≥16		R
				亚胺培南	≥16		R
				厄他培南	≥8		R
				ESBL			阴性
6月12日	BALF			同上			

2023 年 6 月 11 日：

主诉：间断咳嗽、胸闷、活动后气短伴有间断低氧。

辅助检查：血清降钙素原等炎症指标正常（病例 23 图 17）；气道伪膜减少，痰液增多，黏性增加（病例 23 图 18）。

支气管灌洗液一般细菌培养：肺炎克雷伯菌肺炎亚种（KPC-2）。

抗感染治疗：换用头孢他啶阿维巴坦 2.5 g q8h。

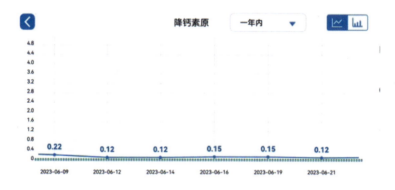

病例 23 图 17　降钙素原动态改变

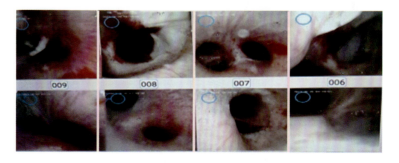

病例 23 图 18　2023 年 6 月 11 日气道内情况

使用头孢他啶阿维巴坦 4 天后，BALF 病原学提示 KPC-2 和 KPC-33 突变同时出现（病例 23 表 4），6 月 15 日加用亚胺培南 / 西司他丁 1g q8h。

病例 23 表 4　6 月 12 日 BALF 病原学、耐药表型及药敏

送检日期	培养鉴定结果	耐药表型&机制	抗菌药物	MIC（μg/mL）	抑菌圈直径（mm）	结果解释
6月12日	肺炎克雷伯菌肺炎亚种（大菌落）	CRE/KPC-2	头孢他啶阿维巴坦		23	R
			替加环素	1		S
			多黏菌素B	0.5		S
			美罗培南	≥16		R
			亚胺培南	≥16		R
			厄他培南	≥8		R
			ESBL			阴性
	肺炎克雷伯菌肺炎亚种（小菌落）	CRE/KPC-33	头孢他啶阿维巴坦		15	R
			替加环素	4		S
			多黏菌素B	1		S
			美罗培南	2		I
			亚胺培南	≤0.25		S
			厄他培南	≥8		R
			ESBL			阳性

6 月 30 日实验室检查回复结果：病原菌再次突变——后续测序为 KPC-84（病例 23 表 5）。

病例 23 表 5　6 月 30 日 BALF 病原学、耐药表型及药敏

送检日期	标本	培养鉴定结果	耐药表型&机制	抗菌药物	MIC（μg/mL）	抑菌圈直径（mm）	结果解释
6月30日	BALF	KPN	CRE/KPC-84	头孢他啶阿维巴坦		16	R
				替加环素	2		S
				多黏菌素B	0.5		S
				美罗培南	8		R
				亚胺培南	≥16		R
				厄他培南	≥8		R
				ESBL	-		阴性

2023 年 7 月 2 日：

主诉：患者一般情况尚可，偶有气紧，无胸闷、心悸不适。

查体：右侧胸腔引流管固定在位，渗液减少，颜色转清亮（3 次培养结果阴性）（病例 23 图 19）；双下肺呼吸音稍低。

辅助检查：白细胞、C- 反应蛋白较前下降且未见发热，停用亚胺培南 / 西司他丁、头孢他啶阿维巴坦，调整治疗为头孢哌酮钠舒巴坦钠抗感染治疗。

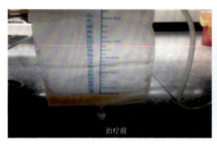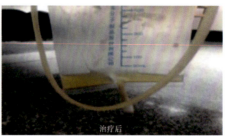

病例 23 图 19　右侧胸腔引流管渗液治疗前后对比

2023 年 7 月 11 日：

支气管肺泡灌洗液核酸检测：金黄色葡萄球菌阳性，联用利奈唑胺。

2023 年 7 月 20 日：

主诉：咳嗽、咳痰加重，为黄色黏痰、量多。

辅助检查：气管镜检查示痰液量多、黄色黏稠。

病原学检查：耐碳青霉烯肺炎克雷伯菌，铜绿假单胞菌（病例 23 表 6）。

抗感染治疗：替加环素 50 万单位 q12h ＋硫酸黏菌素 50 万单位 q12h（均首日加倍），停用利奈唑胺、头孢哌酮钠舒巴坦钠、阿米卡星。

病例 23 表 6　动态 BALF 病原学、耐药表型

送检日期	标本	培养结果	酶型/表型
7月3日	BALF	KPN	KPC-2
7月7日	BALF	KPN	KPC-2
		PAE	AK、PB敏感
7月13日	BALF	KPN	KPC-2
7月19日	BALF	KPN	KPC-2
		PAE	AK、PB敏感

2023 年 7 月 26 日：计划出院前发热，最高体温 38.6℃，右肺可闻及湿啰音。

辅助检查：白细胞 9.630×10⁹/L，中性粒细胞 8.272×10⁹/L，淋巴细胞 0.713×10⁹/L，hs-CRP 63.04 mg/L，PCT 0.73 ng/mL，IL-6 1183.96 pg/mL，IL-10 13.93 pg/mL。

抗感染治疗：调整为"阿米卡星＋硫酸黏菌素＋利奈唑胺"抗感染，继续应用"泊沙康唑"抗真菌，完善血培养、血清学及痰培养病原菌筛查。

2023年7月30日：患者未再发热，未诉明显心累、气促等不适，复查患者炎性指标，较前下降，气道分泌物明显减少，抗感染治疗有效。

2023年7月31日：患者好转出院。治疗中心在患者整个治疗过程中加强院感防护，该患者在院治疗期间，病房未出现该类病原菌的再感染。

术后胸部CT随访见病例23图20。

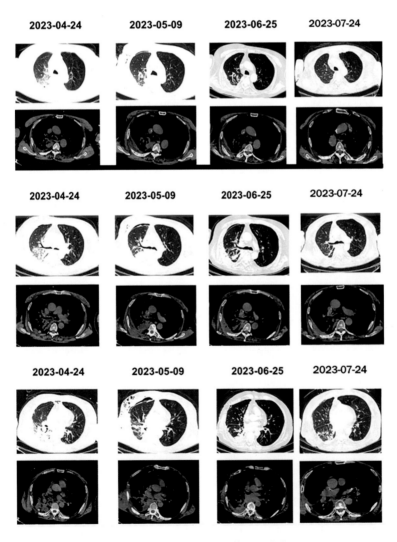

病例23图20　术后胸部CT随访

患者治疗过程中细菌突变时序图，如病例 23 图 21 所示。

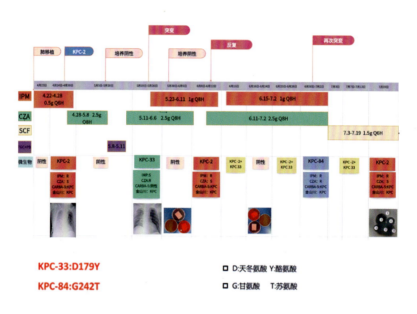

病例 23 图 21　患者治疗过程中细菌突变时序图

三、病例讨论

碳青霉烯类耐药肺炎克雷伯菌（CRKP）为肺移植供体及受体肺部的主要感染病原体之一，常常导致受体肺移植术后反复感染、慢性肺失功（CLAD）、呼吸衰竭以致死亡等不良预后。

对厄他培南耐药而对美罗培南敏感的 CRE 导致的感染，大多数由不产碳青霉烯酶的细菌导致。在美国，产生碳青霉烯酶的肠杆菌科细菌所致感染，绝大多数是产肺炎克雷伯菌碳青霉烯酶（KPC）的细菌导致。如果导致疾病的肠杆菌目细菌产碳青霉烯酶，但不知道特定菌种，则针对 KPC 进行治疗是合理的。如果患者感染了 CRE，其碳青霉烯酶未知，且近期到过金属 β 内酰胺酶流行区（比如中东、南亚、地中海），则推荐用"头孢他啶阿维巴坦＋氨曲南或头孢地尔"单药治疗。产金属 β 内酰胺酶菌种所致感染，首选治疗对 KPC 和 OXA-48 样酶都有活性。

而 CRKP 多次发生突变，原因在于 CRKP 耐药基因结构变化（病例 23 图 22、病例 23 图 23）。通过氨基酸的替换使结合腔的结构改变，从而具有较大空间位阻的底物可到达活性位点与 S70 残基结合，这是细菌对抗生素耐药及耐药谱扩大的重要机制。

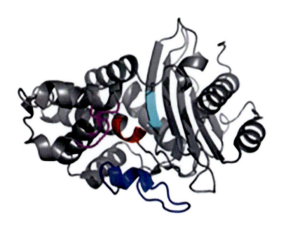

病例 23 图 22　KPC-2 结构图

注：红色：S70 残基，深蓝色：Ω 环。

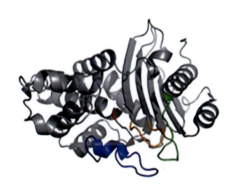

病例 23 图 23　CRKP 耐药基因结构变化

注：与头孢他啶／阿维巴坦（CZA）耐药性有关的 3 个热点：深蓝色：164 ～ 179 环（Ω 环），橙色：238 ～ 243 环，绿色：267 ～ 275 环。

最能描述其疗效的药物抗菌作用时间（PK/PD）指数是 %T ＞最小抑制细菌繁殖的浓度（MIC），而重症患者达标目标：100%T ＞ MIC 或 100%T ＞ 4 倍 MIC。肾损伤患者的剂量必须减少。肌酐清除率是预测头孢他啶和阿维巴坦 CL 的关键协变量(key covariate)。影响头孢他啶和阿维巴坦 VD 的协变量是体重、医院内肺炎治疗时的机械通气以及治疗指征。头孢他啶阿维巴坦耐药的血药浓度取决于以下因素。

1. 不同标本来源 KPC-Kp 及不同 blaKPC 的存在时间。

2. 抗菌药物使用时间。

3. 游离头孢他啶血清浓度和头孢他啶阿维巴坦对 KPC-Kp 分离物的最低抑制浓

度的比率。

4. 头孢他啶阿维巴坦 /MIC ≥ 3.8 可有效防止突变。

肺移植患者由于存在供肺感染、术后吻合口缺血、免疫缺陷、院内感染等复杂因素，细菌易藏匿且难清除，对治疗带来巨大挑战。细菌耐药性会随着抗菌药物选择性压力不断变化。随着 CRE 菌株的增加以及头孢他啶 - 阿维巴坦（CZA）的应用，临床应结合患者基础情况优化给药剂量及方式，以防止治疗过程中耐药突变株的发生。微生物实验室应密切关注 KPC 变异株的出现并及时与临床沟通进行抗菌药物的调整。应常规开展头孢他啶和阿维巴坦 MIC 的检测。有条件应开展 CZA 的治疗药物监测（TDM），更能掌握药物使用剂量，保持抗菌药物有效浓度。

尽早明确 CRO 是患者定植菌抑或致病菌，是指导肺移植患者术后临床合理使用抗生素，将经验性治疗转向精准治疗的关键。若对定植菌使用抗生素治疗则会加速细菌耐药的进程，加重患者耐药情况，增加患者再感染风险。虽然定植细菌不一定会致病，但是存在细菌定植的肺移植患者下呼吸道感染的概率更大。这些条件致病菌在痰标本、灌洗液中培养阳性，即便是连续分离两次及以上也无法从逻辑上有充分的证据认为这些细菌与感染之间存在因果关系。但是任何病原菌引起局部或系统感染前的定植是感染的必要条件。故临床考虑是否为致病菌时，需结合患者的临床症状、体征及实验室检查结果综合判定。同时需要强调，加强院内感染防控是防止多重耐药菌在院内传播的关键点；加强多学科团队协同作战至关重要，团队合作交流，共同遏制耐药菌。

四、专家点评

CRKP 在肺移植供体、受体的检出率呈逐年上升趋势，且病死率较高，给临床抗感染治疗带来了严峻挑战。准确而及时的标本送检，规范化抗感染及精准个体治疗，做好病原菌定植和感染的鉴别，是围手术期管理的重要环节，而院内感染的积极防控和肺移植团队的紧密合作，是防止耐药菌传播和及时应对各种耐药菌的关键因素。

（病例提供：彭夏莹　籍佳琦　郭　璐　四川省医学科学院·四川省人民医院）

（点评专家：巨春蓉　广州医科大学附属第一医院　杜鑫淼　四川大学华西医院）

参考文献

[1]Tam VH，Chang KT，Zhou J，et al.Determining β-lactam exposure threshold to suppress resistance development in Gram-negative bacteria[J].J Antimicrob Chemother，2017，72（5）：1421-1428.doi：10.1093/jac/dkx001.PMID：28158470.

[2]Gaibani P，Gatti M，Rinaldi M，et al.Suboptimal drug exposure leads to selection of different subpopulations of ceftazidime-avibactam-resistant Klebsiella pneumoniae carbapenemase-producing Klebsiella pneumoniae in a critically ill patient[J].Int J Infect Dis，2021，113：213-217.doi：10.1016/j.ijid.2021.10.028.Epub 2021 Oct 14.PMID：34656787.

[3]Ding L，Shen S，Han R，et al.Ceftazidime-Avibactam in Combination with Imipenem as Salvage Therapy for ST11 KPC-33-Producing Klebsiella pneumoniae[J].Antibiotics（Basel），2022，11（5）：604.doi：10.3390/antibiotics11050604.PMID：35625247；PMCID：PMC9138154.

病例 24　肺移植术后新冠病毒感染后真菌血症

一、病历摘要

（一）一般资料

患者男性，66 岁。

主诉：左肺移植术后 3 年，胸闷气促 1 个月。

现病史：患者于 2019 年 12 月 8 日因终末期"肺间质纤维化、呼吸衰竭"行左单肺移植术，术后恢复良好，定期门诊随访。2022 年 12 月 28 日患者出现发热，体温最高 39℃，伴咳嗽咳痰，咳白色黏稠脓痰，伴胸闷、气喘，不吸氧情况下血氧饱和度降至 70%，查新型冠状病毒核酸阳性，于当地经抗感染、糖皮质激素应用后发热好转。2023 年 1 月 19 日复查胸部 CT 右肺炎症病灶略好转，但患者咳嗽、咳痰、胸闷、气喘症状无明显改善。2023 年 1 月 26 日患者再次出现高热，体温 39.5℃，伴咳嗽、咳痰、胸闷、气喘，为寻求进一步治疗来院。

既往史：患者有高血压病史 3 年，口服沙库巴曲缬沙坦钠 100 mg qd ＋美托洛尔 47.5 mg qd，血压控制可；有糖尿病史 3 年，目前门冬胰岛素 11U—13U—13U，甘精胰岛素 13U 控制可；5 年前曾因冠脉狭窄、心肌梗死，行支架植入术；无传染病史；无食物、药物过敏史。

个人史：无疫区居留史、冶游史，无粉尘接触史，无烟酒嗜好史，无毒物及放射性物质接触史。

（二）体格检查

体温 37.1℃，脉搏 66 次 / 分，呼吸 26 次 / 分，血压 97/62 mmHg，SpO_2 80%～93%。发育无畸形，营养良好，神志清晰，持续面罩高流量吸氧（15 L/min），卧床休息为主，生活无法自理。胸廓无畸形，双肺呼吸音粗，左肺可闻及少许湿啰音，右肺可闻及 Velcro 音，心率 66 次 / 分，心律齐，腹稍隆，移动性浊音阴性，肝脾未及，未见肠型及蠕动波，无压痛、反跳痛，未及包块。双下肢中度凹陷性水肿，四肢肌力肌张力正常，神经系统查体阴性。

（三）辅助检查

2023年1月28日患者入院CT：如病例24图1所示。

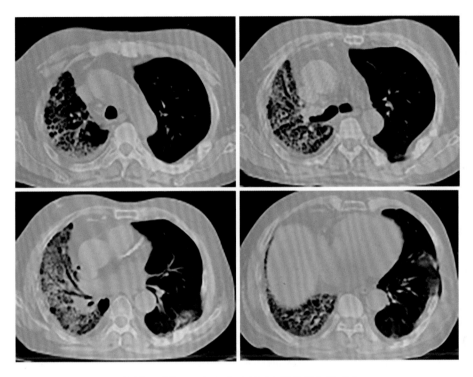

病例24图1　2023年1月28日患者入院CT

2023年1月28日动态心电图（心脏）：①多源房性早搏，时呈短阵房性心动过速（共发生3582次房性早搏，占总心搏数的4%）；②室性早搏（共23次单发）。

2023年1月28日血气分析：pH 7.33，PCO_2 35.2 mmHg，PO_2 72.2 mmHg，SO_2 93.8%，吸入氧浓度50%。

2023年1月29日B型脑利钠肽41.5pg/mL。

2023年1月29日谷丙转氨酶3 U/L，谷草转氨酶10 U/L，血清总胆红素（TB）17.2 μmol/L，直接胆红素（DB）6.4 μmol/L，肌酐 125 μmol/L。

2023年1月29日白细胞$5.59×10^9$/L，中性粒细胞$4.5×10^9$/L，淋巴细胞$0.62×10^9$/L，红细胞$3.96×10^{12}$/L，血红蛋白104g/L，血小板$119×10^9$/L，PCT 0.11，C-反应蛋白（CRP）40.9 mg/L。

2023年1月29日丙型肝炎、HIV、梅毒、乙肝、烟曲霉抗体、新型隐球菌荚膜抗原试验、G试验、COVID 19 RNA、流感副流感病毒、腺病毒、合胞病毒、T-spot阴性。

2023年1月29日荧光染色：有隔分枝真菌菌丝。

2023年1月30日INR 0.88，APTT 25.9 s，DD 6679 μg/L。

2023年1月30日心脏彩超：左室舒张功能减退，主动脉瓣及二、三尖瓣轻度反流。

2023年1月30日FK506 7.1 ng/mL。

2023年2月4日EBV-DNA 1.85×10^5/L，CMV-DNA 1.66×10^3/L。

二、诊疗经过

患者入院诊断：①肺部感染，感染性休克；②肺移植术后（左侧）；③肺间质纤维化（右侧）；④高血压；⑤糖尿病；⑥冠状动脉支架植入术后。患者入院后时有发热，体温最高38.2℃，循环不稳，需小剂量去甲肾上腺素维持，伴咳嗽、咳较多黄脓痰，伴胸闷气喘，需持续面罩吸氧和high flow支持，血氧饱和度维持在88%～95%，动则气喘加剧，氧合下降。给予全面进行炎症指标、病原学筛查，除CRP 40.9mg/L升高，痰涂片荧光染色见有隔分枝真菌菌丝外，未见明显阳性收获。为了进一步明确病原微生物学情况，2023年1月30日给予患者在床旁勉强行纤维支气管镜检查，气道内见广泛黄白色黏稠脓性分泌物，给予微量灌洗送检涂片、培养和NGS。考虑患者单肺移植术后，接受免疫抑制治疗，近期新型冠状病毒感染，反复在医疗机构治疗，目前患者病情危重，已感染性休克，不能排除耐药菌感染可能，给予加用"硫酸黏菌素＋美罗培南"经验性抗感染治疗，同时患者具有多重真菌感染高危因素，并且痰荧光染色找到有隔分枝真菌菌素，给予伏立康唑抗真菌治疗。

2023年1月31日BALF NGS回报为：耶氏肺孢子菌（PJP）（397098）、烟曲霉（31）、COVID-19（9）、HSV1（45）、CMV（22）阳性；血液NGS报告：耶氏肺孢子菌（pneumocystis jiroveci pneumonia，PJP）（17）、烟曲霉（1）、CMV（5）、EB病毒（epstein-barr virus，EBV）（46）、BK阳性；因肺泡灌洗液和血液中都存在大量PJP，考虑真菌血症，给予加用卡泊芬净＋复方磺胺甲噁唑（SMZ，2# q8h）；同时加用莫诺拉韦抗新冠病毒治疗。另外，患者仍时有发热，循环不稳定，不能完全排除阳性菌感染可能，给予加用万古霉素。同时考虑患者病情危重，感染不可控，给予切换他克莫司为环孢素下调免疫抑制等级。

2023年2月5日开始，患者体温逐渐趋于正常。High flow 吸氧，FiO_2 可下调至50%，反复痰培养为曲霉菌。2023年2月6日考虑真菌血症明确，暂无耐药菌感染证据，并且病情逐渐好转，给予逐步停用硫酸黏菌素、美罗培南和万古霉素，降阶梯为哌拉西林钠他唑巴坦钠。

2023年2月8日患者感染进一步好转，C-反应蛋白从103 mg/L降至41.5 mg/L，白细胞从 $10.18×10^9/L$ 降至 $5.92×10^9/L$，但肾损逐渐加剧，肌酐285 μmol/L，血钾6.14 mmol/L，给予降钾，同时将环孢素调整为他克莫司。继续"哌拉西林钠他唑巴坦钠＋伏立康唑＋卡泊芬净＋SMZ（2# bid）"。2023年2月16日C-反应蛋白降至11.01 mg/L。

2023年2月10日胸部CT，如病例24图2所示。

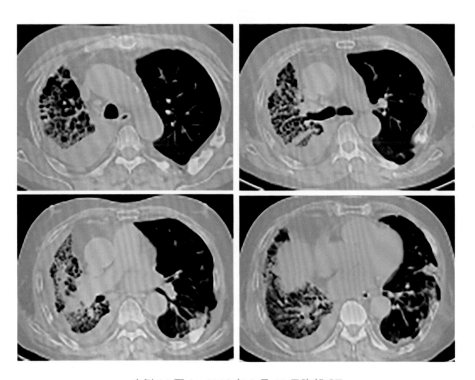

病例24图2　2023年2月10日胸部CT

随着治疗患者临床症状、氧合、循环逐渐好转。2023年3月7日患者可鼻导管吸氧，血氧饱和度98%，肌酐恢复到176 μmol/L，给予停用哌拉西林他唑巴坦，继续应用"伏立康唑＋卡泊芬净＋SMZ（2# bid）"抗真菌治疗。2023年3月19日患者出现纳差、恶心、视觉改变，无法耐受，考虑为伏立康唑不良反应，给予停用伏立康唑，调整为泊沙康唑继续抗真菌治疗。

2023 年 3 月 21 日胸部 CT，如病例 24 图 3 所示。

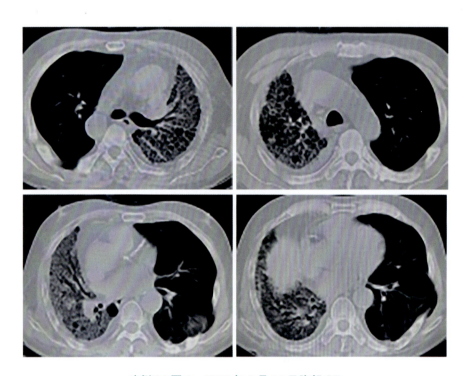

病例 24 图 3　2023 年 3 月 21 日胸部 CT

2023 年 4 月 1 日患者突感胸闷、胸痛，心电监护提示室上速，心率最高达 203 次 / 分，立即行心电图提示室上速，给予胺碘酮微泵后恢复窦性心律。但患者胸痛明显，考虑患者既往有心肌梗死冠脉支架植入病史，后未复查过冠脉造影，心电图见 aVR 导联有抬高，Ⅰ导联和 aVL 导联压低。2023 年 4 月 4 日冠脉造影：左主干未见明显狭窄，左前降支原支架内见明显狭窄，左回旋支中段狭窄 30%，右冠近段狭窄 40%，远段狭窄 30%。

2023 年 4 月 6 日胃纳改善，给予拔除胃管。患者一般情况明显好转，可脱离氧气下床活动，各项指标及病原学监测均为阴性；2023 年 4 月 14 日准予出院，出院前停用卡泊芬净，建议继续应用泊沙康唑、复方磺胺甲噁唑口服治疗；门诊随访。

2023 年 4 月 10 日胸部 CT，如病例 24 图 4 所示。

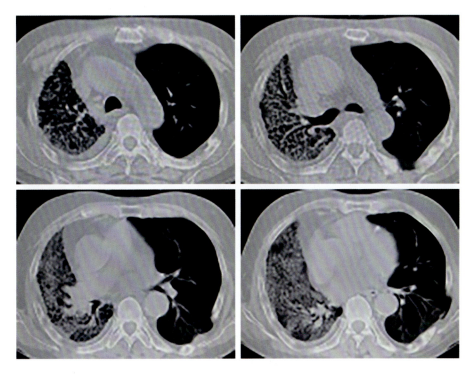

病例 24 图 4　2023 年 4 月 10 日胸部 CT

三、病例讨论

1. 肺移植术后真菌感染的发生率高达 15% ～ 35%，其中侵袭性曲霉菌病（IA）最常见，占 44%，并可引起气道并发症、慢性排斥反应和死亡等严重后果。肺移植术后真菌感染常见的高危因素有同种异体移植物功能障碍、免疫抑制、单肺移植、环境暴露、定植（鼻窦和肺部）、低蛋白血症、巨细胞病毒感染。由于吻合口缺血、局部组织坏死，气道内温暖潮湿成为真菌生长的良好培养基。因此，肺移植术后真菌感染的病例中 58% 为气管支气管或吻合口感染。曲霉菌性气管支气管炎是肺移植受者独特的，也是术后早期最常见的感染形式。它可以引起气道黏膜充血、水肿、肉芽增生甚至糜烂，可导致支气管吻合口狭窄甚至裂开。真菌感染的诊断主要依据病原微生物学（荧光染色、培养、二代测序）或病理的直接证据，或血清／肺泡灌洗液的抗原或细胞壁成分测定等间接证据。因此，强烈建议定期筛查胸部 CT 和支气管镜检查，不仅可以尽早地发现病灶，还可以对移植物进行广泛的微生物采样。Christian Geltner 等人对肺移植患者侵袭性曲霉研究后指出：支气管内真菌伪膜、溃疡和肉芽肿是肺移植患者侵袭性、半侵袭性真菌感染的典型表现。此病例患者为左单肺移植术后 3 年患者，右肺自体肺为纤维化结构性肺部，1 个月前有新型冠状病毒感染病史，均为真菌感染的高危因素。患者入院后出现感染性休克表现，发热、循环不稳定，经气管镜下肺泡灌洗和血液标本 NGS 明确有烟曲霉和大量耶氏肺孢子菌，同时还伴有单纯疱疹病毒、CMV 病毒、EBV 病毒和 COVID-19。痰标本反复荧光染色见隔分枝真菌菌丝。患者从临床症状、影像学表现、病原学检查均清晰指向病毒感染、真菌血症、感染性休克，故诊断明确。

三唑类药物（伏立康唑、泊沙康唑、艾沙康唑）是治疗侵袭性曲霉菌病的首选药物。IDSA 指南建议，在病情严重的情况下，可与棘白菌素联合治疗。但需要注意的是，唑类药物与钙调磷酸酶抑制剂具有显著的相互作用，使用时注意剂量调整和浓度监测。气管支气管曲霉菌病需要在三唑类药物基础上联合雾化吸入两性霉素 B 至少治疗 3 个月。有大量坏死组织时，需要反复支气管镜下对支气管吻合口进行清创，甚至反复局部精准喷药。药物治疗的疗程无法一概而论，需根据具体病情、高危因素做出判断。该病例为免疫抑制、单肺移植、感染性休克的患者，有多重危险因素且病情危重，历经 2 个月的抗真菌治疗后终于完全脱离氧气，反复炎症指标、病原学、胸部影像学都监测阴性，患者出院后继续门诊随访，状态良好。

2. PJP　肺孢子菌在自然界普遍存在，可通过空气进行人际传播。免疫力强的人通常在没有任何症状的情况下清除感染，但在肺移植患者中，PJP 可进展为严重的肺炎并伴有呼吸衰竭，可导致患者死亡，死亡率高达 20% ～ 40%。过去，实体器官移植患者的 PJP 发生率 5% ～ 15%，肺移植患者高达 20% ～ 40%。然后，随着复方磺胺甲噁唑预防的广泛使用，现在已将感染率显著降低至 0.3% ～ 2.6%。PJP 的临床表现包括发热、干咳、呼吸困难、胸痛、盗汗、气胸和体重减轻。胸部 CT 可呈双侧不对称斑片状马赛克外观，磨玻璃阴影，小叶间隔增厚，可能有凹陷的结节，肺门淋巴结肿大、胸腔积液和肺气肿。肺孢子菌的免疫荧光染色比传统的染色检测更敏感，易于辨认包囊。但肺移植患者感染 PJP，通常真菌负担较低，显微镜下涂片镜检阳性率低，诊断困难。目前，随着肺泡灌洗液标本分子生物学诊断方法（PCR、NGS）的应用，使得 PJP 的诊断大幅度提高。

甲氧苄啶磺胺甲噁唑是治疗的首选，但必须根据肾功能进行调整，疗程根据病情决定一般持续 3 周以上。对药物过敏或在治疗过程中出现毒性反应的患者,可采用替代方案。低氧血症患者(不吸氧下,$PaO_2 < 70\ mmHg$),可增加糖皮质激素治疗(已被证实对 HIV 患者有生存获益)。免疫抑制水平降低是一般推荐。在目前一年期 PJP 预防的时代,发现相当多的迟发 PJP 病例可能在肺移植后的第 2 年发展,这支持肺移植受者可能需要长期预防 PJP 的观点。

四、专家点评

此病例的特点是在肺移植术后的背景下,经历了新型冠状病毒感染。对于肺移植术后这个群体,我们可以发现鼻咽拭子的新型冠状病毒核酸检测很快就转阴了,但事实上深部标本会持续很长时间的阳性。这个病例在长新冠的基础上,非常典型地经历了真菌(烟曲霉和大量耶氏肺孢子菌)和其他病毒(单纯疱疹病毒、CMV 病毒、EBV 病毒)的重叠感染,将病毒的间接损害演绎得非常清晰和惊险。患者入院时已进展为肺部真菌病毒感染,感染性休克,并进一步释放入血,发展成为真菌血症、病毒血症。随着 COVID-19 病毒的不断更替,病毒导致的直接损害风险逐渐下降,但病毒相关的间接损害,特别是重叠感染危害极大。来自法国的观察性队列研究,患有侵袭性真菌感染(IFI)的新冠肺炎危重患者的死亡率为 50.6%,而没有 IFI 证据的新冠肺炎患者为 22.6%。COVID-19 引起相关的肺曲霉菌病已不在少数,并引起广泛关注。为此,2020 年欧洲医学真菌学联盟(ECMM)与国际人类和动物真菌学会(ISHAM)制定了 COVID-19 相关性肺曲霉菌病的临床诊治共识。此患者经历了下降免疫抑制等级、抗新冠病毒、抗 DNA 病毒、抗曲霉、抗 PJP 等一系列艰难的综合治疗后最终康复,难能可贵。

(病例提供:刘 东 张 稷 浙江大学医学院附属第一医院)

(点评专家:巨春蓉 广州医科大学附属第一医院)

参考文献

[1]Pappas PG, Alexander BD, Andes DR, et al. Invasive fungal infections among organ transplant recipients: results of the Transplant-Associated Infection Surveillance Network (TRANSNET) [J]. Clin Infect Dis, 2010, 50: 1101-1111.

[2]Christie JD, Edwards LB, Kucheryavaya AY, et al. The Registry of the International Society for Heart and Lung Transplantation: 29th adult lung and heart-lung transplant report-2012[J]. J Heart Lung Transplant, 2012, 31: 1073-1086.

[3]Husain S, Singh N. Bronchiolitis obliterans and lung transplantation: evidence for an infectious etiology[J]. Semin Respir Infect, 2002, 17: 310-314.

[4]Bhaskaran A, Hosseini-Moghaddam SM, Rotstein C, et al. Mold Infections in Lung Transplant Recipients[J]. Semin Respir Crit Care Med, 2013, 34: 371-379.

[5]Nunley DR, Gal AA, Vega JD, et al. Saprophytic fungal infections and complications involving the bronchial anastomosis following human lung transplantation[J]. Chest, 2002, 122: 1185-1191.

[6]Patterson TF, Thompson GR, Denning DW, et al. Practice Guidelines for the Diagnosis and Management of Aspergillosis: 2016 Update by the Infectious Diseases Society of America[J]. Clin Infect Dis, 2016, 63: 1-60.

[7]Pilarczyk K, Haake N, Heckmann J, et al. Is universal antifungal prophylaxis mandatory in adults after lung transplantation? A review and meta-analysis of observational studies[J]. Clin Transplant, 2016, 30: 1522-1531.

[8]Kwon-Chung KJ. Taxonomy of fungi causing mucormycosis and entomophthoramycosis (zygomycosis) and nomenclature of the disease: molecular mycologic perspectives[J]. Clin Infect Dis, 2012, 54 Suppl 1: S8-15.

[9]Sun HY, Aguado JM, Bonatti H, et al. Zygomycosis Transplant Study Group. Pulmonary zygomycosis in solid organ transplant recipients in the current era[J]. Am J Transplant, 2009, 9: 2166-2171.

[10]Bhaskaran A, Hosseini-Moghaddam SM, Rotstein C, et al. Mold Infections in Lung Transplant Recipients[J]. Semin Respir Crit Care Med 2013;34: 371-379.

[11]Oliver A Cornely, Ana Alastruey-Izquierdo, Dorothee Arenz, et al. Global guideline for the diagnosis and management of mucormycosis: an initiative of the European Confederation of Medical Mycology in cooperation with the Mycoses Study Group Education and Research Consortium[J]. Lancet Infect Dis, 2019, 19 (12): 405-421.

[12]Morris A, Wei K, Afshar K, et al. Epidemiology and clinical significance of pneumocystis colonization[J]. J Infect Dis, 2008, 197: 10-17.

[13]Mansharamani NG，Garland R，Delaney D，et al.Management and outcome patterns for adult Pneumocystis carinii pneumonia，1985 to 1995：comparison of HIVassociated cases to other immunocompromised states[J].Chest，2000，118（3）：704-711.

病例 25 肺移植术后诺卡菌感染后发生急性抗体介导排斥反应

一、病历摘要

（一）一般资料

患者男性，68 岁，已退休。

主诉:患者因"反复咳嗽、气紧 3 年，肺移植术后 8 个月余，咳痰加重 1 个月余"于 2022 年 2 月 23 日入院。

现病史:3 年前患者出现咳嗽、咳少量白色泡沫痰，并逐渐出现呼吸困难；1 年余前患者于外院诊断为"肺纤维化、慢性阻塞性肺疾病"，予"甲泼尼龙片、布地格福吸入剂、吸入用乙酰半胱氨酸溶液（富露施）"等治疗，呼吸困难症状仍不断加重。9 个月余前，患者因呼吸困难持续加重，并出现少量咯血，至我院住院治疗，诊断为"特发性肺间质纤维化、肺动脉栓塞"，予"低分子肝素、吡非尼酮"等治疗。完善了肺移植术前评估,无肺移植手术相关禁忌证。8 个月余前（2021 年 6 月 17 日）于我院行"同种异体双肺移植术"，术后予"吗替麦考酚酯＋他克莫司＋泼尼松"抗排斥治疗,术后早期他克莫司目标浓度维持在 10 ~ 15 ng/mL;术后常规予"更昔洛韦"口服、"两性霉素 B"雾化吸入预防性抗感染，"依诺肝素（克赛）"抗凝等治疗。术后受者转入重症监护室，术后 14 个小时拔除气管插管，术后 3 日转入普通病房继续康复，一般情况逐渐好转，可脱氧在病区自由活动，于术后 2 个月好转出院。定期门诊复查，发现肌酐轻度升高，血红蛋白下降，大便隐血阳性，停用"利伐沙班"，予"百令胶囊"等口服。1 个月余前患者无明显诱因出现咳嗽，咳大量白色泡沫痰，无畏寒、发热、咯血、胸痛等，无呼吸困难加重，为进一步治疗入院。自患病以来，患者精神、饮食尚可，睡眠稍差，大小便正常，体重无明显变化。

既往史:否认高血压、糖尿病、心脏病史；否认肝炎、结核病史；否认外伤史；否认食物、药物过敏史。

个人史：已退休。否认近期旅游史、疫区接触史；否认粉尘毒物及放射物质接触史；否认烟酒史。

（二）体格检查

体温 36℃，脉搏 79 次 / 分，呼吸 20 次 / 分，血压 113/69 mmHg，SpO$_2$ 98%。神志清楚，精神可。皮肤、巩膜无黄染，浅表淋巴结无肿大。气管居中，双侧下胸壁可见陈旧性手术瘢痕。双肺呼吸音粗糙，闻及少量干、湿性啰音。心界不大，心音正常，心律齐，心脏各瓣膜区无杂音。腹平软，无压痛及反跳痛，肝脾未扪及。双下肢无水肿。

（三）辅助检查

1. 入院前胸部 CT 如病例 25 图 1 所示。

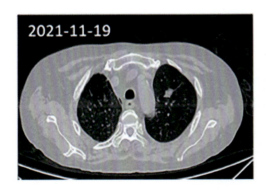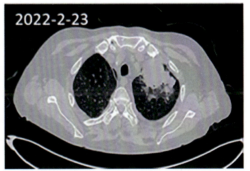

病例 25 图 1　入院前胸部 CT

注：2021 年 11 月 19 日（移植术后 5 个月）胸部 CT 见左肺上叶尖后段实性结节；2022 年 2 月 23 日（移植术后 8 个月余）胸部 CT 见左肺上叶尖后段实性占位，分叶状，周围见渗出病灶。

2. 入院时检查

（1）血常规：白细胞 15.53×10^9/L，中性粒细胞百分比 83.6%，血小板 483×10^9/L，血红蛋白 83 g/L。

（2）炎性指标：ESR 67 mm/h。PCT 0.14 ng/mL。

（3）生化：转氨酶正常。白蛋白 31.9g/L，尿素氮 13 mmol/L，肌酐 163 μmol/L，eGFR 37 mL/（min·1.73 m^2），钠 137.5 mmol/L，钾 3.7 mmol/L，氯 96.8 mmol/L。

（4）DIC 常规：D-dimer 1.18 mg/L FEU，余结果正常。溶血试验阴性。

二、诊疗经过

1. 诊断及鉴别诊断

（1）入院后初步诊断：①左肺肺炎；②左肺上叶团块影待诊；③同种异体双肺移植状态；④肺动脉栓塞；⑤肾功能不全。

（2）诊断依据：患者新发严重咳嗽及咳痰，肺部听诊闻及干、湿性啰音，胸部 CT 提示左肺上叶实变渗出，血常规提示白细胞及中性粒细胞比例升高，支持肺炎诊断。

患者左肺上叶亚急性进展的实性占位病变的鉴别诊断：①感染性病变，支持点包括患者为器官移植术后长期服用抗排斥药物，系免疫受损患者；肺部病变影像学进展较快；影像学表现为渗出实变。感染病原体需考虑各种机会致病菌。不支持点包括患者无发热，无黄痰等；②非感染性病变，影像有肿瘤性病变特点：由磨玻璃结节发展为实性占位，有分叶等；免疫抑制剂使用可能会加速肿瘤性疾病进展。

2. 初步治疗　入院后予头孢哌酮舒巴坦 3 g q8h 静脉输入抗细菌感染治疗，口服他克莫司胶囊 1 mg q12h、吗替麦考酚酯片 250 mg q12h 及泼尼松 7.5 mg qd，皮下注射低分子肝素 0.4 mL qd，口服百令胶囊、尿毒清颗粒等改善肾功能等治疗。

3. 进一步检查

（1）他克莫司血药浓度 13.6 ng/mL，霉酚酸 AUC 30.8 mg·h/L。

（2）CD4 细胞绝对值 337 cell/μL，免疫球蛋白 G 7.0 g/L。

（3）真菌 G、GM 试验及结核 γ 干扰素释放试验均为阴性。

（4）血液 EBV-DNA 阴性，CMV-DNA 小于 50 拷贝数。

（5）SPECT 肺通气灌注扫描：左肺上叶下舌段肺灌注显像见放射性缺损，肺通气显像见放射性分布均匀（V/Q 不匹配），考虑肺栓塞。

（6）心脏彩超：肺动脉稍增宽，室间隔稍增厚，双室收缩功能正常。

（7）下肢血管彩超：下肢静脉血栓形成（左侧大隐静脉汇入段部分血栓、右侧髂外静脉血栓、股总静脉、股浅静脉、大隐静脉、腘静脉、胫后静脉、小腿肌间静脉血栓。

（8）支气管镜检查（2022 年 3 月 2 日）：双侧主支气管、左上叶尖后段见脓性分泌物。镜下冲洗后支气管吻合口对合良好、局部瘢痕改变，各级支气管黏膜光滑、通畅。

（9）左肺上叶尖段肺活检：支气管黏膜慢性炎伴糜烂、坏死，灶区上皮脱离。

（10）支气管肺泡灌洗液微生物二代测序：亚洲诺卡菌，序列数 2936。

（11）支气管肺泡灌洗液培养：皮疽诺卡菌（菌量多），药敏提示头孢曲松、阿米卡星、复方新诺明、亚胺培南及利奈唑胺均敏感。

4. 治疗调整及治疗效果　根据病原学结果，补充诊断：肺部诺卡菌感染。停用"头孢哌酮钠舒巴坦钠"，予"复方磺胺甲噁唑（2 片 tid 口服）＋美罗培南（1 g q8h 静脉输入）"抗诺卡菌治疗。下调他克莫司血药浓度（8 ～ 10 μg/mL）美罗培南应用 1 周后，调整为"复方磺胺甲噁唑＋利奈唑胺（600 mg q12h 静脉输入）"。利奈唑胺应用 15 天后，出现明显骨髓抑制，再次调整为"复方磺胺甲噁唑＋头孢曲松"治疗。患者抗诺卡菌治疗后，体温正常，咳嗽咳痰明显好转。动态胸部 CT 显示左肺上叶尖段病灶逐渐吸收，影像学变化如病例 25 图 2 所示。

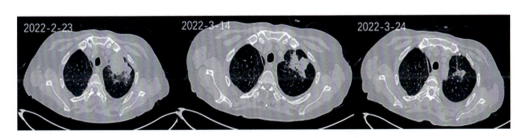

病例 25 图 2　治疗前后肺部 CT 变化

5. 病情变化及进一步处理　2022 年 4 月初患者出现进行性呼吸困难加重，不吸氧静息情况下外周血氧饱和度降至 91%，不吸氧活动时血氧饱和度降至 90% 以下，立即复查胸部 CT（病例 25 图 3），肺部病灶进一步吸收。

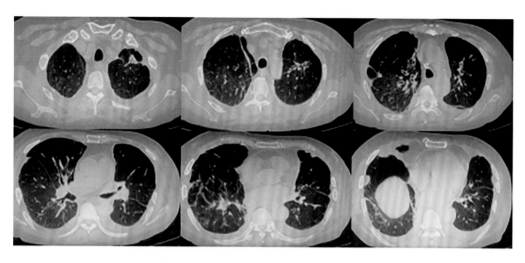

病例 25 图 3　2022 年 4 月 7 日胸部 CT

（1）进一步检查

1）肺功能：FVC 2.03L，占预计值 56.2%；FEV$_1$ 1.5L，占预计值 53.8%，FEV$_1$/FVC 74.34%；DLCO 经血红蛋白校正 84%。

2）HLA Ⅰ类抗体阳性，HLA Ⅱ类抗体 阴性；出现新生供体特异性抗体（Donor Specific Antibodies, DSA），其位点 A2，平均荧光强度（Mean Fluorescence Intensity, MFI）= 14 331，判断为强阳性的 DSA。

3）纤维支气管镜（2022 年 4 月 8 日）：气管及各级支气管管腔通畅，无明显脓性分泌物。

4）右肺下叶基底段活检病理诊断：可疑细支气管周见少量淋巴、浆细胞浸润；渗出物中见可疑细菌团。免疫组化示：C4D（+）、CD3（局灶 +）、CD4（小灶 +）、CD8（小灶 +）、CD20（个别 +）、CMV（-）、IgG4（-）、Ki-67 阳性率约 2%。原位杂交：EBER 1/2（-）特染：GMS（-）、PAS（-）、Giemsa（-）、革兰（-）、Masson 未见明显异常。结合组织学形态。病理诊断：个别血管周少量淋巴细胞（T 细胞为主）聚集，符合急性细胞性排斥反应（acute cellular rejection, ACR）和抗体介导的排斥反应（antibody mediated rejection, AMR），Grade A1。

（2）诊断及治疗调整： 根据肺移植 Banff 标准，并除外其他引起呼吸衰竭的因素，补充诊断：急性抗体介导排斥反应、急性细胞性排斥反应。

治疗调整：立即予 7 个周期的血浆置换；同时将口服激素改为"甲泼尼龙"每天 40mg 静脉注射，将口服"吗替麦考酚酯片"加量至 500 mg q12h。静脉注射"人免疫球蛋白"（总量 150 g）；继续"复方磺胺甲噁唑＋头孢曲松"抗诺卡菌治疗。因患者痰液增加，血象升高，痰培养见"大肠埃希氏菌"，停用"头孢曲松"改为"美罗培南"。血浆置换 3 次后，复查 DSA：A2（MFI ＝ 9497）；血浆置换 7 次后，复查 DSA：A2（MFI ＝ 3247）。

（3）病情转归：经上述综合治疗后，患者呼吸困难逐渐缓解，外周血氧饱和度逐渐上升，不吸氧情况下活动血氧饱和度可以维持 90% 以上。将甲泼尼龙改为泼尼松 20 mg po qd。继续"他克莫司＋吗替麦考酚酯片"的抗排斥治疗方案。再次复查胸部 CT 如病例 25 图 4。肺功能检查（病例 25 表 1）提示通气功能好转。患者于 2022 年 5 月 21 日好转出院。

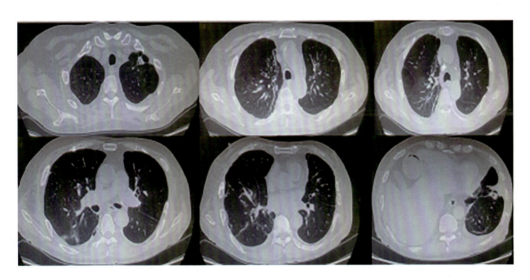

病例 25 图 4　2022 年 5 月 7 日胸部 CT

出院后患者继续"他克莫司、吗替麦考酚酯、泼尼松"联合抗排斥方案，他克莫司浓度维持在 10 μg/mL 左右，泼尼松逐渐减量至 10 mg/d 维持。患者无静息呼吸困难，活动耐量逐渐恢复。门诊动态复查肺功能（病例 25 表 1）肺通气功能较出院时好转，并长期维持。

病例 25 表 1　肺功能检查

时间	FVC（L）	FVC%	FEV₁（L）	FEV₁%	DLCO（mmHg）
2022 年 4 月 15 日	2.02	56.2	1.5	53.8	10.82
2022 年 5 月 12 日	2.17	60.4	2.04	73.2	10.13
2022 年 6 月 28 日	2.56	71.2	2.18	78.1	15.56
2022 年 9 月 28 日	2.67	74.2	2.21	79.1	15.55
2023 年 7 月 12 日	2.64	72.8	2.14	76.4	16.13

注：FVC 用力肺活量；FVC% 用力肺活量实测值与预计值比；FEV₁ 第一秒用力呼气容积；FEV₁% 第一秒用力呼气容积实测值与预计值比；DLCO 一氧化碳弥散。

三、病例讨论

感染是肺移植术后常见的并发症。移植患者诺卡菌感染发病率高达 1.9% 至 3.5%，平均发病时间为 14.3 个月（1.5 ～ 39 个月），相关死亡率高达 30%。胸部影像学特征：单个或多个结节、肺部肿块（有或无空洞）、间质浸润、肺叶实变、胸膜下斑块和胸腔积液。诺卡菌治疗可选药物包括 TMP/SMX、利奈唑胺、阿米卡星、亚胺培南、头孢曲松、莫西沙星、米诺环素。疗程 12 个月以上。

排斥反应是肺移植术后另一大并发症，急性同种异体移植物排斥反应是肺移植的重大难题，主要包括 T 细胞介导的排斥反应及抗体介导的排斥反应两大类。其中急性 AMR 是一个正在研究且有争议的内容。

2017 年第 14 届 Banff 同种异体移植病理学会议标准化了 AMR 定义和诊断标准，规定临床型 AMR 分级诊断标准包括：①排除其他原因引起的肺移植功能障碍；②符合 AMR 的组织病理学标准；③C4d 免疫组化学染色阳性；④血清 DSA 阳性。最近根据 ISHLT 共识来定义 AMR 的研究报告，肺移植患者的发病率为 4.3% ～ 27%，大概发生在术后 120 ～ 258 天。

导致急性排斥反应的原因有很多，比如抗排斥药物血药浓度低、感染、移植受者既往曾接受过输血、透析或移植治疗、多次妊娠、供体与受者基因相符比例低等，尤其是抗排斥药物浓度低和感染是临床上重要而常见的原因。感染和同种异体移植排斥反应以多种方式相互作用，但它们之间复杂的动态相互关系人们仍在孜孜不倦地研究，因为这对维持移植器官的免疫稳态非常重要，已有研究表明 CMV、EBV 和 HHV-6 病毒感染会增加排斥反应的风险。Martinu 等人也发现鼻病毒、流感病毒、人肺病毒、冠状病毒、呼吸道合胞病毒等社区获得性呼吸道感染也会增加急性排斥反应的发生风险。但是其他病原体感染，比如诺卡菌，对排斥反应的触发机制尚不清楚。某些感染可能会刺激抗体的产生，这些抗体可能会基于分子模拟而与移植的肺发生反应。感染也可导致内皮损伤暴露原本可能受到保护的抗原。有假说认为，任何感染性病原体都可以导致同种异体移植物上皮损伤，导致供体抗原表达，从而引发排斥反应。感染的治疗通常包括降低免疫抑制强度，这也会增加排斥风险。

本例患者此次发病前他克莫司血药浓度一直稳定，排除包括输血、怀孕和外科手术等移植后引起免疫反应的典型因素，我们认为很可能是诺卡菌感染诱发了 AMR。

AMR 治疗重点是清除已存在的抗体并阻止新抗体的产生，同时阻断抗体对移植物的损害。AMR 治疗没有标准方案，一般包括血浆置换、静脉注射免疫球蛋白、CD20 单克隆抗体及蛋白、酶抑制剂硼替佐米、皮质醇激素、抗胸腺球蛋白、补体抑制剂等方法。这些治疗方法是人们基于 AMR 病理生理学的理解产生的，而不是基于强大的临床试验数据而制定的。有报道显示，目前 AMR 的治疗方式可改善部分患者短期结果，但整体预后仍然很差。免疫吸附是近年兴起的 AMR 的治疗方式，其有吸附特异性高，能保留血浆有益成分，不依赖血浆供应，避免交叉感染及致敏风险的优点。肺移植中已有报道应用后取得较好的疗效。AMR 的治疗需要更多的临床研究。

四、专家点评

本例患者此次入院主要原因为左肺上叶的感染，后经 BALF 的培养及微生物二代测序确诊为诺卡菌感染，在抗诺卡菌治疗有效、肺部病变明显好转的情况下，患者出现呼吸困难的加重及氧合下降，经过积极纤维支气管镜肺活检及 HLA 抗体检测，诊断为 AMR 合并 ACR。在原发感染性疾病不能解释患者病情变化时，需要考虑非感染性因素，对于移植后患者主要需要鉴别排斥反应。

本例患者 AMR 治疗采用了血浆置换、静脉注射免疫球蛋白（intravenous immunoglobulin, IVIG）及糖皮质激素加量的联合治疗并获得了成功。在临床上我们观察到同样的方案在不同患者身上显示出不同的效果，有些患者治愈出院，有些患者却出现感染加重、骨髓抑制、严重消化道症状等不良反应，因此 AMR 的治疗不能一概而论，我们需要根据患者状况制订个体化的策略，在方式上不仅需要针对患者个体化并且有效地排兵布阵，还有必要进行剂量研究，以确定 IVIG、利妥昔单抗的最佳剂量和必要的血浆置换的次数等，以确定更有效的策略来治疗 AMR。

（病例提供：王　甜　杜鑫淼　四川大学华西医院）

（点评专家：巨春蓉　广州医科大学附属第一医院）

参考文献

[1]Roux A，Levine DJ，Zeevi A，et al. Banff lung report：current knowledge and future research perspectives for diagnosis and treatment of pulmonary antibody-mediated rejection（AMR）[J].Am J Transplant，2019，19（1）：21-31.

[2]Martinu T，Pavlisko EN，Chen DF，et al.Acute allograft rejection：cellular and humoral processes[J].Clin Chest Med，2011，32（2）：295-310.

[3]Cusick MF，Libbey JE，Fujinami RS.Molecular mimicry as a mechanism of autoimmune disease[J].Clin Rev Allergy Immunol，2012，42（1）：102-111..

[4]Benzimra M，Calligaro GL，Glanville AR.Acute rejection[J].J Thorac Dis，2017，9（12）：5440-5457.

[5]Parulekar AD，Kao CC.Detection，classification，and management of rejection after lung transplantation[J].J Thorac Dis，2019，11（1）：1732-1739.

[6]Kulkarni HS，Bemiss BC，Hachem RR.Antibody-mediated rejection in lung transplantation[J].Curr Transplant Rep，2015，2（4）：316-323.

[7]Roux A，Bendib Le Lan I，Holifanjaniaina S，et al.Antibodymediated rejection in lung transplantation：clinical outcomes and donor-specific antibody characteristics[J].Am J Transplant，2016，16（4）：1216-1228.

[8]中华医学会器官移植学分会．中国肺移植免疫抑制治疗及排斥反应诊疗规范（2019 版）[J/OL].中华移植杂志（电子版），2019，13（2）：94-98[2021-07-28].

[9]Aguilar PR，Carpenter D，Ritter J，et al.The role of C4d deposition in the diagnosis of antibody-mediated rejection after lung transplantation[J].Am J Transplant，2018，18（4）：936-944.

[10]徐钰，练巧燕，陈奥，等．蛋白 A 免疫吸附治疗肺移植术后新生 DSA 介导的急性排斥反应[J].器官移植杂志，2022，13（4）：517-521.

病例 26　肺移植术后弥漫大 B 细胞性淋巴瘤的管理

一、病历摘要

（一）一般资料

患者男性，64 岁。

主诉：肺移植术后 5 个月，发现肺部阴影 6 天。

现病史：2018 年 11 月 1 日，患者因"慢性阻塞性肺疾病，2 型呼吸衰竭"于我院行"双肺全切除术＋双侧肺序贯式移植术"，术后长期服用泼尼松、他克莫司、吗替麦考酚酯（骁悉）抗排异治疗，无发热、咳嗽、呼吸困难等表现。1 周前患者于门诊复诊，行胸部 CT 提示"右肺下叶后基底段实变影"，现为明确病变性质入院。

既往史及个人史：患者有慢性阻塞性肺疾病 7 年，长期家庭氧疗，间断无创呼吸机辅助通气，BODE 指数 10，有肺移植术指征。无高血压、糖尿病等其他疾病史；无肝炎、结核等传染病史；无粉尘接触史。吸烟 30 年，吸烟指数 30 包／年，已戒 7 年。

（二）体格检查

体温 36.8℃，心率 86 次／分，呼吸 19 次／分，血压 118/75 mmHg。神志清楚，口唇无发绀，球结膜未见水肿，肝颈静脉回流征阴性，双肺叩诊呈清音，双肺呼吸音清，未闻及干、湿性啰音，心界不大，心率 86 次／分，心律齐，各瓣膜区未闻及病理性杂音，腹软，无压痛及反跳痛，肝脾肋下未扪及，双下肢未见水肿。

（三）辅助检查

胸部 CT（2019 年 3 月 15 日）（病例 26 图 1）：右肺下叶后基底段、右侧斜裂胸膜可见斑片状稍高密度影；纵隔内未见增大淋巴结；双侧胸腔未见积液；主动脉钙化。

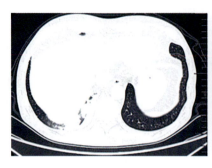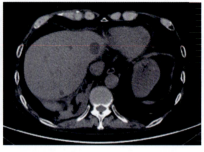

病例 26 图 1　胸部 CT（2019 年 3 月 15 日）

血常规（2019 年 3 月 21 日）：白细胞计数 11.04×10^9/L，中性粒细胞数 9.947×10^9/L，淋巴细胞数 0.364×10^9/L，中性粒细胞百分比 90.1%，血红蛋白 99 g/L，血小板计数 211×10^9/L。

超敏 C- 反应蛋白（2019 年 3 月 21 日）1.16 mg/L。

降钙素原（2019 年 3 月 21 日）0.09 ng/mL。

肝肾功能（2019 年 3 月 21 日）：尿素 17.71 mmol/L，肌酐 162.4 μmol/L，eGFR 37.96 mL/min，白蛋白 36.5 g/L，球蛋白 18.2 g/mL，谷丙转氨酶、谷草转氨酶、总胆红素正常。

九项呼吸道感染病原体 IgM 抗体（2019 年 3 月 21 日）阴性。

真菌 G 试验（2019 年 3 月 21 日）阴性，GM 试验（2019 年 3 月 21 日）阴性。

隐球菌荚膜抗原（2019 年 3 月 21 日）阴性。

EB 病毒脱氧核糖核酸（2019 年 3 月 21 日）＜ 5.00 E3 Copies/mL，定性为阳性。

人巨细胞病毒脱氧核糖核酸（2019 年 3 月 21 日）＜ 1.00 E4 Copies/mL。

支气管镜（2019 年 3 月 21 日）：双侧吻合口通畅，未见狭窄或瘘口，双侧各级支气管开口正常，管腔通畅，分泌物不多，黏膜未见充血、肿胀。

支气管肺泡灌洗液细菌、真菌培养：正常菌群；涂片未查见抗酸杆菌。

支气管肺泡灌洗液：快速结核分枝杆菌及利福平耐药基因检测阴性。

二、诊疗经过

1. 诊断思路　肺移植后新发右下肺后基底段片团影，鉴别诊断如下。

（1）感染性疾病：患者起病隐匿，没有明显的呼吸道症状，炎症指标也不高，基本上可以排除常见的化脓性细菌感染，而影像学表现为局限性的片团影，不符合大多数病毒感染的影像学特征；结合患者的免疫低下背景，需要注意一些机会性病原体感染，如真菌（尤其是霉菌、隐球菌等）、放线菌、结核分枝杆菌等，但目前病原学依据尚不足，传统的镜检和培养方法敏感性偏低，可考虑联合基因检测技术。

（2）非感染性疾病：包括一些非感染性的炎症性疾病、实体肿瘤、淋巴增殖性疾病等。但患者自身免疫性抗体在术前即为阴性，术后抗排异方案有免疫抑制作用，故可能性小；实体肿瘤的生长时间通常较本病例中更长；淋巴增殖性疾病在器官移植后并不少见，需要高度警惕。但需要可靠的病理学结果支持。

2. 诊断依据及治疗

2019 年 3 月 27 日行 CT 引导下经皮肺穿刺活检术，过程顺利，标本送病理检查、细菌和真菌培养、快速结核分枝杆菌及利福平耐药基因检测、NGS。

（肺组织）细菌及真菌培养：阴性；分枝杆菌培养阴性（2019 年 5 月 12 日回示）。

（肺组织）快速结核分枝杆菌及利福平耐药基因检测阴性。

（肺组织）病理：送检为凝固性坏死物，其内见小圆细胞残影。结核杆菌核酸检测呈阴性。

（肺组织）NGS：阴性。

经肺移植 MDT 团队（呼吸科、胸外科、ICU、影像科、病理科、检验科）讨论，现有结果不支持真菌、结核等特殊感染或肿瘤性疾病，不除外为机化性肺炎；给予甲强龙 40 mg/d 治疗，逐渐减量至 20 mg/d，治疗 2 周后复查胸部 CT 提示病灶无吸收。

PET-CT（2019 年 4 月 30 日）：右下肺病变恶性肿瘤可能性大。

肺移植 MDT 团队联合血液科再次讨论：患者 EB 病毒阳性，肺穿组织查见小圆细胞残影，不能除外淋巴增殖性疾病；故建议再次经皮肺穿刺活检，或者胸腔镜下活检。

2019 年 6 月 11 日患者再次经皮肺穿刺活检。病理：泡沫样组织细胞浸润伴纤维组织增生，另见多量凝固性坏死组织；六胺银、PAS、TB 特殊染色阴性；免疫组化：CD20（+），CD3（−），EBER（+），提示 B 细胞性淋巴瘤可能性大。

肺移植 MDT 团队联合血液科再次讨论后确定：考虑弥漫大 B 细胞淋巴瘤。给予利妥昔单抗 600 mg/次治疗；抗排异方案调整为泼尼松 5 mg/d，西罗莫司 1 mg/d（根据浓度调整）。

患者从 2019 年 7 月 22 日起，每周接受一次利妥昔单抗（美罗华）600 mg 静脉滴注治疗，8 次治疗后于 2019 年 9 月 29 日开始行 mini-CHOP 方案（环磷酰胺 0.6 g、表柔比星 50 mg、长春地辛 2 mg、甲泼尼龙 40 mg/d×5 天）化疗，每 21 天 1 次；4 个疗程后患者复查胸部 CT 提示病灶部分吸收。之后定期门诊随访复查，病灶逐渐缩小（病例 26 图 2、病例 26 图 3）。后停止化疗，监测西罗莫司的浓度调整到 6 ～ 8 μg/mL，CD4 细胞功能维持在 300 ～ 400/μL。建议患者定期复查，未发现肿瘤增大，长期带瘤生存。

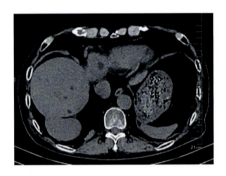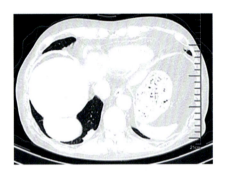

病例 26 图 2 患者治疗 1 年后的胸部 CT（2020 年 6 月 10 日）

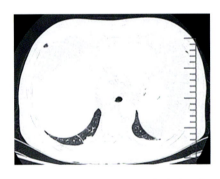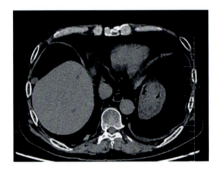

病例 26 图 3 患者治疗 4 年后的胸部 CT（2020 年 8 月 25 日）

三、病例讨论

实体器官移植受者为预防同种异体移植排斥反应而长期使用免疫抑制剂会增加发生恶性肿瘤的远期风险。移植受者中常见的恶性肿瘤包括皮肤癌、卡波西肉瘤、移植后淋巴增殖性疾病（post-transplant lymphoproliferation disorders，

PTLD）、肺癌、肛门生殖器癌等。其中，PTLD 是实体器官移植或异基因造血干细胞移植（allogeneic hematophoietic cell transplantation, allo-HSCT）情况下免疫抑制所致的淋巴和（或）浆细胞增殖。肺移植后 5 年 PTLD 的累积发病率为 2%～ 9%，超过 80% 的 PTLD 发生在移植术后 1 年以内。PTLD 通常来源于供体并且起源于 B 细胞，与 EBV 感染高度相关，T 细胞相关的 PTLD 极为罕见。在免疫缺陷患者中，因为缺乏 T 淋巴细胞的调控，这种平衡被打破，EBV 大量复制，使得外周血 EBV 载量及被感染的 B 淋巴细胞数量增加，被感染的 B 淋巴细胞增殖难以控制，导致过度增生，少数情况下甚至导致肿瘤出现。发生 PTLD 的主要危险因素是受者的 T 细胞免疫抑制程度和 EB 病毒血清学状态（尤其供体 EBV 阳性而受体 EBV 阴性，EBV 阴性受体在移植后发生初次感染），其他危险因素包括移植后的时间、受者年龄＞ 50 岁。该病例中，受者移植前 EBV 为阴性，移植后 EBV 检测定性为阳性，考虑后期 PTLD 的发生也可能与此有关。

PTLD 通常发生在移植后 6 个月内，中位发病时间为移植后 70 ～ 90 天；PTLD 的发病率在移植后第 1 年最高，这是免疫抑制最强的时间，在此之后约下降 80%。一半以上的 PTLD 表现为结外肿块。在移植术后 1 年内早期发生的 PTLD，通常以胸内病变为主，包括同种异体移植物实质和纵隔淋巴结；而在 1 年以后，则以胸外病变居多，可累及器官包括胃肠道、颈部淋巴结、中枢神经系统、骨髓和副鼻窦等。此外，部分患者会有非特异性全身症状，如发热、体重减轻及乏力。对 PTLD 患者的检查可能显示淋巴结肿大、扁桃体突出、肝脾大、肠梗阻和神经功能缺损。因此，对于肺移植术后患者，定期的系统性查体和影像学检查十分必要。在 50% 的胸内 PTLD 病例中，最常见的是单个肺结节、肿块，其他异常包括大量结节、浸润和胸部淋巴结肿大。20% 的肺移植受者检测到胃肠道受累，最常见于远端小肠，并可能显示肠壁增厚或肿块病变。影像学上也注意到肝脏有离散结节和中枢神经系统肿块病变。因此，可以通过全身成像、骨髓和中枢神经系统评估来完成完整的分期。

2008 年，WHO 第 3 版造血和淋巴组织肿瘤分类将 PTLD 分为 4 类：①早期病变，特征为多克隆性 B 细胞增殖且无恶性转化证据，包括反应性浆细胞增生和感染性单核细胞增多症样的 PTLD；②多形性 PTLD：多克隆或单克隆淋巴细胞增殖，存在恶性转化，但没有达到任何一种 B 细胞或 T/NK 细胞淋巴瘤在免疫功能正常人群中的所有诊断标准；③单形性 PTLD：单克隆淋巴细胞的增殖，并且满足某种 B 细胞或 T/

NK 细胞淋巴瘤在免疫功能正常人群中的诊断标准，包括 B 细胞淋巴瘤：弥漫大 B 细胞淋巴瘤、伯基特淋巴瘤、浆细胞骨髓瘤、浆细胞瘤样病变及其他；T 细胞淋巴瘤：外周 T 细胞淋巴瘤，非特指；肝脾淋巴瘤；其他；④经典型霍奇金淋巴瘤和霍奇金淋巴瘤样 PTLD。

PTLD 的预防主要依赖于：避免患者暴露于过度的免疫抑制方案，对移植物被接受所需的药物快速停药和（或）减量，以及给予预防性抗病毒治疗。预防性使用抗病毒药物可将 PTLD 的风险降低 83%，且更昔洛韦优于阿昔洛韦。目前更昔洛韦联合静脉注射免疫球蛋白的方案并不能降低 EBV 载量。尽管数据有限，研究表明，在特殊情况下，免疫抑制强度可以安全地降低，而不会有急性或慢性同种异体移植物功能障碍的风险。Bakker 及其同事在肺移植患者队列中平均移植后 4 年跟踪观察了 EBV 病毒载量，并在发现 EBV 重新激活的证据后减少了免疫抑制，没有发生急性排斥反应、闭塞性细支气管炎综合征加速或生存率较低的情况。治疗方面，对 PTLD 患者的治疗包括：减停免疫抑制剂；CD20 单克隆抗体（利妥昔单抗）；化疗（使用 R-CHOP 方案，总缓解率为 90%，大部分完全缓解发生在 CHOP 治疗后）；放疗；局部手术治疗等。对于 CD20+ 的 PTLD 患者，通常给予化疗联合利妥昔单抗。肺移植术后早期发生的 PTLD，通常降低免疫抑制治疗的强度是有效的，死亡率在 36%，然而晚期发生的 PTLD，则对减停免疫抑制剂并无反应，死亡率高达 70%。该病例中，患者为移植术后早期发生的 PTLD，将患者的吗替麦考酚酯停药，并将他克莫司换为西罗莫司，先减轻免疫抑制强度；进而使用了利妥昔单抗联合小剂量的 CHOP 方案化疗。其间患者并未发生院内感染，病灶顺利缩小。

四、专家点评

对于存在 PTLD 危险因素的受体，应在术前充分评估，尤其是 EB 病毒携带、感染的患者，选择发生 PTLD 风险更小的抗排异方案，术后密切监测，及时积极抗 EB 病毒治疗，整体评估患者免疫状态，调整免疫抑制强度及化疗方案，平衡机会性感染及抗肿瘤治疗是延长患者生存的关键。

（病例提供：彭夏莹　籍佳琦　郭　璐　四川省医学科学院·四川省人民医院）

（专家点评：巨春蓉　广州医科大学附属第一医院）

参考文献

[1]Levine SM, Angel L, Anzueto A, et al.A low incidence of posttransplant lymphoproliferative disorder in 109 lung transplant recipients[J].Chest, 1999, 116 (5): 1273-1277.

[2]Aris RM, Maia DM, Neuringer IP, et al.Post-transplantation lymphoproliferative disorder in the Epstein-Barr virus-naïve lung transplant recipient[J].Am J Respir Crit Care Med, 1996, 154 (6 Pt 1): 1712-1717.

[3]Caillard S, Lelong C, Pessione F, et al.French PTLD Working Group.Post-transplant lymphoproliferative disorders occurring after renal transplantation in adults: report of 230 cases from the French Registry[J].Am J Transplant, 2006, 6 (11): 2735-2742.

[4]金松，吴德沛.移植后淋巴细胞增殖性疾病研究进展 [J]. 中华移植杂志（电子版），2011，5 (04)：318-324.

[5]邓果明，赖木华，梁倩婷，等.移植后淋巴细胞增殖性疾病的研究进展 [J]. 广东医学，2015，36 (12)：1933-1935.DOI：10.13820/j.cnki.gdyx.2015.12.039.

[6]Neuringer IP.Posttransplant lymphoproliferative disease after lung transplantation[J].Clin Dev Immunol, 2013, 2013: 430209.Epub 2013 Mar 5.

病例 27　肺移植术后他克莫司相关脑病

一、病历摘要

（一）一般资料

患者女性，68 岁。

现病史：患者因"支气管扩张症"于 2020 年 11 月 15 日行"同种异体双肺移植术"，术程顺利，定期门诊复查。术后出现肾功能不全，予"他克莫司＋西罗莫司＋咪唑立宾＋激素"抗排斥治疗。一般状态可，日常活动下无气促，无咳嗽、咳痰。

2023 年 4 月 15 日患者感冒后出现恶心、呕吐、全身乏力，无腹痛、腹胀、腹泻，无畏寒、发热，无咳嗽、咳痰、气促，于我科住院治疗，考虑急性胃肠炎、低钠血症，予抗感染、纠正低钠血症及对症支持治疗后患者恶心、呕吐、乏力情况好转。患者出现精神烦躁、性格改变（暴躁），完善头颅 MRI 及 CT 检查，提示脑白质病变（Fazekas 3 级），右侧枕叶腔隙脑梗死（亚急性晚期）。纠正低钠血症后，患者生命体征平稳，无诉不适，于 2023 年 4 月 29 日出院，出院后继续予"他克莫司＋西罗莫司＋咪唑立宾＋激素"抗排斥治疗。

2023 年 5 月 4 日患者无明显诱因开始出现言语不清，伴有流涎、四肢乏力，无伴口角歪斜，无肢体抽搐，无肢体偏瘫，无大小便失禁等不适，曾到当地医院就诊，具体诊疗不详，症状无明显缓解，遂到我院就诊。2023 年 5 月 10 日来院途中出现意识不清、不能言语、肢体无力。经治疗后患者于 2023 年 6 月 17 日出院。

既往史：既往体质一般。无糖尿病、心脏病史；否认肝炎、结核病史；10 余年前曾因胃穿孔，行胃穿孔修补术；无吸烟、饮酒史；否认食物、药物过敏史。

（二）体格检查

入院查体：昏睡，双眼球右侧凝视，颈抵抗（+），四肢肌力 1～2 级，肌张力增高，左侧明显，双侧巴氏征阳性。SpO_2 99%（吸氧 2L/min），心率 90 次 / 分，血压 118/76 mmHg，听诊双肺呼吸音清，未闻及干、湿性啰音。心律齐，各瓣膜听诊区未闻及病理性杂音。双下肢无水肿。GCS 评分 7 分。

（三）辅助检查

1. 第一次住院（2023 年 4 月 15 日至 2023 年 4 月 29 日）住院检查结果

（1）血气分析（未吸氧）：pH 7.401，二氧化碳分压 33.7 mmHg，氧分压 134.9 mmHg，碳酸氢根浓度 20.5 mmol/L，实际碱剩余 -3.2 mmol/L。

（2）血常规：白细胞 7.62×10^9/L，中性粒细胞数 6.4×10^9/L，淋巴细胞数 0.7×10^9/L，血红蛋白 100g/L，血小板 171×10^9/L。

（3）肾功能＋电解质

肌酐 107.30 μmol/L。

2023 年 4 月 19 日：钾 2.40 mmol/L，钠 104.3 mmol/L，氯 70.3 mmol/L。

2023 年 4 月 20 日：钾 3.49 mmol/L，钠 116.5 mmol/L，氯 88.6 mmol/L。

2023 年 4 月 21 日：钾 3.64 mmol/L，钠 122.0 mmol/L，氯 92.0 mmol/L。

2023 年 4 月 22 日：钾 3.26 mmol/L，钠 127.7 mmol/L，氯 96.2 mmol/L。

2023 年 4 月 25 日：钾 3.73 mmol/L，钠 137.3 mmol/L，氯 103.3 mmol/L。

（4）血药浓度：他克莫司 5.5 ng/mL、西罗莫司 4.78 ng/mL。

（5）头部影像学

2023 年 4 月 26 日（头部，平扫＋三维重建）：①可疑右侧基底节区、右侧额叶脑出血；②脑桥右份、左侧基底节区小软化灶／扩大血管周围间隙；双侧额顶叶及放射冠散在腔隙性脑梗死；③双侧侧脑室周围白质脱髓鞘改变；④脑萎缩。请结合临床，建议进一步 MRI 检查。

2023 年 4 月 28 日［头部，弥散成像（DWI）］：拟右侧枕叶腔隙脑梗死（亚急性晚期）。

2023 年 4 月 28 日（头部，MRI 平扫＋ MRA）：①脑白质病变（Fazekas 3 级）；②脑桥异常信号影同前，扩大血管周围间隙与软化灶鉴别；③空泡蝶鞍；④双侧乳突炎症；⑤右侧胚胎型大脑后动脉；余头颅 MRA 未见明确异常。

2. 第二次住院（2020 年 5 月 10 日至 2023 年 6 月 17 日）住院检查结果

（1）血气分析：pH 7.451，二氧化碳分压 30.3 mmHg，氧分压 98.8 mmHg，碳酸氢根浓度 20.8 mmol/L，实际碱剩余 -2.1 mmol/L。

（2）血常规：白细胞 5.63×10^9/L，中性粒细胞数 4.1×10^9/L，淋巴细胞数 1.2×10^9/L，血红蛋白 85 g/L，血小板 172×10^9/L。

（3）肾功能＋电解质：葡萄糖 5.49 mmol/L，尿素氮 8.7 mmol/L，肌酐 116.60 μmol/L，钾 3.79 mmol/L，钠 130.9 mmol/L，氯 100.4 mmol/L，钙 2.03 mmol/L。

（4）肝功能：谷丙转氨酶 8.8 U/L，总蛋白 55.8 g/L，白蛋白 33.0 g/L，γ-谷氨酰转移酶 14.4 U/L，血清总胆汁酸 217.4 μmol/L，总胆红素 7.8 μmol/L，直接胆红素 2.4 μmol/L。

（5）血脂四项：总胆固醇 3.14 mmol/L，三酰甘油 1.31 mmol/L，高密度脂蛋白胆固醇 1.00 mmol/L，低密度脂蛋白胆固醇 2.01 mmol/L。

（6）血药浓度：他克莫司 8.7 ng/mL，西罗莫司 8.33 ng/mL。

（7）感染指标：降钙素原检测 4.51 ng/mL；真菌 1-3-β-D 葡聚糖定量 G 试验 ＜ 10.00 pg/mL。

CMV-DNA、EBV-DNA、曲霉抗原阴性。

（8）脑脊液检查

脑脊液：清亮、透明；颅内压 130 mmH$_2$O。

脑脊液氯化物 125.4 mmol/L（参考值 120～130 mmol/L）；脑脊液糖 3.78 mmol/L（参考值 2.5～4.5 mmol/L）；脑脊液蛋白定量 0.21 g/L（参考值 0.15～0.45 g/L）。

脑脊液潘氏试验：阴性，脑脊液红细胞 0 个/L，脑脊液红细胞 0 个/L。

脑脊液细菌涂片:阴性,真菌涂片:阴性,结核涂片:阴性,新型隐球菌墨汁染色:阴性。

（9）脑脊液 NGS

DNA：（可疑病原微生物）G$^+$ 解脲棒状杆菌（1659）；β 乳头瘤病毒 2 型（2）；嗜血杆菌属（2）。

RNA：未检出病原学。

（10）血液 T-NGS

DNA：EB 病毒（2125）；大肠埃希菌（152）。

（11）尿液 T-NGS

DNA：屎肠球菌（56152）；人型支原体（12785）；光滑念珠菌（1640）；人类疱疹病毒 6B 型（1）。

（12）头部影像学（病例 27 图 1）

2023 年 5 月 9 日（头部，CT 平扫＋三维重建）：①双侧侧脑室旁白质、双侧基底节－放射冠－半卵圆中心多发腔隙灶／缺血灶，请结合临床，建议进一步 MRI 检查；②脑萎缩；③副鼻窦少许炎症。

2023 年 5 月 9 日（头部，MRI 弥散成像，平扫）：①拟右侧枕叶陈旧性腔隙脑梗死；②右侧丘脑新增小结节状稍高信号影，考虑伪影与脑梗死相鉴别，建议结合临床。

2023 年 5 月 15 日（头部，MRI 平扫＋增强）：①脑白质病变（Fazekas 3 级），大致同前；②脑桥异常信号影同前，扩大血管周围间隙与软化灶鉴别；③头颅 MRI 增强未见明显异常强化灶；④空泡蝶鞍；⑤双侧乳突炎症。

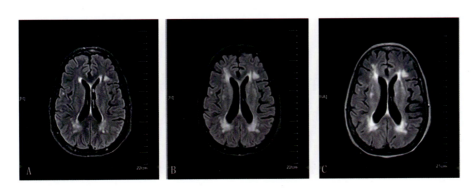

病例 27 图 1　患者头颅 MRI 结果

注：A. 肺移植手术前（2020 年 9 月 7 日）；B. 第一次住院（2023 年 4 月 27 日）；C. 第二次住院（2023 年 5 月 15 日）。

（13）脑电图：不正常脑电图：两侧半球出现短至长程 15 ～ 40 μV、8 ～ 9Hz α 波活动，枕区呈优势节律，双侧基本对称；稍多低波幅 β 波活动；稍多 20 ～ 60 μV、6 ～ 7 Hz θ 波活动及 20 ～ 80 μV、1 ～ 3 Hz δ 波活动混合。波形欠整，调节调幅不佳，描记过程中未见典型癫痫样放电。

（14）中枢神经系统脱髓鞘病鉴别诊断：中枢神经系统脱髓鞘鉴别诊断套餐（脑脊液＋血）：抗水通道蛋白 4（AQP4）抗体、抗髓鞘少突胶质细胞糖蛋白（MOG）抗体抗胶质纤维酸性蛋白（GFAP）抗体、抗髓鞘碱性蛋白（MBP）抗体均为阴性。

（15）自身免疫性脑炎抗体（病例 27 表 1）

病例 27 表 1　自身免疫性脑炎抗体 24 项（CBA ＋ TBA）

项　目	检测方法	结　果	参考值/范围
自身免疫性脑炎24项（CBA+TBA）			
抗谷氨酸受体(NMDA型)抗体IgG	CBA法	阴性（-）	阴性（-）
抗谷氨酸受体(AMPA1型)抗体IgG	CBA法	阴性（-）	阴性（-）
抗谷氨酸受体(AMPA2型)抗体IgG	CBA法	阴性（-）	阴性（-）
抗富亮氨酸胶质瘤失活蛋白1(LGI 1)抗体IgG	CBA法	阴性（-）	阴性（-）
抗接触蛋白关联蛋白2(CASPR2)抗体IgG	CBA法	阴性（-）	阴性（-）
抗甘氨酸受体1(G1yR1)抗体IgG	CBA法	阴性（-）	阴性（-）
抗γ-氨基丁酸A型受体(GABAA)抗体	CBA法	阴性（-）	阴性（-）
抗γ-氨基丁酸B型受体(GABAB)抗体IgG	CBA法	阴性（-）	阴性（-）
抗IgLON家族蛋白5(IgLON5)抗体IgG	CBA法	阴性（-）	阴性（-）
抗二缩氨酸相似蛋白6(DPPX)抗体IgG	CBA法	阴性（-）	阴性（-）
抗多巴胺受体2(DRD2)抗体IgG	CBA法	阴性（-）	阴性（-）
抗谷氨酸脱羧酶2(GAD65)抗体IgG	CBA法	阴性（-）	阴性（-）
抗促代谢型谷氨酸受体1(mG1uR1)抗体IgG	CBA法	阴性（-）	阴性（-）
抗代谢性谷氨酸受体5(mGluR5)抗体IgG	CBA法	阴性（-）	阴性（-）
抗突触蛋白-3α(Neurexin-3α)抗体IgG	CBA法	阴性（-）	阴性（-）
抗神经节乙酰胆碱受体(ganglionic AChR)抗体	CBA法	阴性（-）	阴性（-）
抗Kelch样蛋白11(KLHL11)抗体	CBA法	阴性（-）	阴性（-）
抗GluK2抗体	CBA法	阴性（-）	阴性（-）
抗AK5抗体	CBA法	阴性（-）	阴性（-）
抗AGO抗体	CBA法	阴性（-）	阴性（-）
抗CaVα2δ抗体	CBA法	阴性（-）	阴性（-）
抗水通道蛋白4抗体(AQP4)	CBA法	阴性（-）	阴性（-）
抗髓鞘少突胶质细胞糖蛋白抗体(MOG)	CBA法	阴性（-）	阴性（-）
抗胶质纤维酸性蛋白(GFAP)抗体	CBA法	阴性（-）	阴性（-）
脑组织切片TBA检测	TBA法	阴性（-）	阴性（-）

（16）全身 PET-CT：^{18}F-FAPI 及 ^{18}F-FDG 双示踪剂全身显像：①双肺移植术后改变，对比 2023 年 5 月 10 日胸部 CT，双肺炎症较前减少，以双肺下叶胸膜下分布为著，成纤维细胞活化蛋白抑制剂（FAPI）及 FDG 代谢轻度增高；左肺下叶数个炎性小结节；②纵隔多发淋巴结反应性增生；③双侧基底节区及放射冠小梗死灶；④心脏体积增大，左室流出道及左心室室间隔心肌 FAPI 及 FDG 代谢增高，考虑心肌功能受损；⑤右侧第 3 ～ 7 肋、左侧第 5 ～ 8 肋骨术后改变；左侧第 4/5、5/6 肋间隙局灶性炎症；脊椎退行性变；双侧臀小肌炎症／生理性浓聚。

二、诊疗经过

意识障碍诊断及鉴别诊断流程，如病例 27 图 2 所示。

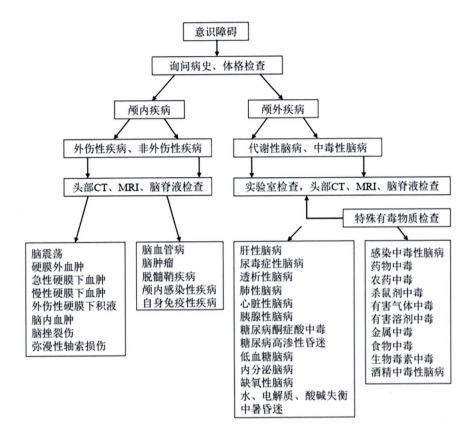

病例 27 图 2　意识障碍诊断及鉴别诊断流程

患者为肺移植术后，长期使用免疫抑制剂，因言语不清，伴有流涎、四肢乏力，后续发展为意识不清、不能言语、肢体无力。患者最主要的症状为意识障碍，根据病例 27 图 2 的诊断及鉴别诊断流程，入院后立即询问相关病史，并完善血常规、血气分析、肝肾功能、血糖、电解质等实验室检查，以及头颅 CT 和 MRI 弥散成像排除脑血管疾病，结合患者为肺移植术后，出现神经精神症状前曾有严重低钠血症，需重点鉴别以下几种疾病。

1. 代谢紊乱所致脱髓鞘脑病　低钠血症导致细胞外液的渗透压降低，从而引起水分进入细胞内。这种细胞内水肿可能导致神经纤维的髓鞘膨胀，进而增加内部压力，损害髓鞘结构，最终导致脱髓鞘脑病。此次入院患者血钠正常，脑脊液及血液脱髓鞘相关检查均阴性。

2. 颅内感染性疾病　患者为肺移植术后免疫抑制人群，出现神经精神系统症状，需排除颅内感染；查脑脊液清亮，压力正常；脑脊液氯化物、糖、蛋白含量均正常，病原学检测阴性，可排除。

3. 自身免疫性脑炎　病毒、细菌或其他微生物感染及异体抗原可能会触发免疫系统的异常反应，导致自身免疫性脑炎。查患者脑脊液细胞、蛋白、葡萄糖均正常；自身免疫性脑炎相关抗体均阴性。

4. 进行性多灶性脑白质病变（PML）　PML 是一种由 JC 多瘤病毒（JCV）引起的罕见的中枢神经系统脱髓鞘疾病，主要累及中枢神经系统的白质区域，导致脑白质病变和神经系统功能障碍。PML 的发病部位主要位于大脑半球白质及灰白质交界区，以额叶、顶叶最常见，颞叶、枕叶、胼胝体也可出现。MRI 显示病灶位于脑白质内呈不对称性分布的多发病灶，部分融合，病灶朝向白质侧边界模糊，朝向灰质侧边界清晰。脑脊液或脑组织中发现 JCV-DNA 是诊断的金标准。此位患者脑脊液、血液及尿液中均未检测到 JCV；患者肺移植手术前头颅 MRI 提示已有脑白质病变，此次入院头颅 MRI 未见明显增多的 PML 病变。

5. 移植后中枢神经系统淋巴增殖性疾病（PTLD）　PTLD 通常与 EBV 感染相关，是一种 EBV 相关淋巴细胞增殖性疾病。头颅 CT 或 MRI 扫描可见中枢神经系统的异常病变，如肿块、病变等。此例患者血 T-NGS 检测 EBV 阳性，但是脑脊液 EBV 阴性，PET-CT 未见肿大淋巴结，头颅 MRI 未发现颅内异常肿块、占位。

此例患者入院后予降低免疫抑制，停用他克莫司、西罗莫司、咪唑立宾。予"甲泼尼龙 60 mg qd"及"人免疫球蛋白针 15 g qd"抑制免疫炎症反应，并使用巴利昔单抗（舒莱）20 mg 抗排斥治疗；入院时由于不能排除颅内感染，初始予"美罗培南针 2 g q8h"抗感染，查脑脊液结果为阴性后降级为"哌拉西林钠他唑巴坦钠 4.5 g q8h"，至 2023 年 6 月 9 日停用抗生素。神经系统方面予"醒脑静、单唾液酸四己糖神经节苷脂、甲钴胺、奥拉西坦、丁苯酞"促醒、营养神经、改善脑部能量代谢治疗。在上述方案治疗下，患者病情逐渐好转，出院前格拉斯哥昏迷评分 15 分。住院过程中完善相关检查逐一排除上述疾病，后考虑为他克莫司相关脑病的可能；遂更改抗排方案为"环孢素＋吗替麦考酚酯＋泼尼松"。由于患者肌酐有上升趋势，出院后门诊抗排方案调整为"环孢素＋西罗莫司＋吗替麦考酚酯＋泼尼松"。门诊随诊半年余，患者一般状态可，无神经精神系统相关症状。

三、病例讨论

他克莫司是一种强力的新型免疫抑制剂，对维护移植肺功能具有重要作用。他克莫司的毒副反应包括肾损害、微血管病变、心律失常、高血压、高血糖、脂质代谢和电解质紊乱、神经系统症状、恶性肿瘤等。他克莫司相关的神经毒性包括失眠、头痛、震颤、注意力和认知力下降、周围神经病变、抽搐、谵妄和意识障碍等。

他克莫司相关脑病是一种罕见的疾病，症状通常为急性发作，主要表现为癫痫发作、头痛、精神状态改变,如果及时处理得当,症状通常是可逆的。潜在的代谢紊乱、较差的功能状态、高血压和移植失败与他克莫司相关脑病的风险增加相关。他克莫司相关脑病的发病机制目前尚不明确，有多个假说，包括：他克莫司可降低 P- 糖蛋白作为药物外排泵在脑内皮细胞中的表达，引起血脑屏障功能障碍；其缩血管效应可能导致微血管损伤和血管舒缩功能失调，导致血管源性水肿；内皮损伤导致血管收缩和低灌注，引起组织缺血缺氧;上调内皮素受体，使循环系统产生过量内皮素，影响脑血管平滑肌；干扰线粒体功能，减少能量产生、细胞钙缓冲受损、蛋白酶和磷脂酶活化、一氧化氮合酶活化和自由基的生成，引发凋亡；影响特定神经元传导功能等。影像学主要表现为脑白质病变伴水肿，主要发生在枕叶和后顶叶，并且通常是对称的。临床上需与脑血管疾病、感染、肿瘤、自身免疫性及代谢性疾病鉴别。他克莫司相关脑病的治疗取决于快速的诊断、调整药物剂量或停用药物，同时祛除诱因如严重电解质紊乱、感染等，并给予对症支持治疗。

与他克莫司相关脑病的报道较多的是可逆性后部脑病综合征（PRES），也称为可逆性后部脑白质变性（RPLS），主要表现为头痛、视力障碍、癫痫发作和精神异常，影像学特征是继发于血脑屏障破坏的后循环血管源性水肿。国内学者陆杰久等人报道了 16 例肾移植术后他克莫司相关 PRES，其多发生在术后 3 个月内，15 例患者出现脑水肿或血管源性脑水肿的影像学特征，停药或减少他克莫司剂量和（或）给予对症支持治疗 2 ~ 44 天（中位时间 9 天）后，16 例患者症状均消失，15 例患者影像学复查脑水肿或血管源性脑水肿等病变消退。另外，有报道他克莫司引发癫痫与过高的血药浓度相关，降低浓度后再无癫痫发作，但是也有学者认为其与血药浓度无关。本例患者起病前采用小剂量他克莫司联合西罗莫司的方案，后续改为环孢素联合西罗莫司，随访半年余，无神经精神系统相关症状，因此我们推测其意识障碍主要由他克莫司引起，目前暂未查到西罗莫司与他克莫司联合使用会增加他克莫司相关脑病的文献。本例患者他克莫司血药浓度并不高，其引起的脑病原因可能与长时间他克莫司的暴露相关，严重低钠血症可能是其诱因。

四、专家点评

他克莫司作为维持移植肺功能的基石，是肺移植术后免疫抑制的一线用药。临床医生已普遍认识他克莫司的肾毒性、对心血管系统及代谢的影响，需认识到其也是一种潜在的神经毒性药物。对于出现神经精神症状的器官移植受者，在系统排除器质性病变后，需警惕药物（尤其是他克莫司）所致相关脑病的可能。如考虑他克莫司相关脑病，应积极祛除可能的诱因并更换免疫抑制药物，以改善神经系统结局并最大限度地降低同种异体移植排斥反应的风险。

（病例提供：练巧燕　王璐琳　徐培航　广州医科大学附属第一医院）

（点评专家：巨春蓉　广州医科大学附属第一医院

郭　璐　四川省医学科学院·四川省人民医院　吴　波　无锡市人民医院）

参考文献

[1] 李静，吴桂秀，黄宝生，等．误诊进行性多灶性脑白质病（PML）一例并文献复习[J]．罕少疾病杂志，2023，30（6）：5-6.

[2] Braithwaite HE, Darley DR, Brett J, et al.Identifying the association between tacrolimus exposure and toxicity in heart and lung transplant recipients：A systematic review[J].Transplant Rev（Orlando），2021，35（2）：100610.

[3] Wu G, Weng FL, Balarama V.Tacrolimus-induced encephalopathy and polyneuropathy in a renal transplant recipient[J].BMJ Case Rep, 2013, 2013.

[4] Bentata Y.Tacrolimus：20 years of use in adult kidney transplantation.What we should know about its nephrotoxicity.Artif[J].Organs, 2020, 44（2）：140-152.

[5] Mammoser A.Calcineurin inhibitor encephalopathy[J].Semin Neurol, 2012, 32（5）：517-524.

[6] 何佳珂，尹成龙，马景胜，等 . 肾移植术后他克莫司致癫痫的诊治及个体化用药的实践 [J].
协和医学杂志，2020，39（10）：1425-1428.

[7] Bechstein WO. Neurotoxicity of calcineurin inhibitors：Impact and clinical
management[J]. Transpl. Int，2000，13（5）：313-326.

[8] Jeelani H，Sharma A，Halawa AM. Posterior reversible encephalopathy syndrome in
organ transplantation[J]. Exp. Clin. Transplant，2022，20（7）：642-648.

[9] 陆杰久，黄光明，吕春乐，等 . 肾移植后他克莫司相关可逆性后部脑病综合征文献病例分析
[J]. 药物不良反应杂志，2021，23（5）：235-240.

[10] 李姗，章萍，廖应熙，等 . 他克莫司致癫痫 1 例 [J]. 中国药物应用与监测，2021，18（3）：
210-212.

[11] 徐静，苗瞄 . 应用他克莫司出现癫痫 1 例 [J]. 临床荟萃，2006，21（3）：206-207.

[12] Kilinc M，Benli S，Can U，et al. Fk 506-induced fulminant leukoencephalopathy
after kidney transplantation：Case report. Transplant[J]. Proc，2002，34（4）：1182-
1184.

[13] 毛君来，杨帆 . 他克莫司胶囊引发癫痫发作 1 例报告 [J]. 浙江临床医学，2011，13（12）：
1405-1406.

病例 28 肺移植术后行经导管主动脉瓣置换术

一、病历摘要

（一）一般资料

患者男性，62 岁。

主诉：肺移植术后 9 个月，活动后咳嗽、咳痰伴胸闷、心悸 20 天。

现病史：入院前 9 个月，患者在 VA-ECMO 辅助下行"双肺移植术"，肺移植术后定期慢病管理，一般情况尚可。20 天前受凉后出现咳嗽、咳痰，为黄色黏痰，伴活动后胸闷、气促，阵发性心悸、心前区压榨感，登上 2 层楼较前明显费力，需停下休息，无畏寒、发热、晕厥、双下肢水肿等。于当地医院行胸片检查提示：肺部斑片影，肋膈角变钝，考虑"肺部感染"，服用"头孢地尼 0.1 g 每天 3 次"5 天无好转，遂入我院。

既往史及个人史：患者有慢性阻塞性肺疾病 40 余年，长期家庭氧疗，间断无创呼吸机辅助通气，BODE 指数 10，有肺移植术指征。术前评估时行心脏彩超（2022 年 6 月 5 日）示：主动脉瓣退变伴中度狭窄及轻度关闭不全（有效瓣口面积约 1.2 cm^2，平均跨瓣压差约 19 mmHg）。患者于 2022 年 6 月 17 日在 VA-ECMO 辅助下行"双肺移植术"，术后 1 个月出院，恢复良好，长期服用泼尼松、环孢素、吗替麦考酚酯（骁悉）抗排异。患者有 2 型糖尿病 10 余年，使用"门冬胰岛素＋甘精胰岛素"强化治疗；高血压 4 年，长期口服厄贝沙坦控制血压。吸烟 40 年，吸烟指数 80 包 / 年，已戒 5 年。

（二）体格检查

体温 36.5℃，心率 89 次 / 分，呼吸 24 次 / 分，血压 152/96 mmHg。神志清楚，口唇无发绀，球结膜未见水肿，肝颈静脉回流征阴性，双肺叩诊呈清音，双肺呼吸音清，未闻及干、湿性啰音，心界向左扩大，心率 89 次 / 分，心律齐，胸骨右缘第 2 肋间闻及收缩期 3/6 级喷射样杂音，腹软，无压痛及反跳痛，肝脾肋下未扪及，双下肢未见水肿。

（三）辅助检查

胸部 HRCT（2023 年 4 月 4 日，病例 28 图 1）：双肺散在斑片影、结节影、邻近胸膜增厚粘连，部分支气管牵拉性扩张；双侧胸腔少量积液，叶间裂少量积液，心影增大，主动脉壁、冠脉壁多发钙化斑块，主动脉瓣区致密影。

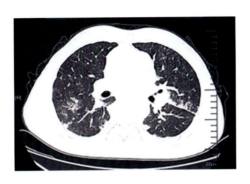

病例 28 图 1　胸部 CT（2023 年 4 月 4 日）

心脏彩超（2023 年 4 月 4 日）：主动脉瓣退变伴重度狭窄及中度关闭不全（有效瓣口面积约 0.88cm^2，平均跨瓣压差约 46 mmHg），二尖瓣轻度关闭不全，三尖瓣轻度关闭不全，肺动脉收缩压增高。

血常规（2023 年 3 月 30 日）：白细胞计数 9.08×10^9/L，中性粒细胞计数 7.673×10^9/L，淋巴细胞计数 0.481×10^9/L，中性粒细胞百分比 84.5%，血红蛋白 1×10^9 g/L，血小板计数 279×10^9/L。

降钙素原（2023 年 3 月 30 日）0.08 ng/mL。

肝肾功（2023 年 3 月 30 日）：尿素 8.86 mmol/L，肌酐 90.3 μmol/L，eGFR 78.82 mL/min，白蛋白 39.1 g/L，ALT、AST、总胆红素正常。

BNP（2023 年 3 月 30 日）544.5pg/mL。

T 淋巴细胞亚群绝对计数（2023 年 3 月 30 日）：CD4+ T 淋巴细胞计数 378/μL，CD8+ T 淋巴细胞计数 351/μL。

九项呼吸道感染病原体 IgM 抗体（2023 年 3 月 30 日）阴性。

真菌 G 试验（2023 年 3 月 30 日）阴性，GM 试验（2023 年 3 月 30 日）阴性。

支气管镜（2023 年 4 月 3 日）：双侧吻合口通畅，未见狭窄或瘘口，双侧各级支气管开口正常，管腔内较多黄色黏稠分泌物，黏膜轻度充血，未见肿胀或糜烂。

支气管肺泡灌洗液细菌、真菌培养：正常菌群。

2023年4月7日冠状动脉CTA：冠状动脉呈右优势型；左主干未见斑块及明显狭窄；左前降支近段管壁可见钙化、非钙化斑块，管腔轻度狭窄；中段管壁可见非钙化斑块，管腔轻微狭窄，中段见肌桥壁血管，长约29mm，远段管壁未见确切异常。左回旋支近段管壁可见钙化、非钙化斑块，管腔轻微狭窄，远段未见确切异常。右冠状动脉近段管壁可见钙化、非钙化斑块，管腔轻度狭窄；远段管壁可见钙化、非钙化斑块，管腔轻度狭窄；中段未见斑块及明显狭窄。

二、诊疗经过

1. 诊断及诊断依据

（1）免疫低下宿主肺炎：诊断依据：患者肺移植术后，长期服用免疫抑制剂，属于免疫低下宿主，此次新发呼吸道症状，胸部CT提示双肺散在斑片、结节影，对比3个月前胸部CT为新发病灶，故诊断。

（2）退行性心脏瓣膜病：主动脉瓣重度狭窄伴关闭不全，左心大，窦性心律，心功Ⅲ级。诊断依据：患者近期活动耐量下降，且伴有阵发性心悸、心前区压榨感，查体可闻及主动脉瓣听诊区收缩期杂音，心脏彩超示主动脉瓣退行性变，由9个月前的中度狭窄发展到了目前的重度狭窄伴中度关闭不全，左心增大；患者体力明显受限，BNP升高，达到NYHA心功能Ⅲ级。

2. 鉴别诊断

（1）冠状动脉粥样硬化性心脏病：患者虽有心前区压榨感及劳力性呼吸困难，多支冠状动脉有粥样硬化斑块形成，但无论是肺移植术前的冠脉造影，还是此次复查的冠状动脉CTA，显示冠状动脉管腔的狭窄程度均不到50%，故目前尚不能诊断，也难以解释患者的临床症状。

（2）慢性肺移植物功能丧失：包括闭塞性细支气管炎综合征和限制性移植物综合征。患者近期有逐渐加重的呼吸困难，但胸部CT未见"空气潴留征"或"马赛克灌注征"等小气道闭塞性改变，也未见肺部弥漫分布的间质性改变，必要时支气管镜下肺活检有助于鉴别。

3. 治疗经过　入院后给予头孢哌酮钠舒巴坦钠联合左氧氟沙星抗感染。

2023 年 4 月 13 日复查胸部 CT 提示病灶显著吸收（病例 28 图 2）。但患者呼吸困难及心悸仍无缓解。结合其心脏彩超、实验室检查等指标，考虑患者的临床症状与主动脉瓣重度狭窄高度相关，有进行主动脉瓣膜置换手术的指征。

请心内科、心脏外科、超声科多学科共同会诊，认为患者有行"主动脉瓣换瓣术"指征，但患者为免疫低下宿主，若进行开胸手术，则创口大、卧床时间长，发生院内感染风险较大，故选择"经导管主动脉瓣置换术"。

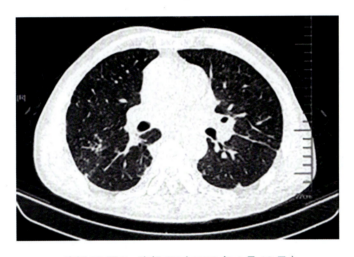

病例 28 图 2　胸部 CT（2023 年 4 月 13 日）

2023 年 4 月 17 日患者于全麻下行"经导管主动脉瓣置换术（transcatheter aortic valve replacement，TAVR）"，过程顺利，术后患者入 ICU 观察 1 天，次日返回病房，活动后呼吸困难明显缓解，于 4 月 21 日出院。6 月 21 日、8 月 20 日复查心脏彩超，显示"主动脉瓣位人工瓣未见明显异常"。

三、病例讨论

与其他实体器官移植类似，肺移植术后期可分为 3 个阶段：移植后第 1 个月、移植后 1～6 个月，以及移植后超过 6 个月。移植后早期主要发生细菌感染。在移植后第 1 个月，主要有 3 种感染原因：①供者移植物传播的感染；②来自受者的感染；③移植手术和住院所引发的感染并发症。移植后 1～6 个月，患者最可能发生机会性感染，但围手术期发生的供者来源感染可能持续存在。移植后超过 6 个月时，大多数患者在接受的免疫抑制水平稳定且降低。此类患者可发生由更多种类细菌引起的肺炎，包括肺炎球菌、革兰阴性杆菌、军团菌和其他常见病原体。本例患者此次起病是在肺移植术后 9 个月，CD4+ T 淋巴细胞计数 378/μL，于社区起病，故需重点关注社区获得性肺炎的常见病原体，因此选择使用了三代头孢加酶抑制剂联合氟喹诺酮类抗感染，覆盖了肺炎球菌、大多数阴性杆菌和非典型病原体。而关于肺移植术后细菌性肺炎抗菌治疗的疗程，目前缺乏大规模的临床研究和高质量的数据，较多学者倾向于 2 周比较合适。肺移植后真菌感染的流行病学因移植后预防性治疗的类型和持续时间而异。假丝酵母菌菌血症通常发生在肺移植后第 1 个月内，与术后侵入性操作、广谱抗生素的使用有关；曲霉菌病发生在肺移植后中位数 3 个月时，72% 的病例发生在移植后最初 6 个月内；非曲霉菌性霉菌感染可能出现得更晚（中位时间为移植后 419 日）；耶氏肺孢子菌作为机会性病原体，由于磺胺预防性的常规使用，近年来 PJP 的发病率已经显著下降。在该例患者中，胸部 CT 的表现提示气道源性感染的可能，因此霉菌感染是重点排查的对象，但真菌相关的筛查均未提供支持的依据，而初始抗细菌治疗后病灶吸收，故此次未给予抗真菌治疗，但需继续监测，随时保持警惕。

主动脉瓣狭窄的典型临床表现有劳力性呼吸困难、晕厥和心绞痛。患者虽然存在梗阻和左心室压力负荷增加，但通常很长时间都没有症状。在大多数左室收缩功能正常的患者中，发展到主动脉瓣重度狭窄［定义为瓣口面积≤ 1.0 cm^2，主动脉瓣最大跨瓣流速为 4.0 m/s 或更高，和（或）平均跨瓣压差≥ 40 mmHg］时才会出现症状。一旦出现了重度主动脉瓣狭窄，即使出现较轻的心脏症状也需要及时干预，因为不行瓣膜置换的平均生存期只有 2～3 年，猝死风险很高。外科主动脉瓣置换术（surgical aortic valve replacement，SAVR）和 TAVR 是重度钙化主动脉瓣狭窄的主要治疗手段，可改善症状并延长生存期。多中心试验 PARTNER 纳入了 358 例不能接受手术的重度主动脉瓣狭窄患者，发现与标准内科治疗相比，TAVR 组患者的死亡率显著下降且心功能分级改善；术后 1 年时，TAVR 组的死亡率低于标准治疗组（30.7% vs 50.7%）；术后 2 年时，TAVR 组和标准治疗组的死亡率分别为 43.4% 和 68%；3 年时，死亡率分别为 54.1% 和 80.9%；5 年时，死亡率分别为 71.8% 和 93.6%。TAVR 后急性肾损伤、新发房颤和严重出血更少见，而 SAVR 后严重血管并发症、需要永久性起搏器植入和瓣周反流更少见。本例患者在肺移植术前已发现主动脉瓣中度狭窄，但当时限制其生存时间的主要为肺部疾病，无论是心肺联合移植，还是在肺移植基础上增加主动脉瓣换瓣术，都将增加患者的手术时长，更增加了术中和术后的风险，患者家庭也难以承担巨大的花费。而随着心血管介入技术的发展，部分瓣膜性疾病也可以选择介入的方式。因此，在行肺移植术前，团队已经做好了预案，先解决严重呼吸衰竭的问题，再密切观察，一旦患者进展到主动脉瓣重度狭窄且需要干预时，可进行 TAVR。因此，对患者先完善肺移植手术，呼吸状况改善后，在介入下解决主动脉狭窄问题。

本例患者此次病程中确实存在肺部感染，但病灶范围并不广泛，抗感染治疗后病灶吸收，但患者呼吸困难仍无缓解，伴随劳力后心绞痛的表现，结合超声检查的结果，评估其未来猝死风险较高。经肺移植病房、心内科、心脏外科、ICU、麻醉科、超声科组成的多学科团队充分讨论，并且与患者及其家属沟通，考虑到 SAVR 的风险（尤其是术后感染风险），最终患者选择了 TAVR，术后患者恢复良好，1 周后出院，门诊随访。术后主动脉瓣膜狭窄有明显改善（病例 28 表 1、病例 28 图 3）。

病例 28 表 1　肺移植术前、肺移植术后 9 个月、TAVR 术后的心脏彩超及 B 型钠尿肽（BNP）数值

	2022 年 6 月 5 日	2023 年 4 月 4 日	2023 年 5 月 11 日
主动脉瓣狭窄程度	中度狭窄	重度狭窄	人工瓣微量反流
主动脉瓣有效瓣口面积（cm^2）	1.20	0.88	2.00
平均跨瓣压差（mmHg）	19	46	8
EF 值	79%	68%	65%
BNP（0.0～100.0pg/mL）	38.8	544.5	116.2

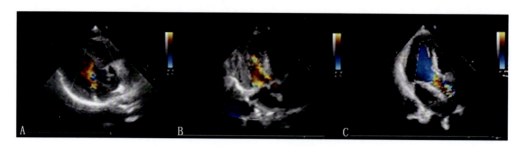

病例 28 图 3　心脏彩超

注：A. 肺移植术前心脏彩超（2022 年 6 月 5 日）；B. 肺移植术后心脏彩超（2023 年 4 月 4 日）；
C. TAVR 术后心脏彩超（2023 年 5 月 11 日）。

四、专家点评

肺移植术后的抗感染策略，需要综合其移植后时间、免疫状态、既往感染史、社区流行病学、临床表现、实验室指标等综合判断，争取尽早获得病原学依据，以精准治疗，减轻药物对肝肾的负担。肺移植术后的患者进行外科手术时需充分评估风险（尤其是围手术期感染），权衡获益。近年来（呼吸、心内、消化）介入治疗蓬勃发展，具有手术时间短、创伤小、恢复快等优势。如有可替代的介入或微创治疗方案，可经多学科团队共同评估讨论后决定。

（病例提供：彭夏莹　籍佳琦　郭　璐　四川省医学科学院·四川省人民医院）

（点评专家：巨春蓉　广州医科大学附属第一医院　杜鑫淼　四川大学华西医院）

参考文献

[1]Fishman JA. Infection in solid-organ transplant recipients[J]. N Engl J Med, 2007, 357（25）：2601.

[2]Singh N, Husain S. Aspergillus infections after lung transplantation：clinical differences in type of transplant and implications for management[J]. J Heart Lung

Transplant，2003，22（3）：258.

[3]Bonnal C，Leleu C，Brugière O，et al.Relationship between Fungal Colonisation of the Respiratory Tract in Lung Transplant Recipients and Fungal Contamination of the Hospital Environment[J].PLoS One，2015，10（12）：e0144044.

[4]Otto CM，Nishimura RA，Bonow RO，et al.2020 ACC/AHA Guideline for the Management of Patients With Valvular Heart Disease：A Report of the American College of Cardiology/American Heart Association Joint Committee on Clinical Practice Guidelines[J].Circulation，2021，143（5）：e72.

[5]Leon MB，Smith CR，Mack M，et al.Transcatheter aortic-valve implantation for aortic stenosis in patients who cannot undergo surgery[J].N Engl J Med，2010，363（17）：1597.

[6]Kapadia SR，Leon MB，Makkar RR，et al.5-year outcomes of transcatheter aortic valve replacement compared with standard treatment for patients with inoperable aortic stenosis(PARTNER 1)：a randomised controlled trial[J].Lancet，2015，385(9986)：2485-2491.

[7]Siontis GC，Praz F，Pilgrim T，et al.Transcatheter aortic valve implantation vs.surgical aortic valve replacement for treatment of severe aortic stenosis：a meta-analysis of randomized trials[J].Eur Heart J，2016，37（47）：3503-3512.

病例 29　支气管镜下置入活瓣肺减容术治疗单肺移植术后发生自体肺代偿性肺气肿

一、病历摘要

（一）一般资料

患者女性，66 岁。

主诉：肺移植术后 3 余年，呼吸困难伴纳差 1 天。

现病史：患者因慢性阻塞性肺疾病重度（D 组）于 2018 年 10 月在我院全麻下行"左肺异体肺移植术"，术后顺利拔管脱机，日常活动不受限，院外长期规律随访。1 余年前患者自觉活动耐力有下降，呼吸困难逐渐加重，多次随访胸部 CT 发现自体肺体积逐渐增大，透光度增大，出现代偿性肺气肿，移植肺体积缩小，纵隔移位。1 余年前患者摔倒后右侧股骨头骨折，于我院行股骨头内固定术，术后恢复可。1 天前患者无明显诱因出现呼吸困难，伴纳差，无胸痛、胸闷、咯血等不适，为进一步治疗，遂至我院就诊，于 2022 年 5 月 26 日门诊以"肺移植术后"收入我科。

既往史：既往体质一般。高血压 4 年，平时服用苯磺酸氨氯地平控制血压。糖尿病 2 年，平时予以"诺和锐＋来得时"控制血糖，未规律监测血糖。否认其他心、脑、血管、肺、肝肾疾病病史。否认乙肝、结核等传染病史。2018 年 10 月 14 日于我院全麻下行"左肺异体肺移植术"，1 余年前因股骨头骨折行"股骨头内固定术"。自诉青霉素、头孢类药物过敏。否认其他药物、食物过敏史。无吸烟、饮酒史。

（二）体格检查

体温 36.5℃，心率 75 次 / 分，呼吸 24 次 / 分，血压 142/77 mmHg。神志清楚，慢性病容，口唇无发绀，左侧胸部可见长约 15 cm 手术瘢痕，右侧腰背部可见疱疹结痂后遗留色素沉着。左肺呼吸音粗糙，右肺呼吸音清，未闻及明显干、湿性啰音。心率 75 次 / 分，心律齐，各瓣膜听诊未闻及病理性杂音。腹软，无压痛、反跳痛及肌紧张，无胃肠型及蠕动波。双下肢轻度水肿。

（三）辅助检查

1. 冠状动脉造影（2022年5月7日） 左冠状动脉：左主干、前降支、回旋支未见明显狭窄；右冠状动脉未见明显狭窄。

2. 胸部平扫＋高分辨CT（2022年5月9日） 左肺体积缩小，含气欠佳，纵隔向左移位；右肺体积增大，透光度增大，考虑代偿性肺气肿。

3. 血气分析（2022年5月26日） pH 7.41，PCO_2 4.7 kpa，O_2 21.1 kPa。

4. 血常规（2022年5月27日） 血红蛋白112 g/L，血小板 240×10^9/L。

5. BNP（2022年5月27日） 249 pg/mL。

6. 肾功能（2022年5月27日） 肌酐227.8 μmol/L，eGFR 18.74 mL/min。

7. DIC全套（2022年5月27日） D-二聚体1.39 mg/L。

8. 心脏彩超（2022年6月2日） 主动脉硬化，主动脉退变。左房稍大；二尖瓣轻度关闭不全。左室舒张功能降低。

9. 下肢静脉彩超（2022年6月2日） 左侧小腿段肌间静脉局部管腔血栓形成，闭塞。右侧小腿段肌间静脉增宽。

10. T淋巴细胞亚群百分比及绝对值计数 T淋巴细胞计数519/μL，CD4+ T淋巴细胞计数120/μL。

11. 环孢素全血浓度182.4 ng/mL。

12. PCT、CRP、肝功能、心肌损伤标志物、耐药菌筛查 无特殊。

二、诊疗经过

1. 诊断依据 患者66岁老年女性，病程长，本次急性起病，既往于我院完善"左肺异体肺移植手术"。本次起病主要表现为呼吸困难，查体可见双下肢轻度水肿；血气分析：PCO_2 4.7 kpa，PO_2 21.1 kpa。胸部CT提示：左肺体积缩小，含气欠佳；右肺体积增大，考虑代偿性肺气肿。根据病史、症状、体征，结合实验室检查和影像学检查，诊断为肺移植状态、右肺肺气肿、免疫低下宿主。

2. 鉴别诊断

（1）机会性感染：患者为肺移植术后，长期服用抗排异药物，系免疫低下宿主，需警惕机会性感染可能。

（2）慢性排异：患者肺移植术后，病程长，既往肺功能有下降趋势，需完善 HRCT 及肺功能了解有无慢性排异导致肺失功。

3．本例治疗方案、措施及效果　本例患者接受（2018 年 10 月）"左肺异体肺移植术"，术后患者长期服用甲泼尼龙（4 mg qd）＋环孢素（50 mg bid）等免疫抑制剂治疗，日常活动不受限。1 年余前患者活动耐力下降，呼吸困难逐渐加重，多次随访胸部 CT 发现自体肺体积逐渐增大，代偿性肺气肿，移植肺体积缩小，纵隔移位。患者无法完成基本的肺通气功能检查及完 6 分钟步行试验，呼吸困难评分（mMRC）从 2 级变为 4 级。为改善肺功能，于 2022 年 6 月 13 日在我科内镜介入中心全麻下行"支气管镜下单向活瓣肺置入肺减容术"，喉罩支持全麻后，气管镜进入右肺上叶支气管预置球囊封闭右肺上叶，经 Chartis 系统检查为持续负压波形（右肺上叶无侧支循环），观察活瓣工作状态良好（病例 29 图 1）。术后患者气短症状明显改善。术后 1 周复查胸部 CT（病例 29 图 2）：自体肺肺气肿较前明显改善；移植肺体积扩大，该患者顺利出院。

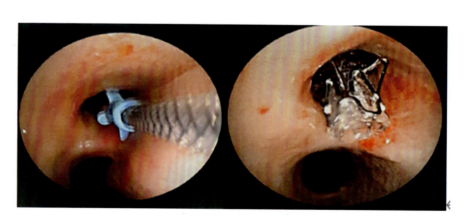

病例 29 图 1　气管镜下活瓣置入

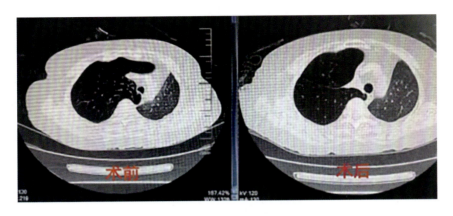

病例 29 图 2　术前术后胸部 CT 对比

4. 门诊随访，临床获益。mMRC 等级从 4 级改善到 2 级；肺功能：术前：无法完成，术后：FEV_1/FVC 67.36%，术后 1 个月：FEV_1/FVC 72.40%。

三、病例讨论

我国慢性阻塞性肺疾病及肺间质纤维化终末期是成人肺移植最常见的两大适应证。在肺移植发展初期，受限于肺源及技术等多方面因素，接受单肺移植者较多。对于 COPD 的患者，接受了单肺移植术后，所有患者都会面临呼吸力学不平衡的问题。因为原来的自体肺的过度膨胀是在一直进展的，这是由于小气道阻塞的病理生理基础决定的。而移植肺本身在容积方面不如自体肺，所以随着肺源及技术水平的提高等，对 COPD 患者，就有的学者提出做双肺移植的建议，后来发现 COPD 患者，尤其是大于 65 岁的患者做了单肺移植手术之后，生存率是提高的。但从远期来说却面临着一些问题，如呼吸力学的严重不平衡。所以对于这类患者，如果患者一般情况相对比较好，可以做双肺移植。只能做单肺移植的应再做一个同期的减容手术，即一侧做肺移植，对侧做一个同期的肺减容，这是最常见的一种治疗方式，但是有些患者在做了这个手术之后，康复比较缓慢，可以第一期先做肺移植，术后自体肺过度膨胀导致严重的呼吸力学不平衡的时候，再做第二期的减容。还有一种办法，即活瓣的植入手术，实际上，活瓣的植入手术并不是适合所有的患者，有适应证，比如镜下分泌物不多、没有合并感染、对侧移植肺的功能稳定等。在单向活瓣做了之后，短期的获益可以看到，但长期的获益程度尚不明确，但部分患者因有严重的多脏器功能衰竭，全肺切除术或再次移植的风险可能高于获益。因此，在单肺移植患者中使用支气管镜活瓣置入肺减容术，在自体肺的放置活瓣后，气道峰值压力下降，肺泡通气量增加，自体肺的肺不张及移植肺的体积增大问题得到改善。肺减容术（Lung volume reduction surgery，LVRS）已被证明在移植肺肺气肿中是有价值的，然而它在严重疾病患者中构成高风险。相比之下，经支气管镜肺减容术（bronchoscopic lung volume reduction，BLVR）是一个相对简单的程序，发病率低，没有报告死亡率，且具有可逆性。对于本例患者，我们在右上肺支气管中放置了1个Emphasys单向活瓣支架（emphasys endobronchial valve，EBV）后，患者mMRC呼吸困难量表评估的呼吸功能得到明显改善。术后胸部CT扫描显示自体肺肺气肿较前明显改善；移植肺体积扩大，尽管仍有节段性肺不张，但未发现肺叶塌陷，可能是侧支通气所致。有文献报道放置EBV还可以使支气管胸膜瘘和咯血的问题成功解决。该患者病情并不严重，且没有支气管胸膜瘘表现，所以我们选择将EBV仅放置在一个亚段支气管。术后观察未发现气胸、支气管痉挛或阻塞性肺炎的手术并发症。术后1个月，临床症状明显改善。虽然证明我们成功的治疗了一个患者，但风险、好处和患者的选择因素在这个单肺移植的群体中仍有待确定。在该病例中没有观察到的感染性并发症，但在今后的应用中必须密切监测。此外，还必须考虑单肺移植后代偿性气肿与闭塞性细支气管炎相关的体积减小之间的鉴别。然而，BLVR的一个重要的积极特征是它具有的可逆性，当位置不合适或患者出现严重并发症时可及时取出。

今后再评估时，首先，对于这类患者，第一点是选择单肺还是双肺移植？如果说患者无法接受双肺移植，那么选择单肺移植的时候面临的第二个问题，减容手术是同期做还是分期做？第三，患者能不能够接受相对创伤小的支气管镜下的活瓣介入治疗？我们该如何选择优化他的治疗策略，是今后评估工作需要重点关注的。

四、专家点评

对于多脏器功能衰竭患者而言，全肺切除术具有较高风险，可选择单肺移植作为替代，但采用单肺移植的肺气肿患者术后可有自体肺代偿性肺气肿（NLH）表现，过度膨胀的自体肺可压迫移植肺，从而导致移植肺功能受损。针对NLH开展LVRS治疗存在严重并发症甚至死亡风险，面对该类患者可采用支气管镜下置入活瓣LVRS

治疗，尽管 EBV 目前缺乏大规律的临床随机实验来验证其有效性及安全性，但就部分回顾性研究看来，EBV 具有降低感染风险、手术并发症、充分发挥移植肺功能的潜力。

（病例提供：籍佳琦　郭　璐　四川省医学科学院·四川省人民医院）

（点评专家：巨春蓉　广州医科大学附属第一医院）

参考文献

[1]2008 Spanish Registry for Lung Transplantation：Available at：www.msc.es[J]. Accessed September，2009：21.

[2]Moy ML，Loring SH，Ingenito EP，et al.Causes of allograft dysfunction after single lung transplantation for emphysema：ex-trinsic restriction versus intrinsic obstruction[J].J Heart Lung Trans-plant，1999，18：986.

[3]Delgado M，Borro JM，De La Torre MM，et al.Lungtransplantation as the first choice in emphysema[J].Transplant Proc，2009，41：2207.

[4]National Emphysema Treatment Trial Research Group：Arandomized trial comparing lung-volume-reduction surgery withmedical therapy for severe emphysema[J].N Engl J Med，2003，348：2059.

[5]Geddes D，Davies M，Koyama H，et al.Effect of lung-volumereduction surgery in patients with severe emphysema[J].N Engl J Med，2000，343：239.

[6]Samuel V.Kemp MBBS，MRCP.A potential role for endobronchial valves in patients with lung transplant[J].The Journal of Heart and Lung Transplantation，2010：1310-1312.

[7]Michael A，Trotter，Peter M. Hopkins.Advanced therapies for COPD—What's on the horizon？Progress in lung volume reduction and lung transplantation[J].J Thorac Dis，2014，6（11）：1640-1653.